図解入門

メディカルサイエンスシリーズ

よくわかる
病理学
の基本としくみ

［第2版］

元東京逓信病院 病理診断科 部長
田村浩一 著

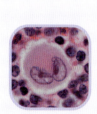
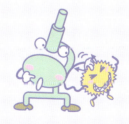

秀和システム

改訂にあたって

　本書は、病理学の面白さを、医学と直接関係のない一般の方々にも知っていただきたくて執筆しました。2011年当時、一般の方が気軽に手に取れる病理学の本がなかったこともあり、多くの高校図書館に入れていただいたほか、医学・歯学・薬学の大学の参考書や、看護学校を始め医療系の専門学校の教科書としても使ってもらえているようです。

　また、密かに目論んだように、本書の後に様々な形で一般市民向けの病理関連の本が出版され、「一般書店に多くの病理学の本が並べば良い」と思っていた筆者の夢もかないました。

　「本書に書いた病理学の神髄は変わることがない」と考えていたのですが、発刊から10年以上が経過する間に医学は進歩し続け、本書の記載が古くなった部分も多く出てきました。

　さらに、医学教育モデル・コア・カリキュラムの改訂が繰り返され、医学は学問の隔たりなく総合的に教育される方向へと変わりました。病理学総論の中で教えられていた内容は「病因と病態」の中の細項目に含まれていますから、教育内容は昔と大きく変わってはいません。しかし、細項目の羅列のみになって、「炎症」とか「循環障害」といった括りは無くなり、100年以上の歴史をもつ病理学総論としての学問体系を伝えることは難しくなったと感じられます。

　そこで、病理学という視点から疾患を分類し、病気の成り立ちを解く本書の重要性がますます増してきたように思われ、改訂を加えることにしました。

　もちろん医療系の学生だけでなく、一般の方々に手に取っていただきたい本という主旨は変わりません。本書を通じて、多くの皆さんが病理学に興味を持って下さることを祈っております。

2024年10月　田村　浩一

はじめに

　病理学は病気を対象とした学問ですから、いわば医学の根本です。医学部を始めとした医療系の学校では、まず解剖学や生理学で正常の身体のしくみを学び、そのあと病理学でそれらが異常（病気）になってしまうしくみを勉強することになります。そこで、「解剖や生理を十分に覚えていないと、病理を理解するのはムリ……」とか、「やたら難しい医学用語と、わけのわからない顕微鏡写真でウンザリ……」とか、病理学はむずかしいというイメージを持っている人が少なくありません。でも、医者はもちろん、看護師や臨床検査技師といった医療関係の仕事をするためには、病理学は避けて通れないのです。

　医療に直接関係しない人たちでも、誰だって病気にかかったことはあるはずですし、「病気について知りたくない」という人はいないと思います。ところが、解剖学とか薬理学などと違って、一般の方々の中には「病理学」という名前すらご存じない方もたくさんおられます。病気について知りたければ、『家庭の医学』のような本を見ればよいのかもしれませんが、「病気ってなあに？」「人はなぜ病気になるの？」という疑問には答えてくれません。

　この本は、そんな"とっつきにくい"病理学をとっつきやすくすることと、さらには一般の方々にも病理学の面白さを味わってもらうことを期待して書きました。世の中にある病理学の本の多くは、疾患の医学的な定義とその解説から成っています。でも、それでは病理学の面白さまでは伝わらないように思うのです。身体の具合が悪くなるしくみを理解し、"病理学的な考え方"に従って病気について推理することこそが、病理の面白さなのですから。

　そこで本書は、なるべく専門用語を排除して、基礎知識がなくても「病理学って面白い」と思っていただけるように工夫しました。また、病理学は見た目の違いから病気を解明してきた形態学ですから、できるだけたくさんの写真を掲載しました。正常の写真も並べてありますから、解剖学や組織学の知識がなくても大丈夫です。「病気は正常とどこが違うの？」「なぜ違いが出るの？」というナゾ解きを、ぜひこの本で体験して下さい！

　医学用語を使えばひと言ですむところを、一般的な言葉で説明しようとすると、いくら言葉を尽くしても"あいまいさ"が忍び込んでくるものです。本書の中には、仲間の病理医を始め、各専門領域の方々が突っ込みを入れたくなるところがたくさんあると思います。でも、「高校生はもちろん、少し背伸びした中学生でも楽しめるように」という本書の趣旨をぜひご理解いただき、専門家の方々にはちょっと目をつぶっていただければ幸いです。

2010年12月　田村　浩一

contents

目次

よくわかる
病理学の基本としくみ
[第2版]

Medical Science Series

改訂にあたって 2

はじめに 3

chapter 1 病気のリクツを考えよう！

1-1 「病理学」ってなあに？ 8

1-2 まずは観察から始めよう！ 17

chapter 2 病気の診断にも役立つ病理学総論

2-1 総論から入る勉強はつまらない？ 22

2-2 病理学総論に沿って鑑別診断を考えよう 26

2-3 病気は病理学総論で出てくる障害の複合だ 29

chapter 3 ヒトはなぜ病気にかかるの？

3-1 女性のがんに見る内因と外因 32

3-2 病気は攻撃因子と防御因子のせめぎ合い 39

3-3 日本人の中高年の半分は高血圧症！ 41

chapter 4 遺伝子異常と発生発達異常

4-1 遺伝子の基礎知識を整理しよう.................52

4-2 遺伝子異常で病気になるしくみ.................58

4-3 染色体異常で病気になるしくみ.................65

4-4 遺伝的要因って何だ?.................68

4-5 先天性疾患と奇形はどこが違う?.................71

4-6 心奇形あれこれ.................74

chapter 5 細胞の傷害と修復のしくみ

5-1 細胞の傷つき方.................90

5-2 傷ついた組織を修復するしくみ.................98

5-3 組織や細胞によって違う再生能力.................109

5-4 心筋梗塞ってどうやって治るの?.................117

5-5 脳梗塞ってどうやって治るの?.................123

5-6 持続的に傷害が続いてでき上がる肝硬変.................130

5-7 余計な異物を排除できなかったら?.................140

5-8 傷害の「手前」も知っておこう.................145

chapter 6 物質の処理がうまくいかない「代謝障害」

6-1 赤い肝臓、黄色い肝臓、緑の肝臓.................152

6-2 動脈硬化は脂質の代謝障害!?.................161

chapter 7 血の巡りが悪くなる「循環障害」

7-1 注射で学ぶ循環障害の基礎知識....................176
7-2 心筋梗塞は究極の循環障害だ！....................182
7-3 大量出血のあとで輸血しても助からないわけ........189
7-4 なぜ起きる？ エコノミークラス症候群............198

chapter 8 ほとんどの病気は「炎症」だ

8-1 炎症が起きるしくみ............................208
8-2 急性炎症と慢性炎症はどこが違う？.............214
8-3 免疫は身体の防御機構..........................225
8-4 免疫があだとなるアレルギー....................231
8-5 免疫のしくみで起こる自己免疫疾患.............235
8-6 すべての病気は炎症だ！？......................245

chapter 9 病理診断の主な対象は「腫瘍」

9-1 そもそも腫瘍って何だ？........................252
9-2 意外に知らない腫瘍にまつわる用語集.............260
9-3 がんはどのように病理診断されているの？.........269
9-4 病理診断と間違い探しの共通点..................285

chapter 10 病理医が使う武器

10-1 病気を見抜く病理医の眼........................300
10-2 顕微鏡を覗くとわかること......................305
10-3 タンパク質や遺伝子の解析も病理診断............310
10-4 人間の組織を染め分ける病理標本の染色..........315

Medical Science Series

chapter

1

病気のリクツを
考えよう！

　病理学とは読んで字のごとく「病気の理屈」学
です。つまり、世の中に存在する（あるいは、ま
だ見つかっていない）病気を、理論的に解明する
学問です。理屈がわかるということは、理解する
ことですね。結局、病気を知ろうとすることこそ
が、病理学にほかなりません。

1-1 「病理学」ってなあに？

学問は「なぜ？」を解き明かすものです。では、病理学が扱う「なぜ？」は、いったい何を対象にしているのでしょうか？

■ ■ 病理学の「なぜ？」 ■ ■

　学問は「なぜ？」を解き明かすものです。物理や数学を始め、医学部で学ぶ生理学や生化学、免疫学なども、それぞれのやり方で「なぜ？」「どうして？」にアプローチしています。では、病理学が扱う「なぜ？」は何に対するものでしょう？

　病理学は、「人はなぜ病気になるの？」「病気の本体ってなに？」「正常とどこが違うの？」「その病気にかかるとどうなるの？」「どうすれば治るの？」ということを研究しています。つまり、「病のリクツ」を「なぜ？」の対象にしているのです。そうすると医学全般ということになってしまいますが、病理学はその中でも「目に見える形の違い」を元にして、その解明を進めてきた領域です。

■ ■ 顕微鏡の誕生で病理学が発展 ■ ■

　人はまず、解剖によって正常と病気の違いを見つけ出そうとしました。「この症状を持っていた人は、体の中のどこが、どういう風になっているの？」というわけです。ところが、肉眼で見ただけでは、正常との違いはわかっても、「なぜ？」がわかるとは限りません。

　そこに、「顕微鏡で見る」という世界が加わってきました。たとえば、腫れ物がどんどん大きくなって死んでしまった人を解剖すれば、その腫れ物を直接見ることができます。「同じ所に腫れ物ができたのに、一方は大きくなり、もう一方はあまり大きくならなかった。顕微鏡で比べてみると、どうやら細胞の顔つきが違うぞ」という具合です。

　こうした違いを調べるためには、亡くなった人を解剖するだけでなく、生きている人から手術で摘出された臓器や組織も材料となります。その積み重ねの結果、臓器や組織を観察して、病気の診断をすることができるようになってきました。**病理診断学**の幕開けです。さらに、組織を採取する（**生検**）技術が発達し、体の表面ばかりではなく、奥の方からでも一部の組織を取ってくることができるようになり、今度は「病理診断で悪性なら手術、良性ならそのまま」などという判定ができるようになってきました。

　現在では、採取した組織を顕微鏡で見た時の違いだけでなく、組織の中のタンパク質

8

や遺伝子の異常を見つけることもできるようになっています。そしてそれは、研究だけでなく診断にも使われています。つまり「病のリクツ」を扱う病理学は、単なる形態学の一部門ではなく、総合医学に進歩し続けているのです。

なかなか見られない病理学者の「顔」

こうした病理学の進歩の経過を見ると、病理に関わる人の仕事には、「病気を解明する」という**研究分野**と、「病気を診断する」という**臨床分野**の二つがあることがわかります。すなわち、大学や研究所で動物や遺伝子を使った研究を行う**病理学者**の仕事と、病院で毎日病理診断をしている**病理医**の仕事です。研究を行いながら病理診断をする者も多く、ひと口に病理といってもさまざまな仕事があります。

病理では、病院で病理診断をしている病理医であっても、めったに患者さんに会うことはありません。ましてや、病理学者の「顔」はなおさら見えません。そのため、とても大切な仕事をしているのに、一般の方には「病理学」という言葉すら知られていないのです。ある日のこと、「ハイ、第一病理です」と電話に出ると、「はぁ？ 第一料理ですか？」と聞き返されました。電話で伝えた宅配便の宛名が「料理学教室」となっていたなどということは、どこの病理学教室でも経験があるといいます。

一方、病理医や病理学者は一般の方々と話をしないので、ある意味ではとても楽をしてきました。なぜなら、相手にするのは専門知識を持った医療関係者や研究者だったので、噛み砕いてわかりやすく……と考える必要がほとんどありませんでした。病理医の言っていることがわからない医者がいれば、「病理の勉強が足らん！」と怒っていればよいというのが病理医の姿勢だったといってもよいでしょう。

しかし、新臨床研修制度の発足に伴って、病理専門医の研修内容も変わりました。2年

病理学はあまり知られていない！？（1-1）

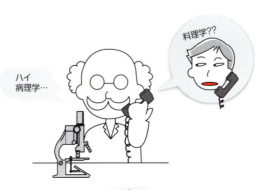

1-1 「病理学」ってなあに？

間の臨床研修が必須となり、臨床経験のない病理医はいなくなりました。病理専門医研修手帳の中で、「患者や遺族と適切にコミュニケーションできる」「求められた場合、患者や遺族に病理診断結果を適切に説明できる」という項目が必修とされています。

こうして、病理医は「患者から顔が見える臨床医」になったはずです。ところが実際は、病理医は数が少ない上に、病理診断業務も忙しく、直接患者や遺族に合う機会はめったにないと言わざるを得ません。病理医の存在も一般の方にはまだまだ知られておらず、「病理医に会って話を聞きたい」と言われる方は少ないのが現状です。

■ ■ 病理学は定義の学問？ ■ ■

人の病気は、建築物のように誰かが設計してつくり上げたものではありません。まず病気が先にあり、病理学はそれを研究して、病気の中で特徴を持ったものをまとめて、名前を付けてきました。つまり、もともとあったものに勝手に名前を付けて、さらに分類までしてきたわけです。

さて、たとえば初対面の人といきなり「田中さん」の話をしたら、お互いに思い浮かべる「田中さん」が違う可能性が高いでしょう。同じように、病気の話をする場合も、共通の認識がなければ会話は成り立ちません。そんなわけで、学生にとって病理学は、「**病気や病態の名前と定義**」という医学の世界の「業界用語」を初めて習う科目でもあります。

医学の知識がまったくない低学年の医学生諸君を集めて、いきなりある専門的な研究をしてもらう機会があります。彼らは1か月もすると、その研究分野に限られた、かなり専門的で特殊な業界用語を使いこなします。はやり言葉のように、使い慣れればスムーズに話せるようになるのですが、医学用語の場合は、あいまいな定義で話していると、人の命に関わってしまう可能性があります。ですから、共通言語として「何を意味するか」をしっかりと定めて、これを覚えて使わなければならないのです。

そのため病理の講義では、ヘタをすると「○○とは△△とのことをいう」という定義ばかりを「大切だからしっかり覚えるように」と教わることになります。でも、たとえば英語の授業で、「この英単語はこういう意味で、このように使う」という話ばかりだったらどうでしょう。単語の由来などを含めて、いくら面白おかしく話したとしても限界があります。病理の講義でも、言葉の定義ばかりで、出だしからつまらないと思ってしまう学生が少なくありません。とても残念なことなので、この本ではなるべく難しい言葉の定義やその解説にはこだわらないことにします。辞書と同じで、そのような本は世の中にいっぱいありますから、必要な場合はそちらをご覧いただければと思います。

■ ■ おもしろい病名のつけ方 ■ ■

病気に勝手に名前をつけるといっても、さまざまな方法があります。ここでちょっと**病名**についてお話ししておきましょう。

❶ 発見者の名前をつける

いちばん単純な病名の付け方は、病気を発見した人の名前を使うものです。惑星の名付け方と同じですね。日本人の名前が付いたものでは、「**川崎病**」や「**高安動脈炎**」、「**小口病**」、「**橋本病**」などが有名です。ただし、こうした名前だと、その病気を知らない場合には、意味を取ることがまったくできません。

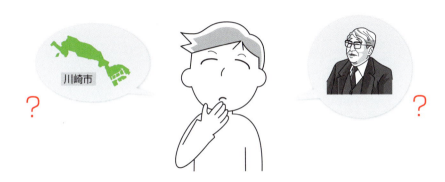

川崎病？（1-2）

❷ 見えたままつける

解剖したときに見えたまま付けた面白い病名もあります。たとえば、「**にくずく肝**」というのは、ナツメグに似ている所から名付けられました。「にくずく」はナツメグという果物の日本名です。この病気の肝臓を顕微鏡で見ると、肝臓のうっ血によって肝臓の中を網目状に走る中心静脈の周囲に強いうっ血と出血をきたした結果、ナツメグの切り口のような模様が認められます（図1-3）。

また、心臓にアミロイドというでん粉に似た物質が貯まると、心臓がまるで蝋のように硬くなって、切り口も変な光沢を持ってきますが、これはそのまま「**蝋様心（wax heart）**」と呼ばれています。病理は定義の学問ですが、初めは見た目で名前が付けられたことがよくわかります。

Column 日本人の名前がついた病気

● 川崎病

小児科医・川崎富作が報告した、4歳以下の乳幼児がかかる小児急性熱性皮膚粘膜リンパ節症候群（MCLS）。主要症状は下表の通り。発症から1～3週間後ぐらいに10～20％の頻度で冠動脈に動脈瘤が認められ、まれに心筋梗塞により突然死に至ることがあることが問題。

川崎病の主要症状

①発熱
②両側眼球結膜の充血
③口唇・口腔所見（口唇の紅潮、いちご舌、口腔咽頭粘膜のびまん性発赤）
④不定型発疹
⑤四肢末端の変化 急性期：手足の硬性浮腫、手掌足底（＝手のひら、足の裏）または指趾先端の紅斑 回復期：指先からの膜様落屑（＝皮がむけること）
⑥急性期の非化膿性頸部リンパ節腫脹

川崎富作博士

● 高安動脈炎

高安右人が初めて報告した疾患で、大動脈炎症候群あるいは脈が触れなくなることから「脈なし病（pulseless disease）」ともいう。大動脈およびその主要分岐を侵す非特異性炎症であり、その内腔の狭窄ないし閉塞をきたすことによって、さまざまな臓器障害の症状を呈する（図8-14）。

高安右人博士

● 小口病

小口忠太が報告した先天性停止性夜盲。眼底全体が白っぽい霜降り状・金箔様に輝いて見える特異な眼底所見を呈し、長時間の暗順応によって光覚の改善が見られ、2～3時間の暗順応によって眼底所見が正常化する特徴（水尾・中村反応）を示す。

小口忠太博士

● 橋本病

橋本策が報告した慢性甲状腺炎で、自己免疫疾患の一つ。甲状腺に対する自己抗体（抗サイログロブリン抗体、抗マイクロゾーム抗体）ができ、これが甲状腺を破壊して甲状腺機能が低下する（図8-9C）。

橋本策博士

にくずく肝—食べ物に例えられる病理所見①（1-3）

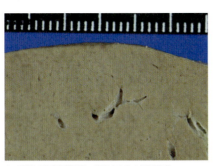

A. 正常の肝臓（割面＝切り口の肉眼所見）
肝細胞の集まりは均一に淡褐色に見える。所々の孔は血管で、グリソン鞘と呼ばれるさやに囲まれた肝動脈および門脈と、中心静脈の2種がある。

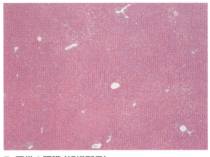

B. 正常の肝臓（組織所見）
肝細胞の集まりが、一様にピンクに染まっている。白く抜けた孔は、規則的に分布するグリソン鞘の肝動脈・門脈と中心静脈。

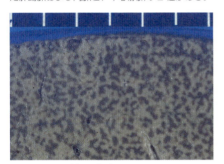

C. にくずく肝（肉眼所見）
中心静脈の周囲にうっ血と出血が起きると、その部分だけが赤黒くなり、全体としてナツメグのような模様に見える。

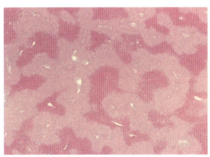

D. にくずく肝（組織所見）
肉眼所見の赤黒い部分が、濃く赤く染まっている。その中心付近にある孔が中心静脈で、周囲のピンク色の部分にある孔はグリソン鞘。

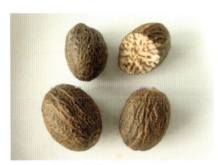

E. ナツメグ（にくずく）
肉豆蔲（にくずく）は、ナツメグの日本名。ナツメグは樹高20mにも達する常緑樹で、その種子から香辛料が作られる。

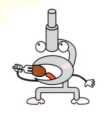

にくずく肝の肉眼所見は、ナツメグの切り口とたしかによく似ているね。肝臓の構造や模様ができる理由については、図5-21も見て下さい。

1-1 「病理学」ってなあに？

サゴ脾—食べ物に例えられる病理所見②（1-4）

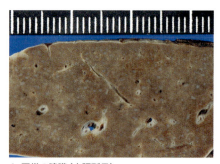

A. 正常の脾臓（肉眼所見）
茶褐色の領域は、古くなった赤血球を壊して再利用している領域（赤脾髄）。その中で白い顆粒状に見えるのが、免疫機能を果たすリンパ球の集まり（白脾髄）。

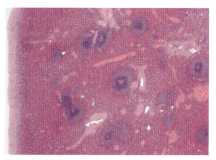

B. 正常の脾臓（組織所見）
リンパ球の核によって青く見えるのが白脾髄。周囲の濃いピンク〜赤に見えるのが、たくさんの赤血球を含んだ赤脾髄。

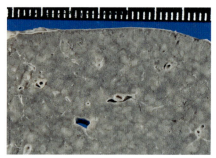

C. サゴ脾（肉眼所見）
脾臓の白脾髄にアミロイドという特殊なタンパク質が沈着すると、その部分がサゴパールのように白く大きな粒に見える。

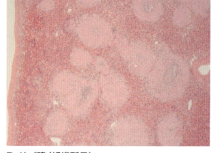

D. サゴ脾（組織所見）
肉眼所見のサゴパールのような粒は、沈着したアミロイドが染まって、ピンクの大きな球のように見える。

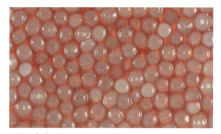

E. サゴパール
サゴとはサゴヤシから採れる食用デンプン。そのデンプンを精製して、球状に加工したものがサゴパール。

> アミロイドは類デンプンとも呼ばれていた微細線維状のタンパク質です。これが組織に沈着することで、さまざまな障害をきたします。

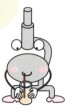

❸ 臓器や組織の名前に病気の名前を付ける

病気の原因がわかっている場合は、臓器や組織の名前に病気の種類の名前を付けてしまうのが、誰にでもわかりやすい方法です。

日本語も医学英語も共通しているものが多くあります。たとえば、「肺癌（lung cancer）」や「胃癌（gastric cancer）」などです。このほか、「肝臓癌」は肝臓を意味するhepato-に腫瘍を意味する-omaをつけて「hepatoma」と呼んだり、「肝炎」は同じhepato-に炎症を意味する-itisをつけて「hepatitis」と呼んだりします。難しそうな医学英語でも、バラして考えると意味がわかるものも多いのです。

図1-5に主な医学英語のつくられ方を示します。たとえば「ガーゼオーマ」というはこれに基づいて作られた造語ですが、何のことだかわかりますか？ 実は手術で体内に置き忘れられたガーゼが腫瘍のようになったもののことです（図5-28）。

主な医学英語の作られ方（1-5）

-oma（腫瘍、腫瘤）	hepat-oma（肝癌） hemat-oma（血腫） xanth-oma（黄色腫） melan-oma（黒色腫）	肝臓－腫瘍 血液－腫瘤 黄色－腫瘍 黒－腫瘍
-itis（炎症）	hepat-itis（肝炎） gastr-itis（胃炎） dermat-itis（皮膚炎） nephr-itis（腎炎）	肝臓－炎症 胃－炎症 皮膚－炎症 腎臓－炎症
数や量を表す言葉	an-emia（貧血） olig-uria（乏尿） hypo-(o)x(i)-emia（低酸素血症） hyper-lipid-emia（高脂血症） brady-cardia（徐脈） tachy cardia（頻脈） hemi-plegia（半身麻痺） mono-cyte（単球） quadri-plegia（四肢麻痺） poly-uria（多尿） poly-arthr-itis（多発関節炎） pan-arter-itis（血管全層炎） peri-card-itis（心外膜炎）	無－血 少ない－尿 過少－酸素－血液 過剰－脂肪－血液 遅い－心臓 速い－心臓 片側－麻痺 1つ－細胞 4つ－麻痺 多い－尿 多い－関節－炎症 全－血管－炎症 周囲－心臓－炎症
障害を表す言葉	cardio-myo-pathy（心筋症） dys-function（機能障害） adeno-my-osis（腺筋症）	心臓－筋肉－病気 困難－機能 腺－筋肉－症
-ology（学問）	path-ology（病理学） cardi-ology（心臓病学） oto-rhino-laryng-ology（耳鼻咽喉科学）	病気－学問 心臓－学問 耳－鼻－喉頭－学問（英語では耳鼻喉頭学!?）

1-1 「病理学」ってなあに？

　ちなみに、医学の世界ではよく略語が用いられます。略語は長い（時には舌をかみそうな）病名などを言い表すときに、とても便利です。ところが、ある科で使われている略語が、別の科では違う意味で使われていることが少なくありません。ほとんどすべての臨床科を相手にする病理にとって、略語は病理医泣かせの言葉でもあるのです。違う意味をもつ同じ略語の例を並べてみました（図1-6）。

略語ってこわい！？（1-6）

ARF	acute renal failure acute respiratory failure acute rheumatic fever	急性腎不全 急性呼吸不全 急性リウマチ熱	同じ略語で、機能不全に陥った臓器が違う例 病気の名前
CHF	chronic heart failure congestive heart failure congenital heart failure congenital hepatic fibrosis continuous hemofiltration	慢性心不全 うっ血性心不全 先天性心不全 先天性肝線維症 持続的血液濾過	一方は病気が持続していること、他方は病態だが、ほとんど同じことを指す 病態ではなく病因 肝臓の病気（臓器が違う） 治療の話！
DOA	date of admission death on arrival	入院日 来院時死亡	入院した日と、来院時に死亡していた!?
MS	mitral stenosis multiple sclerosis maternal serum mediastinal shift maxillary sinus	僧帽弁狭窄症 多発性硬化症 母体血清 縦隔移動 上顎洞	心臓の病気 神経の病気 産科の話 レントゲン写真での所見 解剖の用語
PV	portal vein pulmonary vein pulmonary valve	門脈 肺静脈 肺動脈弁	腸→肝臓→脾臓への静脈と、肺→心臓への静脈 同じ肺に関連しても、片方は血管、一方は心臓の弁
RA	refractory anemia rheumatic arthritis residual air right atrium radium	不応性貧血 リウマチ性関節炎 残気 右心房 ラジウム	血液の病気 関節の病気 肺機能検査の用語 心臓の解剖用語 元素の一つ
PN	panarteritis nodoza polyarteritis nodoza periarteritis nodoza pyelonephritis polyneuropathy phosphopyridine nucleotide psycholoneurology psycholoneurologist practical nurse parenteral nutrition percussion note	結節性動脈周囲炎、多発性結節性動脈炎 動脈壁全体を巻き込み(pan)、多発し(poly)、動脈周囲(peri)の炎症が主体＝同じ病気を指し、全部正しい 腎盂腎炎 多発性神経障害、多発性ニューロパチー ホスホピリジンヌクレオチド 精神神経学 精神神経科医 準看護婦 非経口的栄養法 打診音	腎臓の病気 神経の病気 脱水素酵素の補酵素として働く物質 精神神経科領域の略語 同じ 看護師の資格 栄養補給の方法 診察方法の中の用語

1-2 まずは観察から始めよう!

見た目が変わっているのはなぜか? それを探るのが病理学です。ですから病理学は、まずは「どのように見えるのか」「正常とどこが違うのか」を観察することから始まります。

■ ■ ■ まずは観察しよう! ■ ■ ■

医療の世界では、**所見**を取ることがもっとも大切です。眼で見る、音を聞く、触る、臭いをかぐ、糖尿病では尿の味覚までも使われました。これらの所見を総合して診断をするわけです。病理の世界も同じです。ただし、病理では主に「見る」ことが中心で、解剖の際にはこれに「触る」ことが加わります。場合によって「臭い」も所見になりますが、空気感染するような病気の場合、病変の臭いをかぐことで病気がうつる可能性があるのであまり行われません。でも五感を働かせることは大切です。

病理を始めたての若いお医者さんは、**病理解剖**で何とか「診断」を述べようとします。たとえば「肺炎があります」とか「心筋梗塞が見られます」といった具合ですが、もしも見立てが違ったら間違いになってしまいます。それよりも、まずはきちんと観察し、見えたことや触った感じなどを正確に言い表す (書き表す) ことから学ぶのが大切です。それを聞いたり読んだりしただけで、先輩の先生は診断が付く、というところまでいくよう努力すべきなのです。これは、決して難しいことではありません。見えたものをそのまま言い表せばよいのですから、表現の仕方さえ覚えれば誰にでもできるはずです。

■ ■ ■ 肺の肉眼所見を表現してみると? ■ ■ ■

たとえば、「肺の表面が、普通よりも白く濁った色をしている」「肺を取り出してみると、ずっしりと重い」「切った気管支には、やや茶色がかった痰のような粘液が付着している」「割を入れる (肺を包丁でスッパリ切る) と、肺の中から濁って少しネバネバした液体がジワジワと滲み出してくる」「割面で見ると、正常の肺に見られるはずの、スポンジのような構造がよくわからなくなっていて、全体に硬い感じがする」「その中に直径5mmくらいの少し乳白色調の領域が分布している」「周囲との境界は不明瞭で、周りには少し黒味がかったふちどりが見られる所もある」「乳白色調の部分は触ってみると、やや硬いのがわかる」「割面をなでると、ほんの少しヌルヌルした感じがある」……。

1-2 まずは観察から始めよう！

肺炎の肉眼所見と組織所見（1-7）

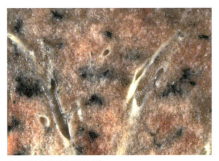

A. 正常の肺（肉眼所見）
茶褐色の領域に空気が入る小さな袋（肺胞）が集まっている。管のように見えるのは気管支や血管の枝で、黒いのは肺に沈着した炭粉。

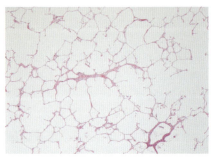

B. 正常の肺（組織所見）
顕微鏡で見ると、肺胞の集まりがスポンジ状になっているのがよくわかる。

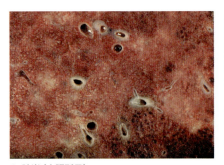

C. 肺炎（肉眼所見）
赤褐色の領域と乳白色の領域が不規則に分布している。スポンジ状の構造を失ってやや硬くなるので、Aに比べると切り口が平らに見える。孔は気管支や血管の枝。

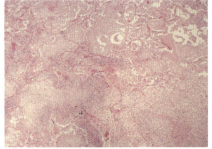

D. 肺炎（組織所見）
Cで白く見える領域で、正常のスポンジ構造は見られない。下半分は膿瘍（のうよう）で、肺胞構造は失われている。上半分に見える肺胞には、白血球や粘液が詰まっている。

　これをもう少し難しい医学用語を交えて記載するのが「肺の肉眼所見」です。
　病理医はこれらの所見に基づいて、この症例に**気管支肺炎**があったものと推測します。そして顕微鏡で観察すると、「硬かった部分の中心には細い気管支の枝があり、その中に粘液と好中球（こうちゅうきゅう）（白血球の一種）が詰まっている」「周囲にも好中球の集塊（膿瘍（のうよう）形成）があり、場所によってその中には桿菌（かんきん）の集簇（しゅうぞく）と異物（食べ物のカス）が見られており、気管支の一部が壊れている」「周りの少し黒っぽく見えた所には血液が詰まって拡張した血管があり、少し出血も見られる」「その周囲では、**肺胞**（はいほう）（空気の入る袋）の中が液体で満たされている」などがあります。これらの所見を総合してみると、「**誤嚥**（ごえん）を契機に発生した細菌性肺炎であろう」ということになるわけです。

さらに詳しい変化を観察すれば、「亡くなるどのくらい前に発症したか」「治療でどのように修飾されたのか」がわかり、これに臨床経過を照らし合わせることで、「肺炎を起こした時期」「そのきっかけとなったもの」「治療経過と治療が十分に奏功しなかった理由」なども解明することができます。

■ ■ 病理学実習はお絵かきの勉強？ ■ ■

医学部で行う**病理学実習**は、昔からお絵かきの世界です。現在は、コンピュータに取り込んだ顕微鏡画像で、好きな場所選んで倍率を変えてみることができる「バーチャルスライドシステム」が各大学で導入されています。しかし、顕微鏡を使わないだけで、細胞質がピンクに、核が紫に染め出された標本を、ひたすらスケッチするという実習方式は、ほとんど変わっていないようです。この実習が「病理学がキライになる第二段階」という人も少なくありません。

病理医は毎日の仕事で、顕微鏡所見を観察し、さまざまな所見を総合して診断を下しています。一方、医学部で行われる病理学実習では、「これは胃がんの標本です。ここに特徴的な所見が現れているので、それを十分に観察して、スケッチしながら理解してください」といわれることが大半です。これは診断が先にあってその所見を観察するのですから、日常の病理医が行っていることと逆のパターンを強いられているわけです。「何が見えているんだろう？」「どうしてこうなっているんだろう？」という疑問がわいて、それを解決するのが病理の楽しみですから、それを奪ってしまうような自習では興味が半減してもやむを得ないかもしれません。簡単に精度のよい写真が撮れるようになった現在、「写真一枚で済むことをなぜスケッチさせるの？」という疑問も出るでしょう。ではなぜ「お絵描き」を求められるのでしょうか？

■ ■ 細かく観察することの大切さ ■ ■

細かく観察するというのは、医者にとってとても大切な作業です。数多くの病気は、先人たちが今よりもずっと性能の悪い顕微鏡を駆使して観察し、スケッチをして、正常との違いを発見したことによって解明されてきました。昔の論文に載っているスケッチを見ると、「心眼で見たのか！？」と思えるほどの詳細さに驚かされます。その観察眼を養ってほしいと思うからこそ、スケッチが求められるのかも知れません。

実際、学生にスケッチをしてもらうと、観察がいい加減なものはすぐにわかります。実際の画像を見ずにアトラスの絵を写してごまかしても、観察眼がなければ、実際にはあり

1-2 まずは観察から始めよう！

1920年代の顕微鏡でここまで見ていた！（1-8）

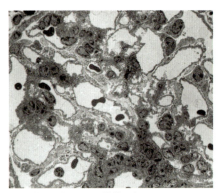

A. 腎臓糸球体の電子顕微鏡写真
白く抜けているのが毛細血管で、内皮細胞が取り巻いている。その間で、やや濃く染まっているのが、メサンギウム細胞という糸球体の構成細胞。

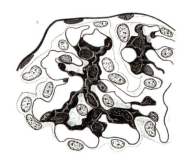

B. 糸球体のスケッチ
病理学者 Zimmermann 博士の1929年のスケッチ。

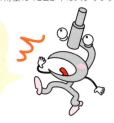

当時の旧式の光学顕微鏡で、電子顕微鏡写真と寸分たがわぬ像を観察し、スケッチしているのには、驚くしかありません。

えないような絵ができあがってしまいます。もっとも、正確な所見を取るためにはある程度の知識が必要で、いきなり「標本を観察しろ」といわれても、どこがおかしいのかもわからず、とても効率が悪くなるのも確かです。

　医学部を卒業してからも顕微鏡画像と慣れ親しんでいるというお医者さんはごく僅かです。しかし、お医者さんは多かれ少なかれ、患者さんの**病理診断**を病理医に依頼することになります。その報告レポートを受け取って、患者さんに話をするのは、病理医ではなく受け持ちの臨床医です。病理診断レポートに書いてあることが十分に理解できなければ、迷惑を被るのは患者さんなのです。だから、基本的な所見を覚えてもらおうという実習が行われているわけです。

■■ 観察結果から変化の原因を考えよう！ ■■

　人の身体を顕微鏡で観察すると、その美しさに圧倒されます。「自分の身体の中に、こんな美しい世界が広がっているのか」と思うとうれしくなるほどです。病気はその美しい世界が、さまざまな理由で破壊された状態ともいえます。その破壊の状態を観察して、破壊の原因を突き止めるのが**病理学**というわけです。

Medical Science Series

chapter

2

病気の診断にも
役立つ病理学総論

今日の医学教育では、臨床系は「内科」や「外科」というように分けず、臓器別に講義を行う大学が多くなってきています。大学病院の外来でも、「第一内科」「第二外科」という呼び方を変えて、「肝臓内科」「循環器外科」と表示するのが一般的になりました。では、病理学の世界はどうなのでしょうか。

2-1 総論から入る勉強はつまらない？

もしあなたが医療関係の学生なら、カリキュラムを見て下さい。「病理学総論」「病理学各論」という順番で講義が組まれていませんか？ 少なくとも「病理学総論」は、生理学や免疫学と並んで講義が組まれていると思います。

■ ■ 病理学の総論と各論とは？ ■ ■

日本で西洋医学教育が始まった頃から、病理学は**病理学総論**と**病理学各論**に分けて講義されてきました。病理学各論は、各臓器の病気を対象としますから、最近の臓器別講義ではその中に組み込まれています。「肝硬変の病理学的特徴は？」「症状は？」「診断はどのように付けるのか？」「レントゲンや超音波の所見、血液などの検査所見は？」「内科的治療方法は？」「外科で治療する場合は？」というわけです。

一方、病理学総論は、**病因**（病気の原因）によって病気を分類し、病理学的所見をもとにその病気に対する考え方が講義されます。医学の基本であり、病理学という学問の哲学的な部分でもあります。病理学総論こそが病理学の真髄といえます。だから講義や実習のときは、先生の病理学という哲学を学び取るような視点で学習していただきたいものです。病理学総論を「医学用語の定義を覚えるだけのもの」と捉えてしまうと、勉強はつまらないものとなってしまいます。

図2-1Aに、昔の病理学総論の分類を示します。また、図2-1Bに、平成13年に文部科学省から公表されたモデルコアカリキュラムに対して、病理学会が提案した改定案を示します。

モデルコアカリキュラムでは、「○○学」という縛りを無くし、基礎から臨床まで横断的に捉えられるような教育内容を薦めています。そこで「病理学総論」という括りが「病因と病態」になり、その中で医学生が履修すべき項目が具体的に示されました。この分類は平成28年の改定まで残っていたのですが、令和4年の改定では「病因と病態」の中に24の細項目（PS：問題解決能力）が並べられ、分類名は無くなりました。

各医学部では、このPSを身に着けるためのカリキュラムに変更されていると思いますが、担当するのは病理の教員です。問題となるのは、履修すべき細項目の羅列のみでは、「病理学」という学問体系を伝えることが難しくなってきたことでしょう。ただし、医歯薬系以外の医療系（看護学校や各種専門学校）の学校の講義は、まだ「病理学」という単位で教育がなされているようです。

2-1 総論から入る勉強はつまらない？

病理学総論（2-1）

A 昔の病理学総論

1. 病因論
2. 退行性病変（物質代謝障害）
3. 進行性病変（病的増殖）
4. 循環障害
5. 炎症
6. 腫瘍
7. 奇形

B 平成13年のモデルコアカリキュラム

B. 医学一般、3. 病因と病態（日本病理学会改定案）

1. 遺伝子異常と疾患・発生発達異常
2. 細胞傷害
3. 代謝障害
4. 循環障害
5. 炎症
6. 腫瘍

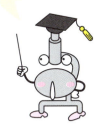

病理学総論は、病理学という学問の哲学的なキモの部分です。

■■■ 病理学総論こそが病理学の真髄 ■■■

　基本的に勉強は基礎からの積み上げです。病理学でいえば、まず解剖学や組織学、生理学を学んでヒトの身体のしくみや構造を知り、次に病理学総論を学んで病気の種類や成り立ちを勉強して、それから臓器別病理学各論に進むべきであり、そうでなければ十分に理解できないというわけです。はたしてそうでしょうか？

　正常を知らなくても病気を観ることはできます。それに、正常は異常と対比して初めて理解が可能になるのではないでしょうか？　病理の実習でよく、「この臓器は何？」という質問に答えられない学生が、「キミ、組織実習をやってきたんだろう！？」と叱られています。でも、組織学の実習で「これが正常」と覚えようとしても、覚えられるものではありません。むしろ異常になった状態を見ると、「なるほど、正常な組織はうまくできているなあ」と感心しているうちに、自然に正常像が頭に入るのです。病理学は形態学ですから、とにかく正常と異常を比較して、どこが違うかを考えることが大切だと思います。

　同じく、総論を知らなくても、各論を学ぶことは可能です。総論は病気を系統立てて分類するものですから、頭の整理のためと捉えるべきかもしれません。

　病理学の発達の歴史を考えても、「苦しがって死んじゃったけど、どこがどうなっているの？」という「なぜ？」を解き明かすために解剖し、それを他の人と比べ、病気の真髄に迫ってきたわけです。初めから正常がわかっていて、解剖して異常を見つけようとしたわけ

2-1 総論から入る勉強はつまらない？

ではありません。もちろん、現在の病理解剖では、私たち病理医は頭の中にある正常と実際の臓器の変化を比較して、「ここがおかしい」「ここには異常がない」と判断していきます。でも、勉強を始める時には、とくに順序立てて覚えて先に進む必要はないと私は思います。これはある意味、モデルコアカリキュラムの考え方にも共通することかもしれません。

　何も知らなくて、いきなり一つの病気について勉強を始めると、その病気を理解するためには、正常の解剖学や組織学、生理学、生化学の知識が必要となってきます。その上、解説に出てくる医学用語の意味は、病理学総論の知識がなければわからないこともあります。でも、興味を持って調べ始めたことに必要な知識であれば、自然に身につくものです。講義で教えられるのではなく、自分から学習してわかったときの喜びは格別です。難しい総論を飛ばして面白い各論から入ることも、勉強のやり方です。この本でも、病理学総論の項目を並べますが、なるべく実際の疾患を元に解説していきます。

Column　問題発見解決型学習はおもしろい！

　私は学生時代、組織解剖学の実習が始まる前に、病理学教室に出入りを始めました。いきなり病気で亡くなった方の解剖を見学して、その組織を見せてもらったわけです。

　このとき、「臨床診断は肝硬変に肝癌が合併したもので、病理所見もそれに一致する」と言われても、何がどうなっているかわかりませんでした。そこで、組織の実習に用いる"正常"の肝組織を借りてきて、その解剖例と比較することから始めました。比較してみると、あるべきものがなかったり、形が違っていたりと、同じ人間の肝臓とは思えないほどで、驚きの連続でした。こうして自然に覚えて行ったので、とくに"正常"の組織を一生懸命に覚えた記憶はありません。

　一般的な医学部のカリキュラムでは、まず"正常"の解剖学や組織解剖学を学んだのち、病理学の講義や実習が始まります。しかし、大部分の学生は、試験に通るために詰め込んだ解剖学や組織学の知識は身についていません。そのため、病理の実習標本を見てもどこの臓器かすらわからないのです。

　一般的に、臨床医学の教員は学生の基礎医学の知識が足りないことにあきれ、基礎医学の教員は基礎科学の知識が足りないことを嘆き、基礎科学の教員は「高校で何を教わってきたのか……」と思っているのが現状です。しかし、"詰め込み式"で覚えた知識がほとんど頭に残らないことは、誰しも経験的に知っているはずです。

　自分で興味をもったことや、疑問をもったことから勉強を始めて行く"問題発見解決型"の学習方法は、1+1から1×1へと進む"階段積み上げ式"の学習方法に代わって、多くの医学部の教育に取り入れられ始めています。これに対して、学生は「まずは基本的なことを整理して教えて欲しい」といいます。たしかに、基礎的な知識がなければ、その先の難しいことはわからないということもあるでしょう。ただ、難しいことにぶつかって、必要に応じて基礎的な勉強をする方がずっと面白く、結果として自分の身に付く場合が多いことも知っておいていただきたいと思います。

2-1 総論から入る勉強はつまらない？

正常と異常の「見た目」の違い（肝硬変）（2-2）

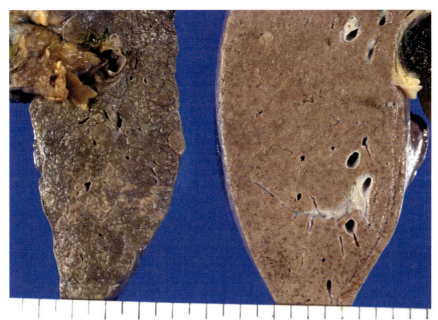

A. 肝硬変の肝臓（左）と正常の肝臓（右）
割面を背中合わせのように並べたもの。肝硬変の肝臓は小さく、色も黒っぽい（暗緑褐色調）。よく見ると、3～5mmくらいの円形の構造がたくさん集まっているのがわかる。

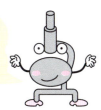

「これを顕微鏡で見たら、正常と比べて構造のどこがどう変わっているんだろう？」「なぜ、そのような変化をきたしたんだろう？」と疑問をもつことが、病理学の勉強の始まりです。

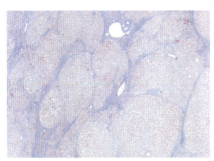

B. 肝硬変（アルコール性）組織所見
青く染まる線維によって肝臓の組織が不規則に区分けされている。この結節（偽小葉）が肉眼的に円形構造に見える。（マッソン染色）

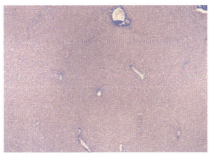

C. 正常の肝臓（組織所見）
血管の孔（グリソン鞘の肝動脈・門脈と、中心静脈）が、適度な距離をおいて規則正しく分布している。線維に囲まれた結節は見られない。（マッソン染色）

2-2 病理学総論に沿って 鑑別診断を考えよう

「病理学総論は各論を理解するために必要」という程度に捕らえられがちですが、実は臨床医になっても、病理学総論の考え方はとても大切です。本節ではその例をお話しします。

■■ 行き当たりばったりに疾患を思い浮かべては危険！？ ■■

「セキが出る」といって病院に来た人を考えてみましょう。多くの患者さんは、「**かぜ**を引きまして……」と外来にやってきます。なんと素人さんが勝手に診断名を付けてくるわけです。でも「タバコも吸っているし、肺がんだったら困るなあ」などと心の中では考えている人もいます。医者のほうも「まあ、本人がいうとおりかぜだろうな」と考えます。ただし当然のことながら、鑑別すべき疾患も頭に思い浮かべます。

「かぜは万病の元」ということわざがありますが、これには二つの意味があると考えられます。一つは、「かぜを引いて体力が落ちることで、ほかの病気を引き起こしやすいから注意しましょう」という意味です。お年寄りがかぜを引いて寝込んだら、そのまま肺炎になってしまった、などという場合でしょう。もう一つは、「実は、かぜのような症状を呈する疾患がたくさんある」という意味です。この万病から最終診断に達するまで、確定するための検査をする一方で、さまざまな疾患を除外していきます。ところが、鑑別にあげられていなかった病気だったりすると、いつまでたっても診断がつかない、あるいは誤診してしまうことになるのです。頻度の高いもの、可能性の高いものから順番にもらさず鑑別すべき疾患をあげられるのも、医者の実力の一つといえるでしょう。

■■ 病理学総論に基づく鑑別診断の進め方とは？ ■■

さて、咳の患者さんを目の前にして、思いつくままに病気を考えていくと、「まあかぜかな。でも本人も心配しているようだし、咳が続けば肺がんも考える必要があるかな。そういえば先輩が、最近は若い人で結核もありうるなんていっていたな」という調子になります。これでは、せっかく病理学総論で病気の分類をしているのに、それが役立っていません。では、病理学総論の考え方からすると、どうなるでしょう？　この際、頻度は考えずに、分類から挙げていきます（図2-3）。

病理学総論の分類に沿って当てはまる疾患を考えていくと、表のようにほとんどもれな

くあげることができるでしょう。慣れたお医者さんは意識しなくてもこのような考えを基礎に持っており、その中で頻度の高いものから可能性を考えて診察を進めていきます。

咳のときに考えられる病気（2-3）

炎症性疾患	急性上気道炎（かぜ）、肺炎、結核、百日咳など ＊原因となる微生物による分類もある（細菌性、真菌性など）
腫瘍性疾患	のど（咽頭、喉頭）、気管から肺までの良性腫瘍と悪性腫瘍（肺がん＊）など
循環障害性疾患	心臓ぜんそく（心不全による肺の浮腫）、肺動脈血栓塞栓症。
細胞傷害	肺気腫、喫煙や就業性（塵肺症など）。
免疫関係	気管支ぜんそく、住宅（シックハウス）やペットなどに対するアレルギー。
特殊な病気	サルコイドーシス、薬剤性障害。
外傷	―
他の臓器の随伴症状	月経随伴性気胸、肝炎や膠原病の初発症状、副鼻腔炎（後鼻ろう）、胃食道逆流、心因性。

＊本書では「がん」と「癌」を区別して記述しています。その違いは 9-1 節を見て下さい。

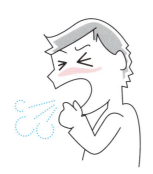

■■ 症状の出ている場所にある臓器を考えよう ■■

病理学総論と同じように「漏らさずに鑑別診断を考える」筋道には、**臓器別**の考え方が必要です。たとえば「胸が痛い」という患者さんには、痛みの部位、痛みの種類（「鋭い」「刺すような」「締め付けられるような」）、発症時間や持続時間、痛みのきっかけなどを聞きながら、何が原因かを考えていきます。部位が胸の前だとすると、解剖学的に表面から考えて、皮膚、筋肉（肋間筋）、肋間神経、胸膜・心膜、気管・食道、心臓・肺と考えていくわけです。

ただし、やっかいなのが**放散痛**といわれる痛みです。これは痛みを発症している臓器と

は別の臓器に痛みを感じるものです。「痛い！」という信号が、脳へ向かう幹線道路を通るときに、周りの交通（神経）も刺激してしまうことにより、脳が別の臓器の痛みと間違えてしまうことで生じます。たとえば、胆石で右の上腹部（季肋部）が痛いはずなのに、右肩の痛みを訴える、などというのが典型です。つまり、症状の出ている場所にある臓器だけでなく、そこに症状を出してくることがある他の臓器も考える必要があるということです。

■■ 臓器別の鑑別診断の落とし穴！？ ■■

　訴え方も、人によります。昔、私が救急病院で当直していたときのお話です。「夕食の後で胃が痛くなったから胃薬が欲しい」というお爺さんを、お婆さんがタクシーで連れてきました。本人は「置き薬でもよかったんだが、婆さんが医者に行けとうるさくて……」と、ケロリとしています。とりあえず話を聞きながら診察をしたのですが、血圧を測っていて不整脈のあるのに気がつきました。そこで心電図を取ってみると、何と立派な**心筋梗塞**だったのです。

　たしかに教科書には「心筋梗塞では、吐き気や胃痛を主訴とする症例がある」と書いてあります。しかし実際は、逆に「吐き気」や「胃の痛み」を訴える人を診て、心筋梗塞を鑑別診断にあげなければならないケースがあります。臓器別講義でいくら各臓器の病気を詳しく勉強して覚えても、それだけでは名医になれません。診断学は逆方向（症状）からを考える必要があり、思いつきだけで診断を進めるのは危険なのです。

　お爺さんは「薬をもらったら帰る」と言い張りましたが、入院してもらいました。しかし残念ながら、翌朝「自分は大丈夫」と勝手に点滴を持ってトイレに行き、そこで倒れて亡くなったと報告を受けました。本人に病識がなさすぎたのも原因ですが、夜勤帯から日勤帯に移るとき、看護師さんが十分に申し送らなかったのも原因といえます。厳しい言い方をすれば、「救急車で来たわけでもないし、若い当直医が心筋梗塞と診断しているけれど本人はケロリとしている。ベッドで用足しはできないと言い張るのだから、まあ大丈夫だろう」とトイレに行かせてしまった看護師さんの責任も重大です。鑑別診断という意味だけでなく、症状のみからでは病態がわからないことがあるという貴重な経験でした。

2-3 病気は病理学総論で 出てくる障害の複合だ

実際には一つの病気にも、いろいろな要素が絡んでいます。さらに人間の身体は一つ一つの臓器が、まったく独立して働いているわけではありません。一つの臓器が障害を受けることによって、必ず他の臓器に影響を及ぼしてきます。

■ ■ 肺炎の人に見られるのは炎症だけじゃない ■ ■

一つの病気でも、実はさまざまな病理学総論の要因を持っている、という捉え方も大切です。病巣も、経過によってさまざまな障害像を示すものです。

たとえば**気管支肺炎**を考えてみましょう。外から気管支に入り込んだ病原体によって、肺の中の細い気管支に炎症が起きます。周囲では、炎症の結果として引き起こされる**循環障害**も加わって、肺のむくみ（「**肺水腫**」）が起きてきます。身体は、病原体をやっつけて元通りにしようとします。ところが、傷害の修復過程で過剰な反応が起きたり、簡単に修復ができなかったりすると、本来空気が入るべき空間を肉芽組織が埋めてしまう**器質化肺炎**が生じることもあります。

さらに、こうした肺の障害によって身体に十分な酸素を取り込めない**低酸素症**となれば、心臓、脳、肝臓などさまざまな臓器が酸素不足による**代謝障害**に陥ります。心臓に酸素が十分供給されなければ、心臓の働きが弱まって、組織に血液が溜まり（うっ血＝**循環障害**）、組織の代謝が悪くなって機能が低下します。もちろん肝臓でも、血液の巡りが悪くなれば循環障害性の変化が起きるし、酸素が不足すれば代謝障害も起きます。こうした多臓器の障害が、また肺に跳ね返って病態を進行させるということも起きてきます。

■ ■ がんでも組織が受ける障害は一種類じゃない ■ ■

がんに代表される**腫瘍性疾患**でも、がんの成長に伴って周囲が圧迫されれば、そこの血液の流れが悪くなって循環障害が起きます。がんの**浸潤**（臓器や組織にがん細胞が入り込んで破壊すること）が神経に及ぶと痛みが出ますが、そこには**炎症反応**が関与します。身体はがん細胞をやっつけようと**免疫反応**を起こしますが、これも炎症の一種です。

がん自身が大きくなりすぎると、その中心部は栄養不足になって死ぬことがあります。これは、細胞の増殖に毛細血管の増生が追いつかずに血液の供給不足が起こる、つまり循環障害が主な原因と考えられます。がん細胞が壊れることにより、がん細胞内にあるタ

2-3 病気は病理学総論で出てくる障害の複合だ

ンパク質が過剰に身体をめぐると、タンパク質の代謝産物である尿酸が増えて**痛風**になることもあります。がん細胞を栄養成分と考えれば、その代謝障害をきたした状態といえます。

　一方で、周囲の臓器はがんに栄養を取られて栄養不足になり、代謝障害が出てくることもあります。実際の病気では、さらに治療の影響も加わります。がん細胞をやっつける**化学療法剤**は、細胞分裂や増殖を抑えるものが基本です。常に新しい細胞をつくり続ける必要がある骨髄は、その影響を受けて白血球や赤血球の産生力が低下していきます。結果として、感染への抵抗性が落ちて、肺炎（「炎症」）などを併発する患者さんも少なくありません。

　病気そのものが持つさまざまな特色、さらにそれが別の臓器に及ぼす影響、臓器のそれぞれがお互いに影響を及ぼし合う**臓器相関**による障害などを整理して考えるためには、病理学総論がとても大切になることがおわかりになると思います。

糖尿病で起こりうること（2-4）

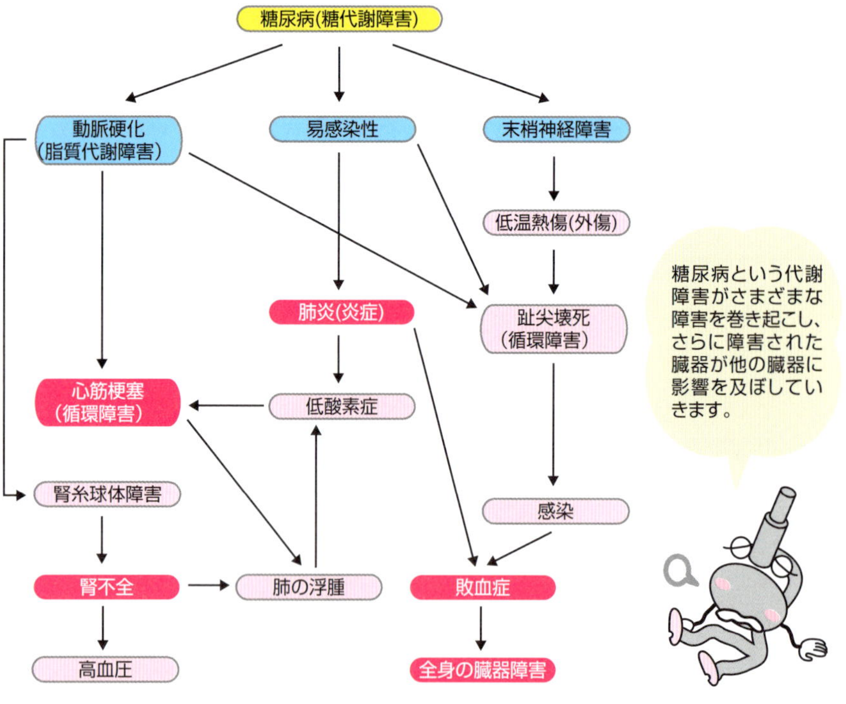

糖尿病(糖代謝障害)

動脈硬化(脂質代謝障害)　易感染性　末梢神経障害

低温熱傷(外傷)

肺炎(炎症)　趾尖壊死(循環障害)

心筋梗塞(循環障害)　低酸素症

腎糸球体障害　感染

腎不全　肺の浮腫　敗血症

高血圧　全身の臓器障害

糖尿病という代謝障害がさまざまな障害を巻き起こし、さらに障害された臓器が他の臓器に影響を及ぼしていきます。

Medical Science Series

chapter

3

ヒトはなぜ病気に
かかるの？

解剖学や生理学、免疫学で人間の身体のしく
みを勉強すると、「何とうまくできているのだろ
う！」と感心します。これほど精密にできている
人間が、病気になどかかるはずはないとさえ思え
ます。ところが、病理学で世の中にあふれる病気
を勉強すると、自分が病気にかからないことが不
思議に思えます。それほど病気の種類は多く、原
因もさまざまです。

3-1 女性のがんに見る内因と外因

「なぜ病気になるのか？」を突き止めるための研究は、身体の外にある因子（外因）と、身体の中にある因子（内因）に分けて行われます。ここでは、女性のがんを例に見てみましょう。

■ ■ ■ 乳癌の発生に影響する因子 ■ ■ ■

乳癌と**子宮頸癌**は、いずれも女性の代表的ながんです。乳癌は未婚で性体験や出産体験がない成人女性に多く発生し、子宮頸癌は豊富な性体験をもつ女性の方に多い傾向にあります。同じがんなのに、なぜこのような差があるのでしょうか？

乳癌の多くは、乳汁を作る乳腺細胞ではなく、乳汁が通る乳管の上皮から発生します。乳管は**エストロゲン**というホルモンの作用により細胞分裂が促されますが、乳癌細胞の多くもまたエストロゲンの**レセプター**（受容体）をもち、このホルモンによって細胞分裂が促されると考えられています。つまり、エストロゲンの分泌期間が長くなれば、それだけ乳癌の発生率が高まるということです。

エストロゲンは月経に関わるホルモンなので、「月経が始まった年齢（初経年齢）が低い」「最初の妊娠年齢が高い」「妊娠・出産歴がない」「閉経年齢が高い」などの状況によって、その分泌期間は長くなります。このような状態が乳癌発生に**内因**として関与します。ちなみに、妊娠・出産時は身体のホルモンバランスが大きく変わりますが、これは乳癌の発生を抑制するとされています。

また、エストロゲン製剤やピル等のホルモン療法を受けている場合は、エストロゲンの高い状態を人工的に作り出すことになるので、乳癌の発生率が上がる可能性が出てきます。がんを発生させる機序は同じであっても、こちらは**外因**ということになりますね。こうして見ると、「適齢期に初潮を迎え、適切な時期に妊娠・出産・授乳し、適切な時期に閉経する」という動物としての自然な状態を崩すことが、がんの発生率を上げてしまうともいえるかもしれません。

他にも、家族に乳癌の人がいる場合は、発生率が高まります。これは、関連する遺伝子を持っているという可能性が考えられますが、食事の好みや食生活が類似していたり、身体のホルモン環境が似ていたりなど、単純には説明しきれない部分もあります。一方、片側の乳房にがんができた人は、反対側もがんになる確率が高いのですが、これはエストロ

32

3-1 女性のがんに見る内因と外因

ゲン環境と遺伝的環境が影響しているからと考えられます。

Column　　**乳癌のホルモン治療**

　乳癌の発生にはエストロゲンの影響が大きいのですが、できた乳癌の発育には他のさまざまな因子が関与すると考えられています。エストロゲンやプロゲステロンの刺激によって大きくなるタイプの乳癌は、細胞にこれらのホルモンに対するレセプター（受容体）を持っています。エストロゲン・レセプターをもつものはエストロゲンによって刺激され、プロゲステロン・レセプターをもつものはプロゲステロンに刺激されて増殖するわけです。両方のレセプターをもつ乳癌も少なくありません。

　エストロゲンもしくはプロゲステロンのレセプターをもつ乳癌は、若い女性よりも閉経後の女性に多く見られ、どちらのレセプターも持たない乳癌よりも増殖が遅く、経過も良好とされています。こうしたレセプターをもつ乳癌に対しては、エストロゲンやプロゲステロンの分泌や働きを抑えるホル

モン療法が効くことになります。したがって、レセプターを持っているかいないかは、治療法を選択する上でとても大切な情報です。

　レセプターの有無は、顕微鏡で乳癌細胞の顔つきを見るだけではわかりません。各レセプターに対する抗体を使って、病理組織切片上で反応させ、発色させることで、組織を顕微鏡で見て判定します。図3-1は抗エストロゲン・レセプター抗体を用いた免疫組織化学で、核が茶色く染まっている癌細胞（Aの症例では80%以上の癌細胞）にはレセプターがあるということになります。この結果から、患者さんにホルモン療法が有効であるかどうかがわかるのです。

　このように、細胞が持つ特定のタンパク質（この場合はレセプタータンパク）に対する抗体を用いて、その蛋白の有無を調べる方法を**免疫組織化学**といいます（図10-7）。

Column　　**アンジェリーナ効果**

　米国ハリウッド女優のアンジェリーナ・ジョリーさんが、2013年に両側乳房切除術を受け、さらに2015年に両側卵巣卵管摘出術を受けたというニュースが話題になりました。「遺伝性乳がん卵巣がん症候群」という、生まれつき乳がんや卵巣がんにかかりやすい遺伝子異常を持っていることがわかったためです。

このニュースによって、本症候群や「リスク低減切除」という手術が、世界中の人に知れ渡ることになりました。日本における本症候群の患者数は、新規乳がんで4,800人、新規卵巣がんで1,950〜2,600人程度と推定されています。決して稀ではありません。

乳癌—病理組織でわかるホルモン・レセプターの有無(3-1)

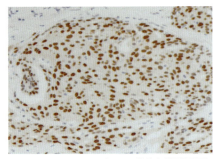

A. エストロゲン・レセプター陽性乳癌（組織所見）
抗エストロゲン・レセプター抗体を用いた酵素抗体法で見ると、癌細胞の核の80%程度が茶色に染まっており、レセプター陽性である。(50代女性)

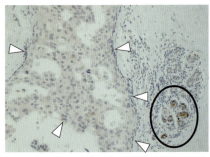

B. エストロゲン・レセプター陰性乳癌（組織所見）
正常乳管（○）では陽性所見（茶色の染まり）が見られるが、癌細胞（△）は染まっておらず、レセプターを持っていないことがわかる。(40代女性)

■■■ 子宮頸癌の発生に影響する因子 ■■■

　子宮頸部の**扁平上皮癌**は、**ヒトパピローマウイルス（HPV）**というウイルスの感染が主な原因となって発生することがわかってきました。タバコと肺の扁平上皮癌のように、発生に「外因」が大きく関与しているがんなのです。HPVは性交渉によって感染するもので、それ以外の感染は極めてまれとされています。実は、HPV感染はもっとも多い**性行為感染症**の一つであり、性体験のある女性は年齢に関わらず誰でも感染する可能性があるのです。

　HPVには200以上のタイプがあり、その中の15種類程度が子宮頸癌の発生に関与することがわかってきました。ただし、リスクの高いHPVに感染しても、免疫機構が正常に働いていればウイルスは抑制または消滅してしまい、必ずしも子宮頸癌へ進展することはありません。つまり、ウイルス感染という「外因」に、抵抗力の低下という「内因」が合わさり、さらにウイルスの持続感染が続いて初めて、細胞が変化して癌が発生するわけです。

　したがって、ウイルス感染の状態がわかれば、癌の早期発見や治療が可能になります。これが子宮頸癌の健康診断が勧められている理由です。子宮頸癌検診には、細胞診が大きな役割を果たしています。それは、子宮頸部から擦り取った細胞を観察することで、癌細胞の有無だけでなく、HPVに感染しているかどうかがわかるからです（図3-2）。

　単純に考えると、ウイルスに感染する危険性が高まるのは感染の機会が多い人、すなわち性交渉開始年齢が早い人、性交渉の相手が多い人、性交渉の相手が多い男性との性交渉がある人ということになります。ただし、これは「子宮頸癌の発生率が高まる」という意

子宮頸部の細胞診（3-2）

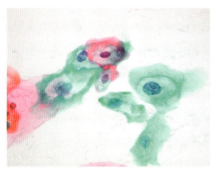

A. コイロサイト（細胞診所見）
HPVに感染した細胞は、右写真野の正常細胞に比べると、細胞の核が大きく、核の周囲が明るく抜けており、コイロサイトと呼ばれる。（パパニコロウ染色）

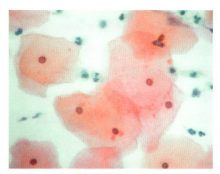

B. 正常の扁平上皮細胞（細胞診所見）
正常の扁平上皮細胞は、核が小さく、細胞質は一様に染まる。（パパニコロウ染色）

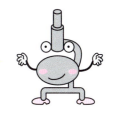

コイロサイトのコイロ（koilo）とは「中空の」といった意味です。細胞の色の違いについては図8-11を見て下さい。

味であって、子宮頸癌の女性やそのパートナーが、皆この条件に当てはまるという意味ではありません。男性の場合、明らかな症状が出ないために、誰がこのウイルスを持っているか確認は困難です。子宮頸癌に罹った女性が自分またはパートナーを責める必要はないのです。

　子宮頸癌は他に、妊娠・出産の回数が多い人にも多く見られる傾向があります。組織が傷つき、その後に治る過程では、傷ついて死んだ細胞が取り除かれ、周囲の細胞の細胞分裂によって新しい組織に取り替えられるわけです。「細胞分裂が多くなるほど"誤り"も起こりやすい」ということも、がんの発生に関係しているのでしょう。

　近年、HPVに対するワクチンが開発されました。このワクチンには、効果のあるHVPの種類（数）によって2価、4価、9価の3種類があります。最近日本では、公費により9価ワクチンの接種ができるようになりました。これにより、子宮頸がんの原因となるHPVの80〜90％を防ぐことができるとされています。接種後は、HPVの感染予防効果のある抗体が体内で作られるため、少なくとも10〜12年後までは効果が維持されると考えられ

3-1 女性のがんに見る内因と外因

ています。ワクチン接種の普及により、子宮頸癌の発生や死亡率の大幅な減少が期待されています。

ただし、このワクチンは感染前の女性に接種して感染を予防するもので、すでに感染したHPVをやっつけたり、癌への進行を抑えたりする効果はありません。そのため、子宮がん検診を受けることの大切さは変わらないと言ってよいでしょう。

■■ 病気発生の外因と内因とは？ ■■

外因の代表はケガ（外傷）ですが、他にも、①放射線、温熱、紫外線など物理的なもの、②大気汚染物質、毒物、薬剤など化学的なもの、③細菌、真菌、ウイルスなど生物学的なものがあります。また、栄養成分の過不足も外因となるし、酒、タバコ、運動などの**生活習慣**も外因の一つといえます。

一方、**内因**の代表は遺伝的な要因です。がんの発生が多い家系や、複数のがんを発生する（多重がん）患者がおり、関係する遺伝子異常が明らかにされているものも少なくありません。年齢、性別、人種などによる病気の罹り方の違いも、内因が関与していると考えられます。たとえば、年齢の差としては、脳腫瘍は子供に多いものと成人に多いもので種類が違います。**膠原病**と呼ばれる**自己免疫疾患**の中には、若い女性に多いもの（全身性エリテマトーデス：図8-13）と中年男性に多いもの（多発動脈炎）があります。性別の差として、肺の扁平上皮癌は男性に多く見られましたが、最近は女性にも増えてきました。これは女性の喫煙者が増えていることが一因といわれています。人種の差としては、胃癌は日本人、食道癌は中国人、大腸癌は欧米人に多いといわれていましたが、これもどうやら食生活の違いが大きく影響しているようで、最近は食事の欧米化により日本人にも大腸癌にかかる人が増えています。一部の胃癌の発生には**ピロリ菌**と呼ばれる、酸性の環境で生きているらせん菌が関わることがわかってきましたが、日本人は欧米人よりも圧倒的に多くの感染者がいます。

こうして見ると、病気は内因と外因が複雑にからみ合っていることがわかります。たとえば、発がん性の物質が体に入ってきて蓄積するのは外因であり、タバコと肺癌の関係がよく知られています。でも、タバコを吸っている人がみな肺癌になるわけではないし、吸わなくても肺癌になる人もいます（罹りやすいがんの種類は違いますが）。これは、外因が身体に入ってきても、人によって反応が異なる、つまり内因が関わるからだと考えられます。

3-1 女性のがんに見る内因と外因

■ ■ 身体の中での外因と内因の関係 ■ ■

　もう少しミクロの単位で、外因と内因について考えてみましょう。ある物質が体内に入ってきて、細胞に影響を与える場合、多くは細胞の表面にある**レセプター**（受容体）が関係します。物質が細胞内に直接取り込まれるのではなく、物質がレセプターにくっつくことで細胞内に情報が伝わり、その情報が細胞内に変化を起こさせるのです。このような場合は、同じ外因が入ってきても、レセプターの有無や多少という内因によって、異なる結果となります。

　また、細胞内の変化については通常、それを促進させる因子と、抑制する因子が存在します。こうした因子は細胞自身が作り出す場合もあるし、情報を受け取った周りの細胞がいずれかの指令を出す場合もあります。これらもまた内因ということになります。がんの発生では、遺伝子が傷ついてがん細胞が増殖を始めるとともに、がん細胞を自殺に追い込んで取り除く**がん抑制遺伝子**がうまく働かなくなることで、無限の増殖が引き起こされると考えられています。

Column　アメリカと日本の「病理医」の認知度

　病理学会総会に出席するために地方都市に行くことがあります。そこでタクシーの運転手さんに、「今週はコンベンションセンターで病理学会が開催されているから、町中に病理医がたくさんいますよ」と言っても、反応はほとんどありません。「今日の学会が終わるのは何時頃ですか？」と聞かれることがある程度です。「病理医ってご存知ですか？」と尋ねても、「お医者さんなんですか？　私は幸い医者には縁がありませんのでねぇ」などと返ってきます。

　もう10年以上前ですが、学会でワシントンDCに行ったときの話です。入国管理官に旅行目的を尋ねられたので、「学会に参加するために来た」と言ったら、「専門は？」と聞

かれました。内心「わかるかなあ」と思いながら「病理」と答えたところ、「じゃあいつも死体ばっかり扱っているんだね！？」と、ウィンクとともに大笑いされました。アメリカではタクシーの運転手さんにも、同じようなことを言われたことがあります。こんなジョークで笑えるほど、病理医はアメリカ人にとって身近なものなんだと感激したことを想い出します。

　日本では、一般の方々における「病理医」の認知度は、インターネットが身近になった現在でも、以前とほとんど変わりありません。せめてアメリカの半分程度でもいいから……と思ってしまう病理医は、私だけではないと思います。

Column ヌードマウスとノックアウトマウス

　ヌードマウスとノックアウトマウスとは、いろいろな想像をしてしまう名前ですね。いずれも病気の解明に欠かせないマウスです。

　ヌードマウスは、突然変異により発生した、先天的に毛が生えないマウスです。これを交配して、今や世界中で重要な実験に使われています。発毛の実験？　いいえ違います。実はこのマウスには、眼には見えないもう一つの異常があったのです。それは、胸腺という免疫を司る臓器の欠損でした。胸腺がないため、移植に対する拒絶反応が起こらないのです。そのため、おもにヒトから取った様々ながん細胞を移植して、治療方法の研究開発が行われています。

　ノックアウトマウスは、特定の遺伝子を働かなくしたマウスです。マウスそのものではなく、マウスのもつ遺伝子をノックアウトしているのです。働きのわからない遺伝子をノックアウトしたマウスを作り、そのとき出現する異常を調べることで、その遺伝子の機能がわかります。また、ある働きをしている遺伝子をノックアウトすることにより、特定の病気を作ることもできます。

　たとえば、物質Aの働きがわからないとします。そこで、物質Aの生成に必要な酵素Bの遺伝子をノックアウトすると、物質Aを作れないマウスが誕生します。このマウスに現れる障害を観察することで、物質Aが身体でどのような役割を果たしているのかがわかります。仮に、シッポの短いマウスが誕生したとすれば、おそらく物質Aはシッポを長くするための物質だと考えられます。

　ただし、物質Aでなく、酵素Bがシッポの長さを調整している可能性もあります。酵素Bには別の物質を助ける働きがあって、それが影響している可能性もあるでしょう。あるいは、物質Aもしくは酵素Bが、シッポを長くする物質の働きを抑えている可能性も考えられます。ノックアウトマウスによって、謎がますます深まる場合もあるわけですね。

●ヌードマウスとノックアウトマウス

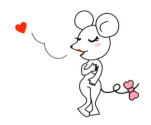
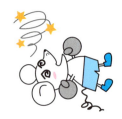

3-2 病気は攻撃因子と防御因子のせめぎ合い

病気は、病気の元となる「攻撃因子」と、病気を防ぐ「防御因子」のバランスの崩れによって生じると考えることもできます。胃潰瘍を例に考えてみましょう。

■ ■ ■ 胃酸と酵素で胃が消化されるのが胃潰瘍 ■ ■ ■

　胃は食べ物を消化するために、胃酸やペプシンという**消化酵素**を分泌します。胃酸や消化酵素の消化力は非常に強く、手術で切り取った胃をそのまま袋の状態で置いておくと、中にある胃液で胃そのものが消化されてしまうくらいです（だから、取り出した胃を病理診断する場合は、なるべく早く胃を開いてホルマリンで固定します）。それほど強い消化酵素を入れた胃が消化されないのは、粘液を出して守っているからです。胃の壁にとっては消化酵素が**攻撃因子**で、粘液が**防御因子**というわけです。

　胃潰瘍は、攻撃因子が強くなるか、防御因子が弱くなって、胃の壁が消化されてしまうことにより起こると考えられています。そのため、別名を「消化性潰瘍」といいます。

■ ■ ■ なぜストレスで胃潰瘍になるの？ ■ ■ ■

　では、**ストレス**が胃潰瘍の原因の一つとなるのはなぜでしょう？　血液は本来、必要な所に多く供給されるようになっています。運動しているときは、**交感神経**が働いて筋肉に多くの血液が行き、消化管への血流は減少します。逆に、食事をしたときは、**副交感神経**が働いて消化管への血流が増えます（ちなみに、脳への血流は減るので眠くなります）。

　ところが、ストレスがあると、交感神経の働きが高まり、副交感神経の働きが低下して、胃への血流が妨げられます。そのため、粘液の分泌が低下し、防御因子が低下して、潰瘍ができやすくなるのです。また、傷ついた組織を修復するためには栄養や酸素が必要ですが、血液供給量の減少はそれも障害することになります。

■ ■ ■ 胃に潰瘍ができるさまざまな原因 ■ ■ ■

　胃潰瘍の原因には、ストレス以外にもいろいろあります。たとえば、ピロリ菌によって慢性胃炎の状態が続くことも一つと考えられています。また、痛み止めなどの胃の粘膜を荒らす薬剤も、胃潰瘍の原因となります。傷のついた粘膜には粘液が行きわたらないので、ケガをした所に酸をかけるようなこととなり、やはり組織が消化されて潰瘍となるわ

3-2 病気は攻撃因子と防御因子のせめぎ合い

けです。強いアルコールや刺激物なども同様です。

一方、食事の内容によっては胃酸の分泌が亢進することもあるし、食事を抜いたりムリなダイエットをしたりするのも攻撃因子の増大につながると考えられます。低血糖のイライラは、防御因子の低下につながります。

Column ヒポクラテスの四体液説

　古代ギリシアのヒポクラテスは、人間の身体の構成要素として四種類の体液を挙げ、この液体のバランスによって健康状態などが決まると考えました。四体液とは温かく湿った「血液」、冷たく湿った「粘液」、温かく乾いた「黄胆汁」、冷たく乾いた「黒胆汁」です。摂取した食べ物から、血液は心臓で、粘液は脳で、黄胆汁は肝臓で、黒胆汁は脾臓で作られるとされています。病気が身体の成分のバランスが崩れた状態だというのは、現在の医学に通じるところがあると思いませんか？

　ヒポクラテスはさらに、これらの体液が人間の気質にも影響を与えると考えました。血液が多い人は楽天的で快活、粘液が多い人は冷静で不精あるいは鈍重、黒胆汁の多い人は憂鬱でふさぎこみやすい、黄胆汁が多い人は気むずかしく、情動が激しくて怒りっぽい性格をもつというのです。ちなみに、「憂鬱」（メランコリー）の語源は黒胆汁です。また、「**悪液質**」は何らかの疾患を原因とする栄養失調によって衰弱した状態を指す言葉として現在の医学でも用いられていますが、これは悪性疾患の末期に全身の「体液が濁る」という考え方から来たものとされています。

● 体液の絵（臓器図と体液名）

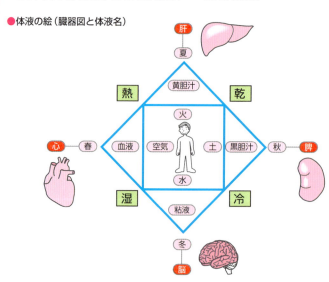

3-3 日本人の中高年の半分は高血圧症！

高血圧症は日本人の4人に1人、50歳以上では2人に1人が罹っているといわれる病気です。高血圧症の80％以上は「本態性高血圧」とされていますが、「本態性」というのは「訳のわからない」「原因不明」という意味なのです。高血圧を例に「なぜ病気になるのか？」を考えてみましょう。

■ ■ 血圧に影響を与える因子とその調整のしくみ ■ ■

血圧とは、通常は動脈の中の圧を指します。血圧は次の式で表されます。

血圧＝心臓の拍出量×末梢血管抵抗

どこかで見たことがあるような気がしませんか？ そうです、物理で習ったオームの法則「電圧（E）＝電流（I）×抵抗（R）」と同じです。そうであれば、血圧が上がるのは、血流が増える（心臓の拍出量が増える）ためか、末梢の血管の抵抗が上がるためと考えられます。この**心臓の拍出量**と**末梢血管抵抗**に影響を及ぼす因子が、血圧を上げることになります。

Column 日本の病理診断における衛生検査所の役割

日本の病理診断の65％以上は衛生検査所（検査センター）を介して行われています。病理診断は医療行為なので、検査業務をする衛生検査所で病理診断はできません。そこで衛生検査所は、受託病院から病理検体を回収して病理標本を作製し、その標本を病理医に送って診断レポートの作成を求め、それを受託病院に届けるという手順を取っています。

このシステムの問題点の一つは、病理診断が返るまでにとても時間かかることです。病理医のいる病院ならば、検体採取後にすぐ標本を作製し、それを病理医が診て臨床医に報告するのですから、その違いは歴然です。さらに大きな問題点は、病理医と検体を採取した臨床医が直接連絡をとることがほぼ不可能なことです。同じ病院内であれば簡単に電話連絡ができるのに、衛生検査所を介しての問い合わせではとても時間がかかってしまうし、十分な情報交換も難しいのです。

しかし、日本の病理専門医の数は2,800名余であり、病理医のいる病院は全国で800に満たないという現状では、衛生検査所の役割は欠かせないと言わざるを得ません。

心臓の拍出量に影響を与える因子

　まず、「心臓の拍出量」を考えてみましょう。心臓には、全身を巡った静脈血が流れ込む右心房、それを受け取って肺に送り込む右心室、肺で酸素化された血液を受け取る左心房、それを全身に送り出す左心室の4つの部屋があります。全身の血圧に関係するのは**左心室**です（図4-11）。

　左心室は中にたまる血液量が多いほど膨らんで、これを一気に押し出そうとするために、高い圧で拍出します。だから、循環する血液の量が増えた場合も、左心室の中にたまる血液量が増えるので、元気な心臓であれば1回の拍出量が上がるはずです。他方、心拍数が増えれば、心臓に血液をため込む時間が減り、血液量が減るので、1回の拍出量は減るはずです。

　ただし、心拍数が増えるような状況では、心臓の収縮力を上げる刺激が加わるので、そう単純にはいきません。心拍数が増えて中にたまる血液量が減ると、心臓の「お尻を叩いて」頑張らせるシステムがあるのです。代表が**交感神経**です。交感神経は末端から**カテコラミン**（アドレナリン、ノルアドレナリン）という物質を出して、心臓のお尻を叩きます。これで脈拍数が増えると同時に収縮力も上がり、体は戦闘態勢になります。カテコラミンは**副腎髄質**からも分泌されます。逆に、**副交感神経**は**アセチルコリン**という物質を分泌し、心臓をリラックスさせます。

　心臓はボディービルのように鍛えることはできないように思えます。しかし、心臓も筋肉なので、負荷をかければ心筋細胞の一つ一つが大きくなって**肥大**します（図5-28）。よく知られるように、スポーツマンの心臓は普通の人よりも大きく、それだけ収縮力も強くなっています。心臓に負荷がかかる高血圧でも、同じことが起こります。ただ困ったことに、心臓が大きくなっても、それを養う血管は太くなりません。したがって、大きな心臓は酸素不足や栄養不足に陥りやすいことになります。なお、心臓の出口には逆流を防ぐための弁（大動脈弁）がありますが、ここが狭ければ、いくら心臓にたくさんの血液を送り出す力があっても、拍出量は制限されます。大動脈弁の狭窄があると、左心室内の圧は非常に高くなるのに、血圧は上がらないということになります。

末梢の血管抵抗を変動させる因子

　次に、「末梢血管抵抗」を考えてみましょう。心臓から血液を受け取る血管の内径が減れば、抵抗が増して血圧が上がることになります。

❶ アドレナリンやノルアドレナリンの影響

アドレナリンや**ノルアドレナリン**は、心臓の収縮力を上げると同時に血管を収縮させます。

血管が収縮して内径が小さくなれば、抵抗が増し、血圧は上がります。冬の寒い朝にトイレに起きたときに**脳出血**を起こすことがあるのは、寒さで皮膚の血管が収縮して血圧が一気に上がることが関与しています。ゴルフ場でスタート・ホールのティーイングエリアで脳出血を起こる方がいるのは、緊張してカテコラミンの分泌が高まり、血圧が上がってしまうためと考えられます。

❷ 筋性血管の収縮

血管には大動脈から毛細血管まで様々あり、それぞれ弾力が違います。血管の壁は内膜、中膜、外膜の3層からできていますが、大動脈の中膜には**弾性板**という弾性線維の板状構造が50層以上、バウムクーヘンのように取り巻いています（図6-10C）。大動脈はこの壁を膨らませて高い圧力の血液を受け止めて先に送り、さらに、左心室が血液をためこんで拡張している間に、弾性で元に戻る力を利用して血液を先に送り出してもいます。その先で、外から触れることのできるような手足の血管などでは、中膜に**平滑筋**という筋肉が分布し、自ら収縮して血液を先に送ったり、受け取る血液量を調整したりしています。もっと細い小動脈も同様で、血管を取り巻く筋肉が収縮すれば、そこの血管抵抗が上がりますし、逆に筋肉が弛緩すれば、血管が拡張して多くの血液が流れ込む結果になります。

局所で血管が収縮して血管径が小さくなった場合、血液は他の抵抗のない領域に流れることになります。こうして、身体に張り巡らされた毛細血管には、常に均等に血液が流れるわけではなく、活動に応じて必要な所に血液が多く送られるようになっています。一つの臓器の中でも、血液の分布が違っていたりします。さらに、毛細血管は枝分かれしたり蛇行したりしているので、抵抗も様々に違ってきます。

毛細血管の先は静脈になりますが、静脈の壁にも筋肉があります。静脈が収縮すると、動脈側の血液量が増え、動脈が流れ込む先の血管の抵抗が増します。逆に、静脈が弛緩すると、血液が静脈にプールされるので、血液の循環する量が減って、血圧が下がることもあります。

3-3 日本人の中高年の半分は高血圧症！

❸ 自律神経の関与

　自律神経の例として、足の血流を考えてみましょう。血液にも重さがあるので、放っておけば下に流れます。そのため、立ち上がっているときは、**自律神経**が働いて足の血管を引き締めて抵抗を上げ、上半身の血流を確保しています。急に立ち上がったりしたときに、クラクラしたり、目の前が暗くなったりする症状を**立ちくらみ**といいますが、これは自律神経が足の血管を引き締めるのが遅れ、脳に行く血液の量が減少するために起こります。脳に行く血管の枝は目にも行っているので、同時に目の前が暗くなるわけです。

　立ちくらみが起きたときは、横にして足を上げてやると楽になります。横になることで、足の血液が心臓に戻って血圧が上がり、さらに足を上げることで、足に流れる血液が減って、脳に循環する血液量が増えるからです。しゃがむという動作も、足を屈曲させるために足に流れる血液が減るので、血圧を上げる効果があるはずです。

❹ 圧受容器による調整

　身体には、血圧を適度に保つための反射機能もあります。血圧が上がって血管が膨らむと、頚動脈洞と大動脈弓部にある**圧受容器**がこれを感知して、求心性自律神経を介して中枢神経にその情報を伝えます。情報を受け取った中枢神経は、交感神経を抑制し、迷走神経を活動させます。その結果、心拍数が低下し、心臓収縮力が低下して、心拍出量は低下します。また、血管は拡張して抵抗が下がり、同時に血液をため込みます。副腎からのカテコラミンの分泌も抑えられます。こうして血圧は低下します。

❺ 血液の性状

　血管の中を流れる血液自体は、血圧にどう影響するでしょう？

　血液はタンパク質や血球を含むため、粘性があります。そのため、単なる水とは異なり、血管壁の近くでは流れが遅く、中央部では速くなります。したがって、血液の粘性が変われば、血圧にも影響が出るはずです。

　もっと重要なのは、身体を循環する血液全体の量です。身体を循環する血液全体の量が増えれば、それだけ心臓に戻る血液の量も増えるので、心臓はたくさんの血液を押し出そうとがんばります。つまり、血液量が増えても、血圧は上がることになります。

❻ レニン・アンジオテンシン・アルドステロン系の関与

　血液中の水分量を調整するのは腎臓です。腎臓は尿を濾し出していますが、尿を濾し出すためには血圧が必要なので、独自の血圧調節システムを持っています。それは**レニン・アンジオテンシン・アルドステロン系**という、酵素とホルモンが関わる連鎖的反応です。

　腎臓の中では、糸球体という毛細血管の塊に圧をかけて、尿を濾し出しています。その圧が下がると、糸球体の入口近くにある**傍糸球体装置**というところから**レニン**という酵素が分泌されます。レニンは、血液中に流れているアンギオテンシノーゲンという物質を分解し、アンギオテンシンⅠという物質に変えます。アンギオテンシンⅠは、アンギオテンシン変換酵素（ACE）によって分解され、**アンギオテンシンⅡ**という活性の高いホルモンになります。

　アンギオテンシンⅡは、動脈壁にある筋肉を収縮させて血圧を上げ、また副腎から**アルドステロン**というホルモンを放出させます。アルドステロンは腎臓に働きかけてナトリウム（塩分）を保持させ、カリウムを排出させます。身体の塩分が増えれば、薄めるための水も貯留する（のどが渇いて飲水量が増える一方、腎臓の水分再吸収も増える）ことになり、血液量が増加します。結果として、血圧の上昇に繋がるわけです。

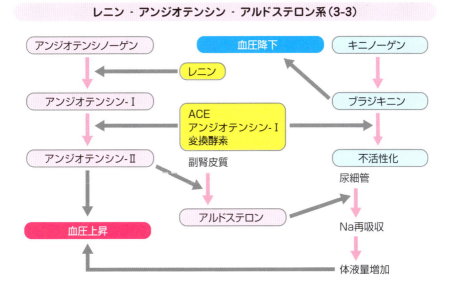

レニン・アンジオテンシン・アルドステロン系（3-3）

3-3 日本人の中高年の半分は高血圧症！

血圧を上げるタンパク質が顕微鏡で見える！？（3-4）

A. 腎臓の糸球体

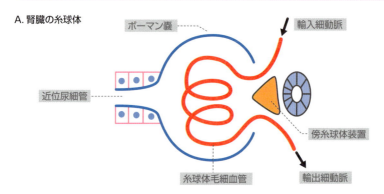

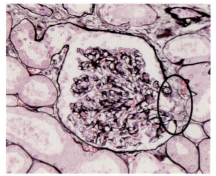

B. 正常の糸球体（組織所見）
○で囲んだ部分に傍糸球体装置と呼ばれる細胞の集まりがあるが、正常の糸球体ではほとんど目立たない。（PAM染色）

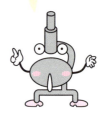

この40代の男性は右腎に2本の腎動脈があり、その内1本の内腔が狭窄していました。狭窄血管が分布する領域でCのような著しい傍糸球体装置の過形成が見られました。

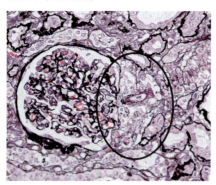

C. 傍糸球体装置の過形成（組織所見）
正常に比べて、○で囲んだ傍糸球体装置がとても大きく（過形成）なっている。（PAM染色）

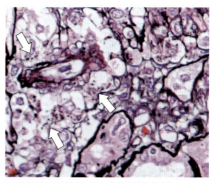

D. 顕微鏡で見えるレニン顆粒（組織所見）
左○で囲んだ領域の強拡大。矢印の先の、ゴマ粒のような黒い微細顆粒状物がPAM染色で染まったレニン。

3-3 日本人の中高年の半分は高血圧症！

Column　血圧測定

　昔の血圧計は、水銀柱を利用していました。まず、カフと呼ばれるベルトを腕に巻き、これに空気を送り込んで膨らませ、動脈の流れを止めます。そして、徐々にカフの圧を下げていき、動脈に血液が流れ込むときに発生する音（コロトコフ音）を聴診器で聞き取ります。こうして、流れ始めたときの圧を「最高血圧」、乱流が無くなって音が聞こえなくなったときの圧を「最低血圧」として記録していました。カフの圧によって血圧計の水銀柱が押し上げられるので、血圧の値はmmHg（水銀の高さ）で表します。図を見ると明らかですが、単純に考えても、脈の速さと圧を下げてくるタイミングには誤差が生じることがわかります。

　現在では、毒性のある水銀の入った血圧計は使われなくなり、代わりに自動血圧計が使われています。同じように圧をかけて動脈の流れを止めるのですが、一般的に使われている自動血圧計は、コロトコフ音を捉えるのではなく、血液が流れるときに血管壁に生ずる振動（脈波）を圧力センサで捉えています（オシロメトリック法）。

●血圧

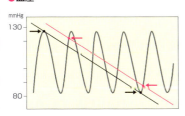

実際の血圧と血圧計で出る値

　自動血圧計は器械に数値が表示されるので、ヒトが耳で聞くよりも正確であるように思われます。しかし、ちょっと考えても「血管壁の振動」は、血管の太さや弾力性によって変化することは容易に想像できます。たとえば、動脈硬化によって血管が硬くなれば、振動の大きさはもちろん、血流によって振動を生じたり振動しなくなったりするタイミングも違うはずです。実際の血圧との間に、大きな誤差が生じる可能性があるわけです。

　また、測定部位、姿勢、肥満度によっても誤差が生じます。その上、微細な血管の振動は常に感知されますし、ゆっくり脱気すると呼吸の影響を受けるので、振動変化を捉えるために、カフの脱気速度は速めなければなりません。

　そこで自動血圧計は、検出した振動波から演算法（アルゴリズム）を用いて、最高血圧と最低血圧を推定するしくみになっています。ただし、このアルゴリズムは器械によって異なり、企業秘密として公開されていません。水銀血圧計との比較では、両者の数値は強い相関を示すことは報告されているものの、個々の測定値では6mmHg以上のずれが収縮期血圧で38％、拡張期血圧で43％も見られたという報告があります。

　つまり、自動血圧計は常に正確な値を表示しているとは限らないこと、水銀血圧計と自動血圧計の測定値は一致しないものであることを知った上で利用しなければなりません。少なくとも、自動血圧計で一回計った測定結果によって一喜一憂する必要はないと言ってよいでしょう。

3-3 日本人の中高年の半分は高血圧症！

■ ■ なぜ高血圧になるのか？ ■ ■

　こうして見ると、血圧が簡単に変動する理由がよくわかります。また、高血圧の原因が単純には突き止めることができないことも理解できるのではないでしょうか？　高血圧のしくみを解明するためには、物理学、流体力学、心臓や血管の生理学、自律神経やホルモンの働きについての生化学、薬理学など、さまざまな知識が必要になります。「病理学はどこに行ったか」ですって？　これらを統合して「高血圧がなぜ生ずるのか？」を突き止めるのが病理学です。

　さて、ある原因のため、二次的に血圧が上がることを**二次性高血圧**といいます。たとえば、副腎にカテコラミンを産生するような腫瘍ができてしまった場合は、身体の都合に関わらず血圧は上がることになります。あるいは、腎臓に行く血管が細くなってしまった場合は、腎臓の血圧が下がるので、腎臓は身体の状態と関係なく「血圧を上げろ！」とレニンを大量に分泌します（図3-4）。二次性高血圧では、腫瘍を摘出するなど、原因に合わせた治療を考えることができます。

　これに対して**本態性高血圧**は、これまで述べた様々な血圧調整機構が複合して血圧を上げているものと考えられます。以下に、現在考えられている本態性高血圧の原因をあげてみましょう。

❶ 遺伝的要因

　高血圧の原因として、まず言われるのは遺伝的要因です。両親が高血圧であると、子供も中年以降に血圧が上がることが多いという事実があります。ただし、食べ物の好みの類似や、ストレスを感ずる性格の遺伝など、単純に「高血圧の遺伝」だけではない要素もあります。

❷ 塩分摂取量

　ナトリウムが増えると、これを薄めるために、脳の中枢は水分を多く摂取するように働きかけ、腎臓は水の排泄を抑えます。結果として循環する血液の量が増えるので血圧が上がるのは、先に述べた通りです。さらに、「血管の壁を形成する細胞にナトリウムが増えて水を取り込んでしまい、血管壁が厚くなる」「ナトリウムがたまった血管壁では、血管収縮を促すカテコラミンに対して敏感になってしまう」「腎臓での水とナトリウムを排泄が悪くなり、排泄させるためにより高い圧を必要とするようになる」なども、血圧上昇に関連するといわれています。

　寒い地方の人は、暖かい地方の人よりも血圧が高く、寿命が短いという報告がありま

す。これは、寒い地方は漬物など塩分の多い食事で、暖かい地方は塩分摂取量が少なく、カリウム摂取量が多い食事だからといわれています。ただし、同じ食生活をしている夫婦でも血圧の上がり方が違うように、塩分に対する感受性は人によって異なり、ここにも遺伝的要因が関係していると考えられます。それでも、簡単にできる高血圧の対処法が塩分制限であることは、おわかりいただけると思います。

❸ 動脈硬化

動脈硬化も高血圧の大きな要因です。動脈硬化によって、血管の内腔が狭くなり、また血管の弾力がなくなってしまうことで、抵抗が上がるからです。

心臓から拍出される血液は大動脈に受け止められ、心臓が拡張している間も血管が弾力で元に戻ることによって、先へと送られます。動脈硬化によって太い血管の弾力が失われた場合、広がりの悪い血管に血液を送り込むために心臓（左心室）が収縮期する時の圧（**最高血圧**）が上がり、血管の弾力によって先に送られる時の圧がなくなるために拡張期の圧（**最低血圧**）が低下する、つまり**脈圧**が増加すると考えられています。さらに細いレベルの動脈の内腔が狭くなると、常に血管に圧がかかった状態となり、最高血圧も、最低血圧も上がった状態になることが考えられるので、とくに若い人の高血圧で拡張期圧が高いのは注意が必要とされています。

いずれにしても、動脈硬化でもろくなった血管に高い圧がかかることで、脳出血などの血管障害を起こす危険も増してしまいます。

❹ ストレス

ストレス因子とは、心身の負担になる要因であり、それに対する反応とは「切迫する危険」に対して反応するためのものです。動物が危険から身を守るためにも必要な反応ともいえるもので、交感神経機能の亢進によって心拍数の増加と小動脈の収縮が起こり、結果として血圧が上昇します。

したがって、ストレスに晒され続けている人や、通常の生活でも常にストレスを感じている人は、いつも血圧が高いという結果になるわけです。

❺ 血圧反射機能の異常

本態性高血圧では、血圧反射機能の感受性の低下が原因の一つになっていることが知られています。前項で述べたように身体の中で頚動脈洞と大動脈弓には、血圧を感知する**圧受容器**があり、これらが血圧の変動を感知しています。血圧が上昇すると、この

3-3 日本人の中高年の半分は高血圧症！

圧受容器が感知し、反射的に心拍数を下げ、心筋の収縮力を低下させて動脈を拡張することによって、血圧を元の状態に戻しています。この反射がうまく働かなくなると、うまく血圧が下げられなくなるというわけです。

以上の他に、肥満、喫煙、アルコールなども、様々な機序で高血圧に結びつくと考えられています。

高血圧という一般的な疾患一つをとっても、「なぜ？」を解明するのがどれほど大変か、わからないことがどれほど多いか、おわかりいただけたかと思います。それでも、これだけの機序がわかってくると、「血管を広げてやる薬」「自律神経の過剰刺激をブロックする薬」「レニン・アンギオテンシン・アルドステロン系を抑制する薬」「尿量を増やしてナトリウムを排泄させる薬」など、治療の方法はいろいろ考えられるのです。

Column　高血圧ラット

血圧を調節する遺伝子をノックアウトしたり、血圧上昇をもたらす遺伝子を組み込んだりすることにより、先天的に高血圧のマウスを簡単に作り出すことができます。この高血圧マウスを使えば、減塩食の効果を調べたり、新薬の効果を判定したりできると考えられます。ただし本編で述べた通り、ヒトの本態性高血圧は一つの遺伝子に左右されているわけではないので、そう簡単にはいきません。

現在、ヒトの本態性高血圧を研究するために多く使われているのは、遺伝子操作で作った高血圧マウスではなく、自然発症で高血圧となったラットを交配して作った、高血圧の家系のラットです。放っておくと、生まれて間もなく高血圧による脳出血で死んでしまいますが、動脈硬化の具合などがヒトの本態性高血圧と似ているのです。

このラットを2群に分けて、一方には塩分を多く含んだ餌を与え、他方には減塩食を与えると、前者はあっという間に脳出血を起こし、後者は寿命が明らかに延びることがわかりました。高血圧に塩分は禁物ということが、とてもよくわかる実験結果ですね。

ちなみに、マウスはネズミ科ハツカネズミ属ハツカネズミ種に属す動物で、生時体重は1g前後、成熟体重は18〜40gです。遺伝や育種などの研究によく使われます。ラットはネズミ科クマネズミ属ドブネズミ種に属する動物で、生時体重約5g、成熟体重はオスが300〜800g、メスが200〜400gです。おもに栄養学や生理学の研究に利用されています。以前は農家が副業で飼育していましたが、専門的な研究では遺伝的、微生物的、環境的に統制された個体が必要であるため、現在は専門機関により生産、供給されています。

塩分摂取の目安は、血圧正常の人で1日10g以内、高血圧の人では1日6g以内です。

Medical Science Series

chapter

4

遺伝子異常と
発生発達異常

「遺伝子異常」「染色体異常」「遺伝性疾患」「先
天性疾患」「奇形」。こうした言葉でくくられる疾
患は、互いに共通する部分や、深い関連が推察
される部分がある一方、それぞれ独自の部分も
持っています。いずれも耳にしたことがある言葉
だと思いますが、どこがどう違うのか区別できま
すか？

| 4-1 | 遺伝子の基礎知識を 整理しよう |

遺伝子に関係する言葉には「DNA」や「染色体」もあります。どう違うのでしょうか？ 遺伝子の異常の説明に入る前に、それぞれの関係をここでまず簡単に整理しておきましょう。

■ ■ ■ DNAはタンパク質の設計図 ■ ■ ■

DNA（デオキシリボ核酸）は長い鎖のような分子です。この鎖に「タンパク質の設計図」がいくつも組み込まれています。設計図の文字に当たるのは4種類の塩基、**アデニン（A）**、**グアニン（G）**、**シトシン（C）**、**チミン（T）** で、これらがDNA上に特定の順番で並び、3つずつの組合せ（塩基配列）で1つのアミノ酸を示す暗号（**コドン**）になっています。このアミノ酸が組み合わさってタンパク質ができ上がります。こうしてでき上がったタンパク質が、体の一部になったり、酵素となって体の機能を調整したりするわけです。

■ ■ ■ 遺伝子は設計図の単位 ■ ■ ■

DNA上にある「タンパク質の設計図」の単位を**遺伝子**といいます。DNAの所々に遺伝子という機能を果たす塩基配列が存在しているというわけです。ただし、遺伝子という塩基配列の領域には、タンパク質の設計図となっている部分（**エクソン**）と、そうでない部分（**イントロン**）が交互につながっています。イントロンはエクソンよりずっと長く、10倍から数100倍といわれています。

DNAと遺伝子の関係を考えると、すべての遺伝子はDNA上に配列しているけれど、DNAの中の塩基配列がすべて遺伝子となっているわけではない、ということになります。実は、DNA上で遺伝子となる領域は、わずか5％ほどといわれています。残りの領域の機能は、まだ明らかになっていません。

■ ■ ■ 染色体はDNAが集まった棒 ■ ■ ■

長い鎖状のDNAは核の中で、あるタンパク質に巻きついて、折りたたまれて格納されています（顕微鏡で見ると核の中の**クロマチン**というまだら模様に見えます）。そして細胞が分裂するとき、DNAが糸巻きのようにそのタンパク質に巻き付いて棒状の物質になります。これが**染色体**です。つまり染色体は、細胞が分裂するときのみに現れる「DNAとタ

遺伝子の基礎知識（4-1）

A DNAと遺伝子

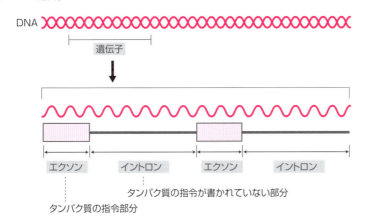

B 染色体

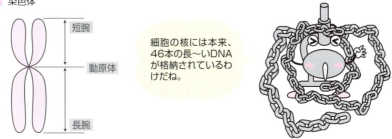

ンパク質が集まってできた棒」といえます。

　ヒトの染色体は46本あります。1番から22番までは**常染色体**と呼ばれ、それぞれ父親由来のものと母親由来のものとが1本ずつあります。このほかに**性染色体**として、女性はX染色体を2本、男性はX染色体とY染色体を1本ずつもっています。これで合計46本です。

　1本の染色体は、2本の同じDNAで構成されています。細胞が分裂するとき、DNAは複製されて、同じものが2本に増えているからです。染色体を顕微鏡で見ると「X」に見えますが、「>」と「<」のそれぞれに同じDNAが入っているのです。つまり、細胞分裂時はDNAが92本あるわけで、これが分裂してDNAを46本もつ2つの細胞になるのです。

4-1 遺伝子の基礎知識を整理しよう

■ ■ 設計図からタンパク質を作るしくみ ■ ■

タンパク質は必要に応じて何度も作らなければなりません。そのために設計図は大切に保管しておき、必要に応じてそれをコピーし、現場に運ぶしくみになっています。設計図の保管庫は核にあり、タンパク質を作る工場は細胞質にあります。

❶ DNA の複製

1つの細胞が2つに分裂する際は、DNAを複製してまったく同じものを2組作る必要があります。

DNAはねじれた縄梯子のような絵で示されるように、**二重らせん構造**となっています。そして、各縄の上に並んだ4つの塩基がお互いに結合することで、梯子の段が形成されています。それぞれの塩基は、アデニン（A）はチミン（T）のみ、グアニン（G）はシトシン（C）のみという決まった相手としか結合しません。これにより、塩基配列をネガとするとネガとポジの関係のように、あるいは塩基を凸凹のある形とするとその鋳型のように、その配列を正確に写し取ることができるわけです。

DNAの複製を作るときは、2本を2つの1本鎖に分け、それぞれのDNAの塩基に対して、カードを合わせるように順番に塩基を並べて組み合わせます。こうして、確実に同じものを2本作ります（図4-3）。

❷ DNA の転写と翻訳

細胞では、DNAに書かれた設計図を読み取って、タンパク質が作られています。DNAは核内にありますが、タンパク質が作られる場所は**細胞質**です。

まず、DNAの設計図が**RNA**（リボ核酸）に写し取られます。RNAも当然、4つの塩基が直線的に配列しています（ただし、RNAではチミン（T）の代わりに、**ウラシル**（U）という塩基が使われます）。DNAはたくさんの設計図を含む長い構造ですが、RNAは通常、1つのタンパク質の設計図部分だけを写し取る短い1本鎖です。DNAの設計図には、タンパク質情報の「始まり」と「終わり」を示すコドン（塩基配列）もちゃんと入っていて、メッセンジャーとなるRNA（**mRNA**）は、この間の塩基配列をコピー（**転写**）するのです。

設計図を読み取ったmRNAは、次に核から細胞質へ移動します。細胞質には、コドンで規定されたアミノ酸を荷台に積んだRNA（**tRNA**）が待ち構えています。そして、mRNAが写し取った設計図とマッチするtRNAがカード合わせのように手を結んで、アミノ酸が連続してつながっていきます（**翻訳**）。こうして目的のタンパク質が作られるわけです（図4-4）。

4-1 遺伝子の基礎知識を整理しよう

細胞分裂（4-2）

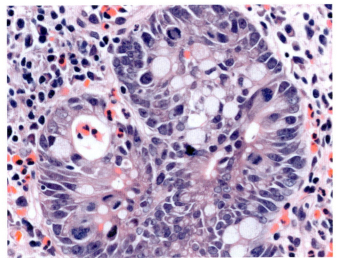

A. 回腸のびらん（浅い潰瘍）が形成された領域からの生検組織

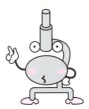

再生過程にある一つの腺管に、いろいろな時期の細胞分裂像が見られました。B〜GはそれぞれAのどこにあるか、見つけられますか？

4 遺伝子異常と発生発達異常

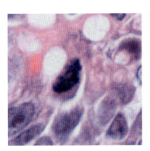

B. 前期（染色体の形成）

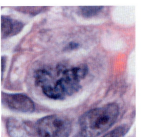

C. 前期（染色体の形成）

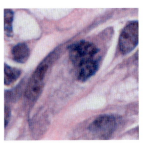

D. 中期（染色体が中央に並ぶ）

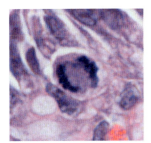

E. 終期（染色体が2つに分裂）

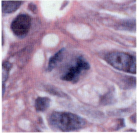

F. 終期（染色体が2つに分裂）

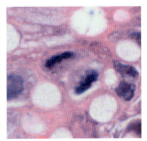

G. 細胞質の分裂

4-1 遺伝子の基礎知識を整理しよう

DNAの複製（4-3）

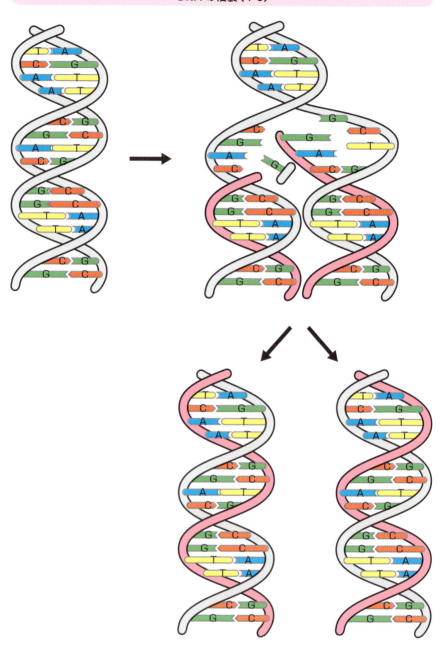

4-1 遺伝子の基礎知識を整理しよう

DNAの転写と翻訳（4-4）

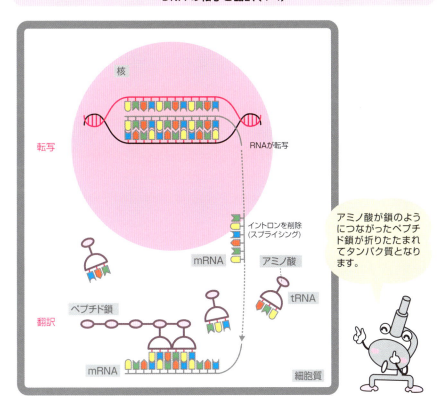

| Column | ミトコンドリアのDNA |

　DNAは核の中にあるものの他に、**ミトコンドリア**にあるものも知られています。ミトコンドリアは、細胞質の中にあって主にエネルギーを産生する構造物です。

　ミトコンドリアDNAには、ミトコンドリアのもつタンパク質に関する情報が含まれており、この情報は卵子を通じて子に伝えられます。精子にはミトコンドリアDNAはごくわずかしか含まれていないうえ、受精後に排除されてしまうといわれています。ミトコンドリアDNAは、常に母性遺伝（母方から受け継がれる）するわけです。

4-2 遺伝子異常で病気になる しくみ

遺伝子はタンパク質の設計図です。タンパク質は身体の構造の一部になったり、酵素として体の機能を調整したりする重要な物質です。遺伝子に異常が生じると、必要なタンパク質ができなくなり、重大な病気になります。

■ ■ ネズミの尿の臭いがするフェニルケトン尿症 ■ ■

遺伝子の異常によって、身体に必要なタンパク質を作り出せないことになれば、結果は重大です。ここでは遺伝子の異常による病気として有名な**フェニルケトン尿症**という病気を見てみましょう。

フェニルケトンという物質が大量に尿に混じると、尿がネズミの尿のような臭いになります。これがフェニルケトン尿症の特徴です。フェニルケトンの元になるのはフェニルアラニンで、これは**必須アミノ酸**の一つです。では、そのフェニルアラニンが尿にたくさん排泄されるというのは、どういうことでしょう？

摂取したフェニルアラニンの大部分は、身体の中で**チロシン**というアミノ酸に変えられて代謝されます。フェニルアラニンをチロシンに変換するためには、**フェニルアラニン水酸化酵素**という酵素が必要ですが、この酵素を作るための遺伝子に異常が生じるのがフェニルケトン尿症なのです。摂取したフェニルアラニンが代謝されずに、体内に過剰に蓄積し、尿中にまでもれ出てしまうわけです。そうすると、フェニルアラニンを減らすためには、摂取を制限すればよいことになりますね。

フェニルケトン尿症の赤ちゃんは、生まれた時は正常ですが、ミルクを飲み始めると、その中に含まれるフェニルアラニンを代謝できないため、フェニルアラニンが体内に蓄積していきます。これにより脳に障害が起こり、知能障害、脳波異常、けいれんが見られるようになります。このような赤ちゃんには、フェニルアラニンの量を減らしたミルクを与え、成長してからもフェニルアラニンの摂取を制限します。そうすれば症状が出ずに過ごすことができます。

現在の日本では、新生児の**マス・スクリーニング**として、血液中のフェニルアラニンの量を調べて、発症前に問題を発見するよう対策がとられています。ただし、フェニルアラニン制限食は一生続ける必要があり、中止すると知能が低下し、神経障害や精神医学上の異常が起こります。遺伝子の異常を直接修復するような治療法が期待されます。

遺伝子異常があっても病気にならない！？

フェニルアラニン水酸化酵素の遺伝子は、12番目の染色体の長腕にあります。この染色体上に存在する一対の遺伝子の両方に異常がある場合にのみ、フェニルケトン尿症は発症します。こうした遺伝形式を**劣性遺伝**といいます。

染色体とは遺伝子が集まったヒモがタンパク質と一緒に棒状になったものだといいました。遺伝子異常は、染色体の中のある遺伝子に異常が起きているということですね。その異常を赤のバントで示したのが図4-5です。

1対の染色体は、母親と父親から1本ずつもらってきたものです。この1対のどちらかに異常があると発病してしまう遺伝形式が**優性遺伝**であり（図4-5A）、病気の人と健康な人が子供を作った場合に、半分の確率で病気を発症します。フェニルケトン尿症の劣性遺伝（図4-5B）は、1対の染色体の両方に同じ遺伝子異常がなければ発病しません。つまり、同じ遺伝子異常をもつ人がペアになったときに、4人に1人の確率で病気の人が出ます。後の2人は**保因者**で片方の染色体に遺伝子異常があっても、病気にはなっていない人ということになります。病気の原因となる遺伝子異常をもっていても、発病しない人がいるわけですね。

優性遺伝と劣性遺伝（4-5）

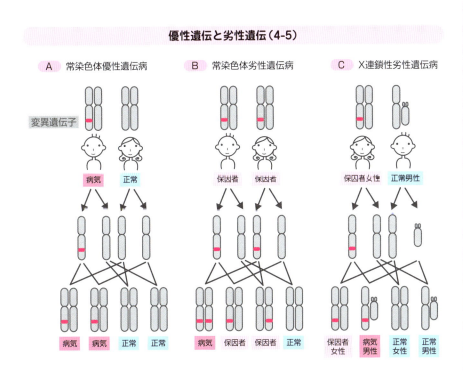

4-2 遺伝子異常で病気になるしくみ

応用問題として、図4-5を見ながら考えてみて下さい。常染色体劣性遺伝の疾患では、病気の人（1対の遺伝子の両方に異常がある人）が正常な人とペアを組むと、子供は必ず保因者になるけれど発病はしません。病気の人と保因者がペアになると、1/2が病気、1/2が保因者となります。

■ ■ ■ 圧倒的に男性に多いファブリー病 ■ ■ ■

アミノ酸を代謝するための酵素の設計図（遺伝子）に異常があるフェニルケトン尿症を示しました。別の物質を代謝するための酵素の設計図に異常が生じれば、別の病気になりそうですね？ 次は、糖脂質の代謝異常として知られる**ファブリー病**を見てみましょう。

ファブリー病は、スフィンゴ糖脂質と呼ばれる物質を分解するための**α-ガラクトシダーゼA**という酵素が生まれつき不足、あるいは欠損しているために生ずる遺伝性の代謝異常疾患です。分解されないスフィンゴ糖脂質が全身の細胞に蓄積してしまい、組織や臓器の機能が障害を受けます。典型的な症状として、学童期に発熱を伴う四肢疼痛発作、低汗症、角膜混濁、被角血管腫が出現し、年齢が進むにつれて腎機能障害、心筋障害、心臓刺激伝導系の障害、虚血性心疾患、脳血管障害などの臓器障害が出現してきます。また、こうした典型的な症状を示すもののほかに、50歳を過ぎてから心筋障害のみをきたすタイプのものも見つかっています。スフィンゴ糖脂質が蓄積した心筋細胞は、細胞の中（胞体）がほとんど抜けてしまい、レースのように見えます（図4-6）。心筋細胞が収縮するための構造が不十分になっていることがわかります。

ファブリー病の遺伝形式は、**X連鎖性劣性遺伝**と呼ばれます。図4-5Cで考えると、女性では2つのX染色体の両方に異常がないと発病しませんが、男性ではペアになるX染色体がないので、1つのX染色体の異常だけで発病することになります。したがって、男性は発病しやすく、女性は発病しにくいのです。母親が保因者の場合は、男児と女児にそれぞれ2分の1の割合で異常が遺伝し、そのうち男児のみが発病します。父親がファブリー病の場合は、女児は保因者となりますが、男児には遺伝しません。

ファブリー病は、保因者の女性はまったく発病しないかというと、そうではありません。生涯を通じてまったく無症状の場合から、男性患者と同様に重度になる場合まであります。X染色体の中に組み込まれている遺伝子の一部が後天的に働かなくなる（**不活化**）と、もう片方の異常を補えなくなるからです。正常であったX染色体の不活化の程度によって、症状の出方も異なると考えられています。

ファブリー病の心筋（4-6）

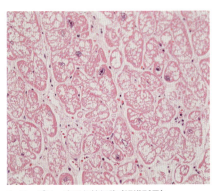

A. ファブリー病の心筋細胞（組織所見）
標本を作製する過程で、蓄積したスフィンゴ糖脂質が溶け出してしまうため、心筋細胞の胞体がレースのように抜けて見える。

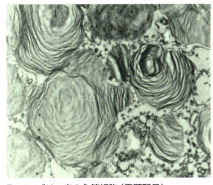

B. ファブリー病の心筋細胞（電顕所見）
レース状になった細胞を電子顕微鏡で観察すると、年輪のような層状を示す構造物が見られる。これが蓄積したスフィンゴ糖脂質である。

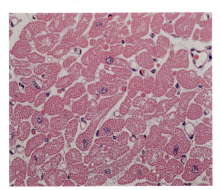

C. 正常の心筋細胞（組織所見）
正常の心筋では心筋細胞の細胞質に筋原線維が詰っているため、細胞が濃いピンク色に染まって見える。

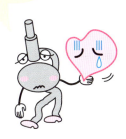

ファブリー病では、心筋細胞が収縮するための筋原線維が減ってしまい、心筋の働きが弱まります。

　先に説明したフェニルケトン尿症も、常染色体劣性遺伝ですから、ペアとなる遺伝子の両方に異常がなければ発症しないはずです。ところが、保因者では後から正常な方の遺伝子に異常が起きて、発病してくる場合があるようです。

4-2 遺伝子異常で病気になるしくみ

■ ■ 親からの遺伝ではない遺伝子異常とは？ ■ ■

遺伝子の異常は、すべてが親から受け継がれたものとは限りません。それどころか、私たちの身体で常に発生している可能性があります。正常な遺伝子に異常が発生する主な原因には、❶身体の中で遺伝子が傷つけられてしまう場合、❷細胞分裂のときに遺伝子の複製にミスが起きる場合が考えられます。どちらも、**突然変異**と呼ばれる遺伝子の異常です。

❶ 遺伝子が傷つけられてしまう場合

DNAは遺伝子がたくさん入ったヒモです。放射線や化学物質など種々の要因によって、このDNAが変化を受けることがあります。DNAの中のある遺伝子が全部または一部失われてしまうような大きな変化から、遺伝子の中の1つの塩基が別の塩基に入れ替わる小さな変化までありえます。また、ウィルスの遺伝子が細胞のDNAに組み込まれてしまうのも、遺伝子に異常をきたす原因の一つです。

身体にとって重要な遺伝子に大きな傷がつけば、何らかの病気になる可能性が高くなります。**発がん物質**といわれるものの多くも、このように遺伝子を傷つける因子や物質です。こうして突然変異がいくつか組み合わさると、がんが発生すると考えられています。

Column

ヒトの先祖が海から陸に上がったのも突然変異！？

遺伝子の突然変異によって、今まで持っていなかった形質（体質など）を獲得することもありえます。水の中で暮らしていた生物が陸に上がることができたのも、人類の誕生も突然変異が繰り返された結果と考えられています。同じ遺伝子異常の結果であっても、この場合は**進化**と呼ばれます。

このように考えると、遺伝子異常は「遺伝子変異」と呼んだほうがよいかもしれませんね。なお、毛髪の色や血液型のように、ある遺伝子の変異が一般集団中である程度の頻度で見られ、なおかつその変異によってもたらされる形質が生存に不利ではない場合は、遺伝子異常ではなく**遺伝子多型**と呼ばれます。

❷ 遺伝子の複製にミスが起きる場合

遺伝子の一部が欠けてしまったり、塩基の配列が変わってしまったりする異常は、DNAをコピーするときにも起きます（図4-3）。

コピーのミスが起きる確率は、10^{10}塩基対の複製に対し1回という低いものです。しかし、遺伝情報を構成する塩基の数は$6×10^9$もあり、しかも体の中で毎日数多くの細胞分裂が繰り返されているわけですから、その中でコピーミスが起こる確率は決して低いとはいえないことがわかります。

コピーミスの種類としては、遺伝子のある部分が入れ替わったり、抜け落ちたり、逆に余分なものがくっついたり、重複してしまったりというレベルから、塩基のレベルでペアになるはずの塩基を間違えたり、塩基を1つ飛ばしてしまったりといろいろなパターンが考えられます。

▪▪▪ 遺伝子異常を統制・制御するしくみ ▪▪▪

こうして見ると、「自分の体にも少なからず遺伝子異常を生じているのでは？」と心配になると思います。たしかに異常は生じています。でも、異常な遺伝子ができたからといって、すぐに発病するわけではありません。たとえば、仕事でコピーを取ったときは、ミスがないかチェックしますし、コピーミスはシュレッダーにかけて廃棄します。遺伝子異常についても同じことで、常に見張って、コピーミスを発見すると、すぐに修復する機構が働いているのです。もちろん、コピーのときだけでなく、放射線などにより遺伝子に損傷を生じた場合も、その損傷を見つけて修復する機構が働きます。DNAの情報は必要な部分だけがRNA（リボ核酸）に写し取られ、RNAは細胞質に運ばれて、この情報を元にタンパク質が作られています。万一、異常な遺伝子ができてしまっても、RNAの働きを止めたり、できてしまったタンパク質を分解したりするシステムも整っています。

遺伝子の異常から病気に至るのは、このような統制・制御機構をくぐりぬけた結果ということになりますが、病気が発症するのは、統制・制御機構にも異常を生じている場合が多いのです。

▪▪▪ 身体で生じた遺伝子異常は子供に伝わらない？ ▪▪▪

遺伝子異常はすべてが子供に伝わるわけではありません。精子か卵子にその情報が入らなければ、伝わることはありません。つまり、遺伝子異常による病気が、すべて遺伝性の疾患とは限らないのです。

4-2 遺伝子異常で病気になるしくみ

　もう一度整理しましょう。配偶子（精子や卵子）の染色体に組み込まれた遺伝子異常は、子供へ遺伝します。配偶子が受精して一つの細胞になり、この細胞が分裂して人間ができ上がるわけですから、この場合はその人のすべての細胞の遺伝子に異常があるということになります（図4-7）。

　これに対して、身体の中で起こった突然変異による遺伝子異常は、その細胞の遺伝子にのみ異常があるということになります。ただし、その細胞が分裂を繰り返して増えれば、病気が発生することはあります。いちばんわかりやすいのはがんでしょう。がんは体の中の一つの細胞が遺伝子異常を起こし、これが無限に増殖したものと考えられています。しかし、いくら細胞分裂しても、そのがん細胞から配偶子が作られるわけではないので、子供に伝わることはないのです。

遺伝性疾患（4-7）

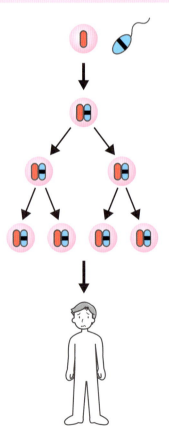

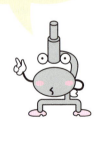

卵子と、遺伝子異常（黒バンド）をもった精子が受精すると、分裂してできるすべての細胞に遺伝子異常が存在することになります。その結果、優性遺伝病なら病気になり、劣勢遺伝病なら保因者になります。

4-3 染色体異常で病気になる しくみ

遺伝子が組み込まれたヒモ（DNA）が、タンパク質にからみついて棒状になったものが染色体です。遺伝子異常があれば、それは染色体に組み込まれます。ところが、染色体異常は親から遺伝したものとは限らず、さらに染色体異常でも遺伝子に異常がない場合もあるのです。なんだかナゾナゾのようですね。

■ ■ ダウン症候群は最も身近な染色体異常 ■ ■ ■

ダウン症候群（ダウン症）は、21番目の染色体が3本ある（21トリソミー）ために発症します。ヒトの染色体22組（44本）と性染色体1組（2本）は、半分に分かれて配偶子（卵子または精子）に入ります（減数分裂）。このとき、21番染色体がうまく半分に分かれないで入ってしまうと（不分離）、21番染色体が2本ある配偶子ができます。これが相手の正常な配偶子（21番染色体は1本）と組み合わさることで、21番の染色体が3本ある受精卵となります（図4-8）。ダウン症の約95%は、このタイプです（標準型）。

残りには、二つのタイプがあります。一つは、受精卵が細胞分裂するときに、染色体の不分離が起きるタイプです（モザイク型）。体の中に21トリソミーのある細胞と無い細胞が混在することになります。すべての細胞が21トリソミーである標準型に比べて、心臓の奇形などの発生率は低いようです。もう一つは、21番染色体が他の染色体に転座してしまうタイプです（転座型）。転座型の半数は、片方の親が転座染色体の保有者である場合といわれています。

こうして見ると、ダウン症の子のほとんどは、正常の染色体をもつ両親から生まれていることがわかります。ダウン症の子をもつ親が「自分がおかしな遺伝子を持っていたから……」と考えるのは間違いなのです。ダウン症は染色体異常ですが、親から子に伝えられる遺伝性の疾患ではありません。

■ ■ 同じ染色体異常でも症状はさまざま ■ ■ ■

身体を作る染色体に異常があれば、生きて生まれてくるのが難しいことは想像がつきますね。21番染色体はいちばん短い染色体であり、その中に含まれる遺伝子の数が少ないので、生まれることができると考えられています。言い換えれば、ほかの染色体のトリソミーは育たずに死んでしまうけれど、21番目の染色体のトリソミーだけは奇跡的に生きて

4-3 染色体異常で病気になるしくみ

生まれてくるのです。

　偶然に21番染色体が2本ある配偶子ができ、それが受精して生まれてくる確率は、ほぼ一定と考えられます。したがって、ダウン症の出生頻度は民族、社会、経済クラス等で差はありません。最近の日本の統計では、出生頻度は約1000人に1人と報告されています。ただし、高齢出産の場合は、ダウン症の発生率は高くなります。これは、母親の卵子形成過程で起こる染色体不分離が、加齢によって増加するためと考えられています。過剰な染色体は、父親由来のこともあります。母親由来と父親由来の比は、4：1といわれています。

　ダウン症はつりあがった小さい目の顔貌が有名ですが、さまざまな内臓奇形を合併することが多いのも特徴です。中でも心臓の奇形は、種類によっては生後なるべく早く治療する必要があります。ほかにも、低身長、肥満、筋力の弱さ、頸椎の不安定性、眼科的問題（先天性白内障、眼振、斜視、屈折異常）、難聴などが知られています。また、一般に精神発達遅延が認められますが、その程度はさまざまで、大学を卒業した人や、音楽や絵画で有名になっている人もいます。愛嬌のある人懐っこい性格は、ダウン症候群の子供たちの特徴といわれています。

　同じ21番染色体のトリソミーなのに、合併する奇形や症状がさまざまというのは不思議ですね。遺伝子や染色体の異常は、まだまだ解明が始まったばかりといえるでしょう。

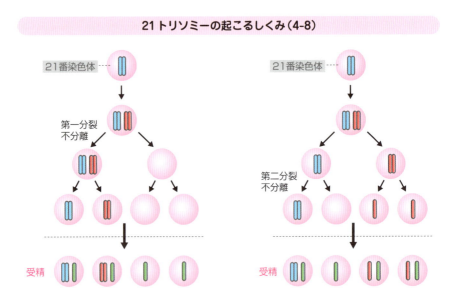

21トリソミーの起こるしくみ（4-8）

4-3 染色体異常で病気になるしくみ

■ ■ 染色体異常を生ずるしくみ ■ ■

　細胞分裂の場合には「倍に増やして分離する」という過程で、受精の場合には「母方と父方の染色体をくっつける」という過程で間違いが起きるのが、染色体異常の原因ということになります。そうすると、遺伝子の異常と同じで、ある部分が抜けたり（**欠失**）、増えたり（**重複**）、くっつく先を間違えたり（**転座**）、逆さまにくっついたり（**逆位**）などの状況が簡単に想像できますね。DNAの場合は、塩基を一つぐらい間違えても大した問題にはならないこともありますが、染色体の場合は、その中に含まれるDNAのかたまりがゴッソリと抜け落ちたりするから大事になることがほとんどです。受精時に大きな間違いが起きたら、多くの受精卵は育ちません。

　受精のときだけでなく、体細胞が分裂する過程でもおかしな染色体が出来てしまうことがあります。よく知られているのは、毎日作り続けられる**血液細胞**や**リンパ球**の腫瘍で、いろいろな種類の白血病や悪性リンパ腫で、それぞれ特徴的な染色体異常が見つかっています。したがって、たとえば悪性リンパ腫を疑ってリンパ節の生検をする場合、組織の一部は染色体や遺伝子の解析にまわされます。形態の変化だけでなく、遺伝子や染色体の異常の存在から病気の診断ができるようになってきたわけですね。

　一方で、「染色体異常があるのに、遺伝子異常はない」という状況がありえます。たとえば染色体の一部が他の染色体の部分と入れ替わってしまう（**相互転座**）場合、遺伝子内の設計図が途中で寸断されていなければ、ちゃんと読み取れます。つまり設計図は全てきちんと含まれているけれど、染色体としては異常という場合ができるわけです。

Column　21番染色体がいちばん短い？

　ヒトの染色体は、性染色体を除くと22対あり、長いものから順番に番号が付けられています。そうすると、21番染色体がいちばん短いというのはおかしいですね？

　実は、初期の研究で「3本あるのは2番目に短い21番である」と発表され、「21トリソミー」という名前が与えられたのです。とこ

ろが後の研究で、ダウン症は22番目、つまりいちばん短い染色体の異常だということが判明しました。しかし、すでに「21トリソミー」という名前が定着していたため、混乱を避けるために、染色体の番号の方を変えることにしたというわけです。

4-4 遺伝的要因って何だ？

遺伝性疾患は、遺伝子の異常や変化が子孫に伝えられて発症します。糖尿病や高血圧も「遺伝性疾患である」あるいは「発症に遺伝的要因がある」などといわれますが、常染色体優性遺伝なのか劣性遺伝なのか、という話はあまり聞いたことがありませんね。

■ ■ 吸収した糖をうまく利用できない糖尿病 ■ ■

　遺伝的要因があるとされる病気のほとんどは、複数の遺伝子の異常と**環境因子**とが重なり合って発症します。つまり、遺伝子によって体質が受け継がれたとしても発病するとは限らないわけで、今のところ「この遺伝子に異常があるから病気だ」とは言い切れないのです。ここでは、糖尿病を例にとってお話しします。糖尿病は糖の代謝異常ですが、「血液に吸収した糖をうまく利用できない病気」ということもできます。簡単な模式図で考えてみましょう（図4-9）。

　細胞は血中から糖分を取り込むために、その入口に滑車のついたフタをもっていると考えてください。滑車に吊られたバケツに**インスリン**という物質が入ると、このフタが開いて、糖分が細胞に取り込まれるくしくみです。糖尿病とは、このフタが開きにくい病気なのです。フタが開きにくいのはまず、バケツの重みが足りなくて、滑車が下がらなくなる場合が考えられます。

　その原因の一つとして、バケツに入るインスリンの数が少ないからというのは、すぐに思いつきますね。ところがインスリンの数は足りているのに、やっぱり下がらないとすれば、それはインスリンが正常より軽いからかもしれません。簡単にいうと、異常なインスリンではフタが開けられないということです。ではバケツの底に穴が開いていたらどうでしょう？　これではいくらインスリンがあっても、こぼれ落ちてしまってオモリになりませんね。つまり**レセプター**あるいは**感受性**の方に異常がある場合です。

　これに加えて、バケツの重さではなく、フタが固くて十分に開かない（🔆）という状況も考えられます。これは「**インスリン抵抗性**」と呼ばれています。

　フタが大きく開かなければ、細胞に取り込まれなかった糖が血液の中をグルグルめぐることになります。その結果、糖が尿にもれ出て「糖尿」になります。

糖尿病（4-9）

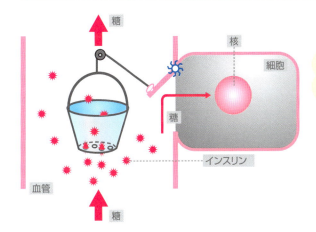
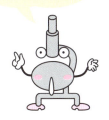

■ ■ ■ 体質に環境因子が加わると糖尿病を発症する ■ ■ ■

　さて、フタの開きが悪くても、糖分がその狭い入口から取り込めるだけの量であれば「余り」は少なくなります。つまり、カロリー制限をして、フタの開き方に見合った量だけ摂取するようにしていれば、余った糖が血管をめぐることはなくなります。また適度な運動をして、細胞に入ってきた糖をドンドン使うと、次の糖が入りやすくなります。

　インスリンの働きが悪い理由として、「産生が悪い」「できそこないが増える」「感受性が悪い」「インスリンが働きにくい」などを挙げましたが、中年以降に発症する**Ⅱ型糖尿病**は、これらが絡み合っていることが多いのです（若いときからインスリンが産生されなくなる**Ⅰ型糖尿病**は、Ⅱ型糖尿病とは区別されます）。インスリンの産生側の問題には複数の遺伝子が関与していると考えられるので、Ⅱ型糖尿病は**遺伝的要因**がある病気とされます。遺伝的要因をもった人が、フタの開き方に見合った生活習慣を送らないと発病してくるので、Ⅱ型糖尿病は**環境要因**も重要になります。一方、インスリン抵抗性は、肥満や運動不足、高脂肪食、ストレスなど、主に環境要因によって生ずると考えられていますが、これにも遺伝的な要因が関与していると言われています。

　糖尿病は、尿に糖が出ること自体は病気の本質ではありません。血糖が極端に高くなっている場合を除き、短期の高血糖が身体を障害することはほとんどないのです。糖尿病では、持続的な高血糖により、過剰な糖分が体のタンパク質と結びつきます。これが体温の熱により、糖化という反応を起こし、最終的にAGE（Advanced Glycation End Prodct：最終糖化産物）になります。AGEは活性酸素を生み出すので、AGEが溜まるこ

4-4 遺伝的要因って何だ？

とによって様々な臓器・組織が障害を受けます。特に毛細血管が障害され、そのために身体のいろいろな臓器に障害が出る合併症が問題となります。**本態性高血圧**（原因が特定できない高血圧）と同様に、糖尿病も現在のところ治せる病気ではありません。遺伝的要因がある場合は発病しないように気をつけること、そして発病してきたら合併症を引き起こさないようにコントロールすることが大切です。

　糖尿病のように複数の遺伝子異常が関与する病気は、遺伝子そのものを修復する治療を開発するのはなかなか難しいと思われます。しかし、糖尿病の患者は世界中に1億8千万人もいるといわれており、根本的な治療方法の研究が進められています。

Column　糖尿病は血管病

　糖尿病は「目が見えなくなる（**糖尿病性網膜症**）」「神経が鈍くなる（**糖尿病性神経症**）」「腎臓が働かなくなる（**糖尿病性腎症**）」が3大合併症といわれます。ほかにも、「足の先が腐って切断した（壊疽）」とか、「心筋梗塞や脳梗塞になりやすい」などという話も聞きますね。これらに共通するのは**血管障害**です。

　血管障害の原因となっているのが最終糖化産物**AGE**（Advanced Glycation End-product）です。AGEは血管の内皮細胞を傷害したり、血管壁にある膠原線維を硬くしたりして動脈硬化を促進させます。とくに毛細血管レベルに障害を起こすので、網膜症（目の毛細血管の障害）、神経症（末梢神経を養う毛細血管の障害）、腎臓病（尿を濾し出す糸球体毛細血管の障害）が問題になります。また、血管が詰まることによって起こる心筋梗塞や脳梗塞も、糖尿病が危険因子になることがわかると思います。

　また、糖尿病になると、感染症にかかりやすく、治りにくくなります。高い糖分がばい菌の栄養になることに加え、高血糖による浸透圧の変化やそれによる脱水、白血球の機能異常なども関係しているといわれています。足先の壊疽は、①神経の障害に

よって感覚が鈍くなり、ケガに気付きにくくなる、②傷口に感染が起きやすくなる、③傷を治すために必要な物質を運ぶ毛細血管が障害されている、（さらに、感染によって毛細血管に血栓ができることもある）といういくつかの要因が重なって生じます。

　血管は全身を巡るので、血管の障害はざまざまな臓器や組織の障害を引き起こします。こうした合併症をきたさないようコントロールするのが糖尿病の治療目標です。

　糖尿病検査で用いられる**HbA1c**（ヘモグロビン・エーワンシー）も糖とタンパク質の結合物で、赤血球のタンパクであるヘモグロビン（Hb）とブドウ糖が結合したものです。

　赤血球の寿命はおおよそ120日で、その間に少しずつ糖と結びつきます。したがって、血液中の糖分が多いほど、糖と結びついてできるHbA1cが増えることになります。

　血液中のHbA1c値は、赤血球の寿命の半分くらいにあたる時期の血糖値の平均を反映するので、HbA1c値を見れば、1〜2ヶ月前の血糖の状態を推定できます。血糖値は「最大瞬間風速」みたいなもので、食後の時間によって変化しますが、HbA1cは長期の状態を知ることができるというわけです。

4-5 先天性疾患と奇形はどこが違う？

先天性疾患とは、生まれつき異常が見られる疾患です。先に紹介した「フェニルケトン尿症」や「ファブリー病」はその代表ですが、これらのような代謝異常は見た目ではわからないものもあります。奇形は、先天性疾患の中で形態に異常を示すものをいいます。

■ ■ ■ 遺伝性ではない先天性疾患とは？ ■ ■ ■

先天性疾患のすべてが遺伝性疾患であるとは限りません。たとえば、妊娠初期の女性が風疹にかかると、**先天性風疹症候群**の赤ちゃんが生まれる可能性があります。先天性風疹症候群では50％以上の赤ちゃんに先天性の心奇形がありますが、これは両親から遺伝したわけではありません。

先天性風疹症候群は、「先天性心疾患（動脈管開存、肺動脈狭窄、心室中隔欠損、心房中隔欠損など）」「感音性難聴」「先天性白内障」が3大症状です。ただし、すべての奇形が同じように出揃うとは限りません。3大症状のうち、先天性心疾患と白内障は妊娠3か月以内の風疹の感染で発生しますが、難聴は初期の3か月のみならず、次の3か月でも発生します。また、3大症状以外にも、網膜症、骨の発育障害、血小板減少性紫斑病、肝脾腫など、さまざまな症状が発現することもあります。同じウィルス感染であるにもかかわらず、出現する奇形が違ったり、発生頻度が妊娠1か月で50％以上、2か月で35％、3か月で18％、4か月で8％程度と次第に下がったりするのです。なぜでしょうか？

妊婦が風疹にかかると、風疹ウイルスが胎盤の中で増殖し、胎児の血液中に入り込んできます。これが奇形を引き起こす因子（**催奇形因子**）となります。とくに妊娠初期は胎児のあらゆる器官の原器が形成される時期であり、細胞分裂が非常に盛んなためダメージを受けやすく、奇形が起こる可能性が高くなります。

催奇形因子の影響が出やすい妊娠初期（2〜3か月以内：胎芽期）を**奇形の臨界期**と呼びます。臨界期より前（2週程度）では、催奇形因子が関与すると、受精卵は育たずに流産します。臨界期を過ぎた4か月以降から出生まで（胎児期）の時期は、催奇形因子が働いたとしても、器官形成はほぼ終わっているので、奇形の発生はほとんどなくなります。そして、臨界期の中でも各臓器の形成時期は異なるので、因子が働いた時期によって、奇形が発生する臓器やその程度も異なってくるわけです。なお、前脳は3か月以降に発育す

4-5 先天性疾患と奇形はどこが違う？

るので、3か月以降であっても催奇形因子が作用すると、精神発達遅延をきたす可能性は
残るといわれています。

■■ 若い時には症状が現れないハンチントン病 ■■

　逆に、遺伝性疾患でも先天性疾患として現れない病気もあります。高血圧や糖尿病の
ように、遺伝性といっても環境要因が加わらないと発病しないものも少なくありません
し、遺伝子の異常があっても、生まれたときには症状が全くない病気もあるのです。

　たとえば、**ハンチントン病**は、常染色性優勢遺伝をする神経変性疾患です。第4染色体
の短腕にあるハンチントン遺伝子と名づけられた遺伝子の中に、「シトシン、アデニン、グ
アニン」という3つの塩基の繰り返し配列が正常の何倍もできており、これが原因で発病
することがわかっています。大脳基底核や前頭葉など、脳の特定の領域にある神経細胞
が脱落し、次第に萎縮するとともに症状が出現します。なぜ、過剰な繰り返し配列が特定
の神経細胞の変性に結びつくのか、細かな機序はまだ解明されていません。

　ハンチントン病は、舞踏運動（意志とは無関係に顔面や手足が素早く動いてしまう）、
精神症状、行動異常、痴呆などの症状がいつのまにか始まり、ゆっくりと進行します。前
頭葉が萎縮すると痴呆やてんかんが現れますが、老人性痴呆のように物覚えが悪くなると
いうより、怒りっぽくなったり、非常識的な行動をとったりするといった性格・行動変化が
見られます。また、ふさぎ込みやモノへのこだわりなどの気分変調や、神経症的な症状も
多く見られます。症状の初めは、しかめツラ、舌うち、手指の背屈等なので、周囲からは
「落ち着きがなくなった」「行儀がわるくなった」などといわれます。進行すると激しく踊
り回るような動きをしますが（ハンチントン舞踏病）、これは大脳基底核のとくに尾状核が
萎縮するため起こります。

　症状はいつのまにか始まるのですが、一般的には30歳を過ぎてからで、もっと高齢に
なってから発症する人もいます。遺伝子異常ではあっても、生まれつき発症しているわけ
ではないという例ですね。

■■ 形態が正常と異なっているのが奇形 ■■

　先天性疾患の中には、見た目ではわからない**代謝異常症**のようなものと、形態の異常
を示す**奇形**とがあります。ただ、「形が違う」というのはなかなか難しくて、たとえば顔の
形について、目が多少離れていようが、鼻があぐらをかいていようが、奇形とはいいませ
んよね。でも、目が一つしかなければ明らかに奇形でしょう。「正常の形」をどの範囲に設

4-5 先天性疾患と奇形はどこが違う？

定するか、あるいは「変わっている」というのをどこまで許容するかで、奇形と呼ぶかどうかが決まるといえます。私の両手の小指は、薬指の第一関節と第二関節の間までしかありません。他の人と比べれば明らかに短い小指症という奇形で、3〜21%の人に見られるとされています。頻度が高いのと目立ちにくいために、今まで誰にも指摘されたことがありません。でも、奇形の話をするときは、つい自分の手を見てしまいます。

それはともかく、奇形は一個の臓器、または複数の臓器系統などが形成されるまでに生じた形態変化なので、先天性疾患の中に入ります。ダウン症のように染色体異常によって発生することもあれば、先天性風疹症候群のように胎児期に催奇形因子が働くことで発生することもあります。したがって、遺伝性疾患とは限りませんが、奇形を発生するような遺伝子異常が「遺伝する」ことはありえます。ややこしいですね。

それぞれの関係図（4-10）

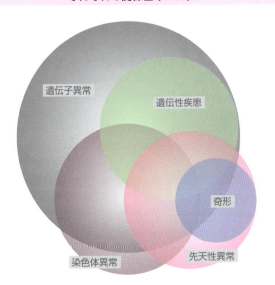

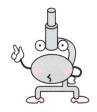

「遺伝性疾患にはすべて遺伝子異常がある。遺伝しない遺伝子異常もある。染色体異常があっても遺伝子異常がないものもある。遺伝子異常、染色体異常で先天性異常を生ずるが、それ以外の原因の先天性異常もある。奇形はすべて先天性異常だが、遺伝する奇形と遺伝しない奇形がある」ってわかりますか？

4-6 心奇形あれこれ

　本節では奇形の具体例として、心奇形を取り上げます。心奇形の発生率は、重症から軽症まで含めると、新生児の1％程度といわれています。100人に1人ですから、結構な確率です。誕生時に症状がないため気づかれないものもあり、実際はもっと高い可能性もあります。

■■■ 単純そうで複雑な心臓の構造 ■■■

　心臓は一般にハート型で表されますが、実際の構造はやや複雑です。心臓は**右心房**、**右心室**、**左心房**、**左心室**という4つの部屋に分かれています。左右の心房を隔てる壁は**心房中隔**、左右の心室を隔てる壁は**心室中隔**と呼ばれます（図4-11）。

　血液は、静脈→心房→心室→動脈へと流れます。全身から心臓に戻ってくる静脈血は右心房に入り、右心室に進んで、肺に送り出されます。右心室から肺につながる血管は、中を流れるのは静脈血であっても、**肺動脈**と呼ばれます。肺を還流して酸素を十分もった動脈血は、**肺静脈**を通って左心房に入り、左心室に進んで、左心室の強い拍動によって全身に送られます。

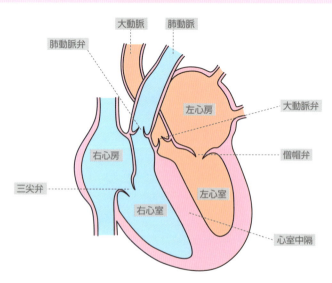

心臓の構造（4-11）

4つの部屋の各出口には、ドア（**弁**）が付いています。心室が収縮したときには、心房に血液が戻らないようにドアを閉める必要があります。このドアは**房室弁**と呼ばれます。右心房と右心室の間にある房室弁は**三尖弁**（さんせんべん）と呼ばれ、左心房と左心室の間にある房室弁は**僧帽弁**（そうぼうべん）と呼ばれます。また、心室から血液を送り出したときには、再び心室に血液が戻らないようにドアを閉める必要もあります。このドアは、3枚の半月型の弁膜からなるため**半月弁**と呼ばれます。右心室と肺動脈の間にある半月弁は**肺動脈弁**と呼ばれ、左心室と大動脈の間にある半月弁は**大動脈弁**と呼ばれます。

ちなみに、上大静脈・下大静脈と右心房との間、肺動脈と左心房との間には、ドアはありません。なぜなら、心房から心室に血液が流れ込むときには、心房よりも心室の圧が低くなっている上に、心室が拡張するときに血液を吸い込むため（心臓の拡張期機能として、循環生理学的に認められている）、静脈側に逆流することはほとんどないからです。

■ ■ ■ 両手を使って心臓の発生を覚えよう ■ ■ ■

心奇形は、発生から誕生までの間に、正常でない形にでき上がってしまったものです。そこで、まず心臓がどのように形作られるのかを、発生から見ていきましょう。

心臓の始まりは、血管に続く1本の筒（つつ）です。上に大動脈と肺動脈になる**動脈系**、下に大静脈と肺静脈になる**静脈系**がつながります。単純にいうと、1本の筒が4つの部屋（右心房、右心室、左心房、左心室）に分かれ、血管系は2本になります。

しかし、1本の筒が4つに分かれただけでは、まだ心臓の形にはなりません。心臓に入ってくる血管と、出ていく血管の位置関係が私たちの心臓の形になるためには、下方にあった静脈系が背中側に反転し、さらに右側が前にせり出して、左側が後ろになる必要があります。

これは自分の手を使って形を作ってみるとよくわかります（図4-12）。図Aのように、両手の親指と人差し指を胸の前で伸ばしてみましょう。下の親指を静脈側、上の人差し指を動脈側と考えます。まず発生の過程で静脈側が上に持ち上がります（図B）。さらに、右側が前に回転します（図C）。こうして心臓の形ができ上がります。

血液の流れで考えると、静脈血は右親指の上下大静脈から右心房、親指付け根の三尖弁を通り、右手掌の右室でUターンして右人差し指の肺動脈に出ていきます。肺で酸素を与えられた動脈血は、左手親指の左心房から親指付け根の僧帽弁を通り、左手掌の左室でUターンして左人差し指の大動脈に出ます。上から見ると（図D）、三尖弁（右親指）は身体の右、肺動脈弁（右人差し指）は前方で肺動脈は右から左に向かい、僧帽弁（左親指）

4-6 心奇形あれこれ

は背側から左、大動脈弁（左人差し指）は中央で、大動脈は肺動脈とクロスして右に向かうことがわかります。

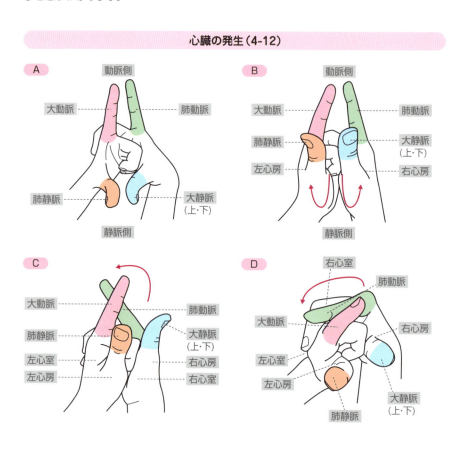

4-6 心奇形あれこれ

また、心臓の壁は血管の壁より厚くなり、ポンプの機能を果たさなければなりません。とくに心室の壁は、全身に血液を送るために厚くなる必要があります。これは成長するつれてだんだん厚くなるのかというと、そうではありません。イソギンチャクのように壁が細かく張り出していき、後からその間が埋まって厚い壁になるのです（図4-13）。壁を栄養する血管も外から内に向って伸びるので、心臓の血管は初めに表面（外側）を走り、そこから垂直に心筋内に向って伸びて、最後に心内膜下に分布するわけです。

このように、心臓は「捻じれて壁ができる」という複雑な過程を経てでき上がるので、どこかにちょっとした狂いを生じただけで奇形となってしまうのはよくわかりますね。

■ ■ ■ 生まれた時に心臓に起こる劇的な変化 ■ ■ ■

かなり重症の心奇形をもった赤ちゃんでも、少なくとも生まれるまでは、お母さんのお腹の中で育ちます。どうしてでしょう？

赤ちゃんはお母さんのお腹の中にいる間、自分で呼吸しているわけではありません。酸素も栄養も、胎盤を通してお母さんから与えられているのです。ですから、血液は肺に送る必要はなく、胎盤、臍帯（へその緒）、下大静脈と進んで、右心房に入ったあと、右心房と左心房の間（心房中隔）にある**卵円孔**を通って左心房へと流れ込みます。一部は右心房から右心室へ進みますが、これは右心室を出たあと、肺動脈と大動脈の間を結ぶ**動脈管**を通って、動脈側に流れ込んでいます。肺に流れ込む血液は、肺を栄養するために必要なわずかな量だけです。つまり、赤ちゃんの身体の中は、初めから酸素を含んだ血液が、おヘソから静脈系に入り、心臓を通って全身に行き渡っているのです。したがって極端な話、心臓が一つの部屋であったとしても、血液を巡らせるポンプの働きさえしていれば、胎児は育ちます。

ところが、赤ちゃんが生まれたとたん、自分の肺を使って血液に酸素を取り込み、これを全身に巡らせる必要が生じます。卵円孔や動脈管は塞がって静脈系と動脈系はそれぞれ閉鎖循環となり、結果として肺を通る血液の量と全身を巡る血液の量が等しい状態となります。ところが、この動脈系と静脈系の間に何らかのつながり（**シャント**）が残ったり、肺に行くはずの血液が動脈に送り出されたりすると、酸素を取り込んで炭酸ガスを排出するという作業がうまくいかなくなります。胎児のときには問題にならなかった心奇形が、生まれてからは生存に関わる重大な問題となるわけです。

77

4-6 心奇形あれこれ

卵円窩と卵円孔開存（4-14）

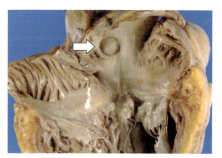

A. 右房から見た卵円窩
左房から押し付けられて閉じた卵円孔は、右房側から見るとくぼみに見える。これを卵円窩という。

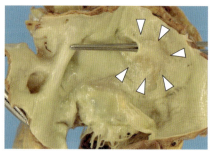

B. 左房から見た卵円孔開存
卵円窩は左房側から見てもよくわからない（△で囲んだ辺りが卵円孔の跡）。

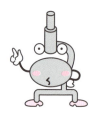

Bは卵円孔開存で、癒着していない所をピンセットが通過しています。通常は左房側からフタが押しつけられているので、この孔を血液が通ることはありません。

■■ 心奇形の基本的なとらえ方 ■■

　心奇形とひと口にいっても、その原因や種類は様々です。心臓は胎生23日頃に元ができ、16週頃にほぼ完成しますが、この期間に**催奇形因子**が作用することも原因となります。また、これまでに述べた**遺伝子**や**染色体**の異常も原因となります。

　心房または心室を隔てる中隔がうまく形成されなければ、**心房中隔欠損**または**心室中隔欠損**となります。弁が正常通りに形成されなければ、うまく開かない（**狭窄**、**閉塞**）か、閉じない（**閉鎖不全**）状態となります。中隔も弁も形成されなければ、**単心房**、**単心室**となります。

　中隔が左右にずれても、おかしなことが起きます。心室中隔が極端に左側に寄ってしまったら、ほとんど左心室のない、右心室だけの心臓となります（**左心低形成症候群**）。他の部分がきちんと形成されていれば、血液は左右の心房から1つの心室（右心室）に入り、そこから2本の動脈（大動脈と肺動脈）に出て行くことになります（**両大血管右室起始症**）。

　このほか、4つの部屋が基本どおりにつながらなければ、右心房と左心室がつながってしまったり、左心室から肺動脈が出たりする奇形が生じます（**完全大血管転位症**）。

Column 卵円孔はなぜ閉じる？

　心房中隔にある卵円孔は、初めに主に下から中隔となる壁が伸び（図A：青矢印）、次に、その壁の右房側に上下から壁が伸びて（図A：赤矢印）形成されます。青い壁は弁のように動いて、血液を右房から左房に流します（図B）。

　血液が右房から左房に流れるのは、右房の方が左房よりも圧が高いからです。右房の方が圧が高い理由は、肺がまだ膨らんでいないので、肺に流れ込む血液量が少なく（血管抵抗が高いため）、したがって肺から左房に流れ込む血液量も少ないからです。心臓の動きに合わせて中隔の膜が開閉する様子は、胎児の超音波検査で見ることができます。自分の赤ちゃんができたら、超音波検査の際に顔ばかりではなく、心臓も見せてもらいましょう。

　さて、赤ちゃんは狭い産道を通って生まれてくると、オギャー！という第一声を発します。でも、ちょっと待ってください。声を出すには、息を吸い込む必要がありますね。そうです、赤ちゃんはまず思い切り息を吸い込んでから、オギャー！と泣くわけです。

　息を吸い込むことで、肺は一気に膨らみます。すると血管抵抗が減り、血液が肺に流れ込みます。そこでオギャー！と泣いて肺に圧をかけると、肺に送られた血液が左心房に流れ込みます。つまり、左房圧が一気に上がるわけで、これにより弁のように開いていた壁が中隔に押しつけられて、卵円孔は閉じるというわけです（図C）。もし、左房側の壁が右房側の壁の隙間を埋めるほど大きくなかったら、心房中隔欠損が残ることになります（図D）。

　こうしてみると、「卵円孔が閉じる」といっても、押しつけられるだけであることがわかりますね。左房圧が右房圧よりも高い限り、この壁は押しつけられたままなので、次第に癒着していきます。しかし、癒着が起こらない人が10〜20％います。100人中10〜20人は、卵円孔のフタが壁とくっついていないということです。このような人は、何らかの原因で右房圧が左房圧よりも高くなると、くっついていない隙間を通って、血液が右房から左房に流れ込む可能性があります。

　図4-14Bは肝細胞癌で亡くなった70代の男性の心臓です。右房から通したピンセットが左房に抜けているのがわかります。卵円孔の一部がくっついていなかったということになります。

A

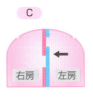
B
卵円孔を通る血流

C

D
卵円孔部の心房中隔欠損

4-6 心奇形あれこれ

こうして見ると心奇形は、4つの部屋の分かれ方とつながり方の異常によって分類できることがわかります。複雑な心奇形であっても、基本的にはこれが組み合わさったものと考えることができるのです。

■ ■ チアノーゼの有無による心奇形の分類 ■ ■

動脈に酸素濃度の低い血液が流れる状態を**チアノーゼ**といいます。たとえば、冷たいプールに長時間つかると唇が紫色になりますが、これは局所のチアノーゼです。唇の毛細血管が収縮して血液の流れが遅くなり、酸素濃度の低い血液が停滞した状態となったものです。

心奇形では、静脈血が動脈側に流れ込んでしまうような場合にチアノーゼを生じ、組織への酸素供給が低下します。このような心奇形は、身体の酸素不足が常に生じるので、他の心奇形よりも一般的に重症で、早期の治療が必要となります。そのため、チアノーゼの有無により、心奇形を大きく分ける分類が用いられています（図4-15）。

心奇形の分類（4-15）

	チアノーゼ性心疾患	非チアノーゼ性心疾患
肺血流増加	総肺静脈還流異常症 完全大血管転位症（Ⅰ型、Ⅱ型） 左心低形成症候群 総動脈幹症 三尖弁閉鎖症で肺動脈狭窄のないもの 単心室で肺動脈狭窄のないもの、など	心房中隔欠損 心室中隔欠損 心内膜床欠損 動脈管開存 部分肺静脈還流異常症、など
肺血流正常		大動脈縮窄単独 大動脈狭窄、など
肺血流減少	Fallot 四徴症 完全大血管転位症（Ⅲ型） 三尖弁閉鎖症で肺動脈狭窄のあるもの 単心室で肺動脈狭窄のあるもの Ebstein 奇形で心房中隔欠損を合併し 三尖弁逆流が高度のもの、など	

4-6 心奇形あれこれ

■ ■ ■ 小児期には診断がむずかしい心房中隔欠損症 ■ ■ ■

　妊娠や出産のときに、初めて自分の心臓に**心房中隔欠損症**があることを指摘される女性は決して少なくありません。心臓の壁に穴があいているのに、それまでなぜわからなかったの？ と思いますよね。

　心房中隔欠損症とは、心房中隔に穴が開いている状態です。いちばん多いパターンは、卵円孔を覆う膜（二次中隔）が小さすぎて、心臓が完成しても穴が塞がりきれないという場合です。コラム「卵円孔はなぜ閉じる？」で説明したように、生まれて呼吸を始めると左房圧が右房圧よりも高くなるので、穴が残れば左房から右房へと血液が流れ込みます。ただし、正常の右房圧は2〜8mmHg、左房圧は2〜12mmHgと、もともと差は少ないので、どっと流れ込むわけではありません。さらに、心房の収縮は心室拡張期の最後に起きるので、心房の収縮によって送り込まれる血液量もわずかです。

　心房中隔欠損があると、肺から左心房に戻った血液の一部が、また右心房から右心室を通って肺に送られることになります。肺に送られる血液の量は「全身から戻った静脈血」＋「左心房から一部入り込む血液」であり、全身にめぐる血液の量は「肺から戻った血液の量」−「左心房から右心室に流れ込む血液」ですから、心房中隔欠損症では全身をめぐる血液の量よりも肺をめぐる血液の量の方が多いという状態になります。ただし、右心室への負担はそれほど大きくなく、右心室が少し頑張ればすむ程度なので、よほど穴が大きくなければ症状は出ませんし、明らかな心雑音も聞かれません。学校に通うようになっても、「少し運動が苦手」とか「かぜを引きやすい」という程度で、健康診断でも気づかれずに過ごしてしまう人が少なくないのです。

　このように、明らかな症状がないにも関わらず、健康診断の聴診で心房中隔欠損症を見つけるお医者さんがいます。「**Ⅱ音の固定性分裂**」という、心房中隔欠損症に比較的特有な心音の変化を聞き取っているのです。

■ ■ ■ 放っておいてもよい心室中隔欠損症とは？ ■ ■ ■

　心房中隔欠損症は成人にいちばん多く認められる心奇形です。これに対し、**心室中隔欠損症**は生下時に最も多く認められる心奇形です。さて、あなたに子供が生まれたとき、大きな心雑音が聞こえたらどうしますか？ 心室中隔欠損症では、心雑音が大きいときと小さなときでは、どちらが心配でしょう？

81

Column　心音とは弁の閉じる音ってホント？

誰かの胸に耳をあててごらんなさい。「ドッキン、ドッキン」と音がしますね。これが心臓が拍動するときに発生している**心音**です。お医者さんは聴診器でこの心音を聞き取っているのです。

心音の「ドッ」は**I音**といって心臓の収縮が始まるときに僧帽弁と三尖弁が閉まる音であり、「キン」は**II音**といって拡張が始まるときに大動脈弁と肺動脈弁が閉まる音とされています。たしかに、「ドッ」に合わせて脈が触れるし、「キン」のときには脈は触れませんね。では、図8-17Dの心臓の僧帽弁を見て下さい。1mmにも満たない、ほとんど透けて見えるような厚みですね。これがバチンと閉まったとしても、ドッキンという音になると思いますか？

弁はドアのようにバタンと閉まるのではなく、血液の流れや圧によって弁膜の端が合わさるように閉じます。このときに、弁膜と周囲の組織（心房、心室、大血管）が振動し、それが**心音**となって聞こえると考えられています。したがって、音の発生は弁が閉まるタイミングと一致して聞こえるわけですね。

それでは、ゆっくりと深呼吸してもらいながら心音を聞いてみましょう。息を吸い込んでいる間は「ドッキンキン、ドッキンキン」と聞こえ、息を吐いているときは「ドッキン」と聞こえませんか？　個人差がありますが、若い人の心音ではそう聞こえることが多いはずです。

当たり前ですが、心臓は胸（胸腔）の中にあります。息を吸い込むというのは、肋骨の間を広げ、横隔膜を下げて胸腔内の圧を陰圧にし、それによって肺を膨らませて空気を外から吸い込んでいるのです。この陰圧によって、静脈から心臓に戻る血液も胸腔に引きずり込まれるので、量が多くなります。つまり、一時的に右心室に流れ込む血液量の方が、左心室に流れ込む血液量よりも多くなるわけです。そこで、右心室の方が血液を送り出すために少し時間がかかってしまい、肺動脈弁が閉じるタイミングが大動脈弁よりも遅れるので、「ドッキンキン」とII音が分裂するのです。初めの「キン」は大動脈弁が閉じるときに発生する音で、次の「キン」は肺動脈弁が閉じるときに発生する音ということになります。

では、心房中隔欠損がある場合はどうでしょう？　この場合は、欠損孔を通じて左房から右房に血液が流れ込み、常に右心室の方が左心室よりもたくさんの血液を送り出しています。つまり、常に肺動脈弁の方がやや遅れて閉じるので、固定性にII音が分裂して聞こえるのです。そこでお医者さんは、学校聴診の際に呼吸と関係なくずっと「ドッキンキン」という心音をしている子を見つけると、「心房中隔欠損があるのでは？」と疑うわけですね。納得できましたか？

もう少し細かく述べると、肺が膨らむことによって左心房に戻る血液の量は変化します。また、胸腔の陰圧で右房に戻る血液量が増えると右房圧が変わるので、欠損を通じて流れ込む血液の量も変化します。これらも合わさって**固定性分裂**になっているのです。心音の発生機序と一緒で、単純な説明の裏には、まだまだ複雑なことも隠れているということも覚えておきましょう。

心室中隔欠損（4-16）

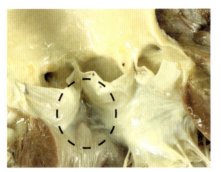

A. 正常の心臓の膜性中隔
大動脈弁の直下に、心筋組織がなくて膜組織だけで心室中隔が形成されている「膜性中隔」という領域がある（○）。

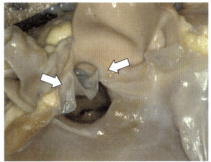

B. 膜性中隔部心室中隔欠損
膜性中隔が塞がらずに欠損孔となった場合、直上にある大動脈弁（→）が血流によって孔に引きずり込まれてしまい、大動脈弁が閉まらない。

　心臓の雑音は一般的に、狭い所を血液が勢いよく通過するときに周囲の壁が振動して生じる音です。心房中隔欠損の場合は、雑音を生ずるほど「狭い穴を勢いよく血液が通る」ことはないので、周囲の壁が振動して発生することはありません。ところが心室中隔欠損の場合、心房と違って右心室と左心室の圧格差が大きいので（右室15～30/3～12mmHg、左室100～140/60～90mmHg）、心室が収縮するときに左室から右室に向けて血液が押し出されることになります。この血液の通る穴が小さいほど乱流で心臓の壁がふるえて音が大きくなるはずですから、心雑音が大きいほど心室中隔欠損の穴が小さい、つまり「あまり心配はない」わけです。

　実は、赤ちゃんに大きな心雑音がする心室中隔欠損が見つかると、「しばらく様子を見よう」という話になります。その理由は、心臓が大きくなるにつれて心室中隔の壁も厚く発達し、結果として小さな穴ならばふさがることが多いからです。つまり、生下時に見られる心室中隔欠損症の一部は、自然に治癒してしまうのです。

　ただし、心室中隔欠損症では、穴の大きさは同じでも、穴のできる場所が悪いと症状が重くなるから注意が必要です。たとえば、図4-16Bのように膜性中隔と呼ばれる場所に欠損孔を生じた場合、大動脈弁が穴を通って左心室から右心室に流れ込む血流に引きずり込まれてしまい、**大動脈弁閉鎖不全症**を併発します。もともと、左心室から大動脈に向けて送り出すはずの血液の一部が右心室に流れ込んでしまう上、せっかく大動脈に送り出したはずの血液が、弁が閉じないために左心室に戻ってしまうわけですから、心臓の負担はとても大きくなり、早くから重症な心不全症状を呈します。

■■ 放っておいたら取り返しがつかない心室中隔欠損症とは？ ■■

　大きな穴の心室中隔欠損は、放っておくと取り返しがつかないことになります。穴が大きいと、身体にはどのような変化が起こるか、順番に見ていきましょう。

❶ 右心室はかなりの負担を強いられる

　大きな穴の心室中隔欠損症では、左右心室の大きな圧格差によって、右室に大量の血液が流れ込みます。右室はこの血液を送り出すために、かなり頑張らなければなりません。

❷ 肺動脈にも負担がかかる

　右室が頑張ってたくさんの血液を送り出すために、肺動脈は常に多くの血液を受け取ることになります。このために動脈は初めは拡張しますが、結局はたくさんの血液が肺胞の毛細血管に流れ込む状態になりますから、毛細血管まで負担がかかります。

❸ 相互作用で右心室の負担が増える

　毛細血管の負担を軽減しようと、肺動脈は水道の蛇口を絞るように少し引き締まります。その結果、肺の血管抵抗は増すので、右室はより高い圧で血液を送り出さなければならなくなります。つまり、右心室はさらに頑張らなければならなくなるというわけです。

❹ 血管（肺動脈）の壁に変化を生ずることで、悪循環におちいる

　血管に高い圧がかかると、破れないように壁が厚くなっていきます。外側に厚くなるだけではなく内側も厚くなるので、内腔が狭くなります。これがまた、肺の血管抵抗を上げ、右室は頑張ってこれに血液を送り込むという悪循環が発生してきます。

❺ 右心室の圧がどんどん上がる

　肺血管が変化することによって肺の血圧が上がります（**肺高血圧**）。これによって右室が肥大し、右室圧は上昇し続けることになります。これは、動脈硬化が進むことで高血圧を生じ、左室肥大が起きる機序と似ています。

肺高血圧による血管障害の進展（4-17）

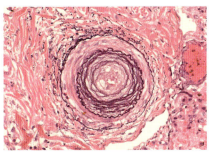

A. 細い肺動脈
黒く見えるのが弾性線維。層状になった弾性線維が玉ねぎの皮のように見える。血管の内腔はほとんど閉塞している。（エラスチカ H-E 染色）

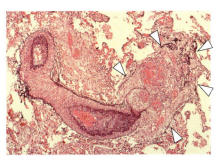

B. 中等大の肺動脈
矢印のあたりで壁が破れ、周囲にいくつも血管腔が集まったような形になっている（△）。（エラスチカ H-E 染色）

❻ 中隔欠損の穴を通る血流が変化する！？

　右心室の圧がどんどん高くなると、右室圧と左室圧が等しくなってきます。そうなると心室中隔欠損があっても、血液はどちらにも流れません。さらに右室圧が上がると、ついには右室圧の方が左室圧よりも高い状態にまで至ります。圧が逆転すれば、血液の流れる方向も逆になります。すなわち、右室から左室へと血液が流れ始めます。

　このように、右心系から左心系へとシャント血流が流れるようになる状態を**アイゼンメンジャー症候群**と呼びます。その時点では、静脈血が動脈側に流れ込むわけですから、チアノーゼを生じてきます。

❼ 肺の血管が圧に耐えきれずに壊れる

　肺側で考えると、左心室よりも高い圧で血液が送り込まれるわけですから、それを受ける血管は大変です。一部の血管の壁が厚くなると、血液は抵抗の少ない、まだ壁の薄い血管の方へ流れます。そこに圧がかかると、薄い血管の壁はヒビが入るように破れていきます。血管壁の破れ目が膨らんで瘤のようになり、それが集合すると葡萄状の血管構造が形成されます（図4-17B）。

❽ 手術すると、かえって具合が悪くなってしまう

　この状態で心室中隔欠損の穴を塞いでやるとどうなるでしょうか？　アイゼンメンジャー症候群になると、左心室の圧を上回るような右室圧で送り出される血液の一

部が、中隔に空いている穴を通って左心室側に流れることで、肺に送り込まれる血液が減っています。これで何とか肺血管がもっている状態なのに、手術では血液の逃げ道になっている穴を塞いでしまうことになります。そうなると、高い右心室圧が一気に肺にかかることになりますね。結果として、かえって肺の障害は進み、さらに右室圧は上がって行きます……。

　ということで、アイゼンメンジャー症候群になると、心臓と肺を同時移植するしか悪循環を止める道が無くなってしまうのです。

■ ■ ファロー四徴症ってどんな奇形？ ■ ■

ファロー四徴症は、フランス人の医師Fallotが報告した心奇形です。**大動脈騎乗**、**肺動脈狭窄**（漏斗部狭窄）、**心室中隔欠損**、**右室肥大**という4つの徴候が特徴的なので、この名前で呼ばれています。比較的に発生頻度の高い心奇形であるため、医療関係者ならば、この4つを覚えておかなければなりません。でも、ただ覚えようとしても、忘れてしまうのが人の常です。そこで、4徴の覚え方（思い出し方）を紹介しておきます。

　ファロー四徴症は、心室中隔がねじれてできてしまうために生じると考えられています。でも、4徴を覚えるためには、「大動脈と肺動脈を分ける壁が、肺動脈寄りにできてしまった」と考えるほうがわかりやすいのです。これを図に書いてみれば、4徴を生じることが簡単にわかりますね（図4-18）。

　図を見ると、肺に行く血液が少なくなり、右室から中隔の穴を通して静脈血が動脈側に流れ込んでしまうことがわかります。つまり、チアノーゼを生ずる心奇形の一つということになります。チアノーゼの出現は、奇形の重症度（どのくらい肺動脈が狭窄しているか）や、動脈管の開存状態によって異なります。重症であるほど生後すぐに認められ、「赤ちゃん」ではなく「ブルー・ベイビー」となります。

■ ■ ファロー四徴症の赤ちゃんの行動 ■ ■

　一般的に、心奇形をもつ赤ちゃんは、色白であまり泣くことはありません。泣く力がないこともありますが、泣くと苦しくなってしまうからでもあります。心奇形をもつ赤ちゃんが激しく泣く（いきむ）と、①「肺と心臓が入っている肋骨と横隔膜に囲まれた腔（胸腔）の内圧が上がって、頭側と腹側から胸腔内への静脈の流れ込み（静脈灌流）が妨げられる」、②「吸い込んだ息で肺胞の毛細血管が圧迫されて肺の血管抵抗が上がり、肺への血液流入が妨げられる」といった状態が起こり、肺で酸素化される血液の量が減って、全身の酸

素が足りなくなり、かえって苦しくなってしまうのです。

ファロー四徴症では、**無酸素発作**と呼ばれる、一時的に気を失ってしまうような状況になることがあります。これは、もともとある肺動脈の狭窄が、いきむことによりさらに増してしまうことが関係すると考えられています。いずれにしても、「泣くと苦しいから泣かない」という子供を、思い切り泣かせてあげたいと、親も医師も思います。

また、歩き始めたファロー四徴症の赤ちゃんは、ときどき急にしゃがみ込む（スクワット＝蹲踞）姿勢をとり、しばらくするとまた歩き始めるということがあります。これは疲れやすいからではありません。足を屈曲することによって足の血管抵抗を上げ、大循環（全身の循環）の抵抗を上げて、肺への血流を増やしているのです。歩いて酸素を消費してしまった場合に、しゃがむことで肺の血流が増えるので、しばらくして酸素化された血液が身体にいきわたり始めると、また立って歩けるようになるわけですね。

「苦しそう」「かわいそう」というだけでなく、私たちは病気の子供たちが示す症状から、胸腔内圧と循環の関係、肺循環と大循環の血管抵抗など、様々なことを学んでいかなければなりません。それも病理学の大切な役割なのです。

ファロー四徴症の覚え方（4-18）

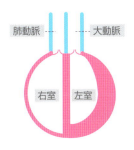

正常の心室と大動脈のつながり

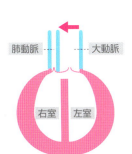

肺動脈と大動脈の間を分ける壁がちょっと肺動脈側にずれたら

1 大動脈が右室と左室に跨る ＝ 大動脈騎乗
2 肺動脈は狭くなる ＝ 肺動脈狭窄
3 心室中隔の壁と肺動脈・大動脈の間の壁が繋がらない ＝ 心室中隔欠損
4 右心室に負荷がかかる ＝ 右室肥大

Column　レントゲン写真が裏表！？

　昔、私が麻酔科の研修をしていた頃のことです。その日、私は手術前の患者さんの状態を回診でチェックして、カンファレンス（症例検討会）で報告する係でした。10くらいの症例について、胸部レントゲン写真をズラリと並べて、順番に説明していくのです。写真を袋から取り出して、シャーカステン（レントゲン写真を貼りつける電灯つきの器具）に並べていると、後ろから部長の声がかかりました。
「おい、写真が逆だよ！」
　私は、待ってましたとほくそ笑んで答えました。
「いえ、これでいいんです！」
　その患者さんは**右胸心**だったのです。右胸心とは文字通り、心臓が左胸ではなく右胸にある状態です。心臓だけでなく大血管の位置関係も左右対称になります。ほかに合併する奇形がなければ何も症状はないので、左胸心（という言葉はありませんが）の人と変わりません。

　このような奇形には、心臓だけが左右逆転してしまう場合と、すべての内臓が逆になってしまう（全内臓逆位）場合とがあります。カンファレンスに出した患者さんは全内臓逆位でした。虫垂炎の手術だったと思いますが、簡単な手術でも手順が狂いがちなので、外科の先生は苦労していました。

　テレビドラマで時々、胸のレントゲン写真が裏表になっていることがあります。こんど見つけたら「この患者さんは右胸心なの？」と突っ込みを入れてください。

● **レントゲン写真が裏表！？**

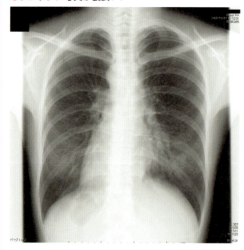

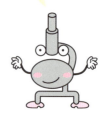

この写真は内蔵逆位のある30代女性のものです。内蔵逆位は5,000人に1人ぐらいといわれており、決してまれとはいえません。

Medical Science Series

chapter

5

細胞の傷害と
修復のしくみ

　病気とは、簡単にいってしまえば、細胞が傷害
された状態です。私たちの身体は、その傷害を
乗り越えて、傷んだ細胞や組織を修復しようとし
ます。病理学は、病気の原因を探り、その本体を
突き止め、病気が進行するとどうなるかを知る「病
の理屈」の学問だといいました。ですから、細胞
の傷害とその修復過程を明らかにすることこそ
が、病理学の基本といえるでしょう。

5-1 細胞の傷つき方

「身体が治る」とは、ケガや病気で生じた「障害」がなくなるということです。治るしくみを明らかにするためには、まず細胞単位、組織単位での「傷害」を知る必要があります。

■ ■ 傷害と障害の違いってなあに？ ■ ■

「傷害」と「障害」は、読みは同じ「しょうがい」ですが、違いは何でしょう？ **傷害**は傷つくこと、**障害**は故障することを意味します。組織や細胞が傷害されると、身体や組織の機能に障害が出ます。つまり、障害の元になるのが傷害です。

医療とは、臓器が病気に侵される機序を探り、予防法や治療法を確立しようとするものです。臓器の障害を探るためには、細胞の傷害を検討する必要があります。細胞の傷害には、遺伝子に傷がつくような分子レベルの目に見えない傷害から、顕微鏡で観察ができる目に見える傷害まであります。傷害の原因となるのは、放射線や高温・低温などの**物理的因子**、薬物などの**化学的因子**、細菌やウイルスなどの**生物学的因子**、そして**遺伝的因子**などです。これらは臓器に障害をもたらす原因、すなわち病気の原因にほかなりません。

■ ■ 細胞が元に戻れる傷害と戻れない傷害 ■ ■

傷害とひと口にいっても、いろいろな程度があります。たとえば、細胞の傷害には、細胞がうまく働かなくなった状態から、死んでしまった状態まであります。比較的に軽い傷害ならば、元の状態に戻ることができるかもしれません（**可逆性**）。しかし、強い傷害や、あるいは軽い傷害であってもそれが持続する場合は、元の状態には戻れないことになります（**非可逆性**）。

細胞傷害の例として**脂肪肝**を見てみましょう。脂肪肝を顕微鏡で見ると、肝細胞の細胞質に脂肪がたまっているため、風船のように明るく抜けて見えます。これは**脂肪変性**と呼ばれ、顕微鏡で観察できる（目に見える）細胞傷害の例です。原因を取り除けば、肝細胞は溜まった脂肪を分解して、元に戻る可能性があります。しかし、アルコール摂取などの傷害因子が持続していると、肝細胞は風船が破裂するように壊れてしまいます。

可逆性変化と非可逆性変化（5-1）

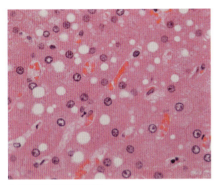

A. 可逆性の肝脂肪変性
白く抜けた穴が肝細胞に溜った脂肪。小さな脂肪滴が散在しているが、脂肪が溜る原因を取り除けば元に戻りうる。

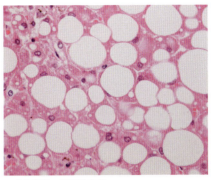

B. 非可逆性の肝脂肪変性
大量の脂肪滴で肝細胞の細胞質が占められてしまうと、細胞が壊れて脱落していく。

　その時点で細胞としては非可逆性傷害を受けたことになるわけです。しかし、顕微鏡で見ただけでは、溜まった脂肪が吸収されて細胞が生き残ることができるのか、すでに細胞が死にかけているのかを判断することはできません。死には至らずとも、元に戻るまでの元気はないという状態もありえます。

　通常は「傷害が取り除かれると元に戻る変化」を可逆性というわけですが、実際には「可逆性の傷害」とひと口にいっても、「完全に元に戻る」から「元には戻れなくても、何とか生き延びられる」まで、広い範囲を含んでいる場合が多いのです。さらにいうと、ある肝細胞が非可逆的な状態に陥っても、周囲の肝細胞が分裂してそれを補えば、肝機能の障害には至りません。代わりの肝細胞が脱落した肝細胞の穴を埋めれば、見た目でも元に戻りうるわけですね。

■■■「変性」というのは、便利な言葉？■■■

　前項で「脂肪変性」という言葉が出てきました。病理の世界では昔から、「顕微鏡で見ることのできる細胞傷害像」は**変性**と呼ばれる変化の中に分類してきました。では「変性＝細胞傷害」なのかというと、細胞傷害の一つである遺伝子の傷害は顕微鏡で見てもわかりませんし、線維成分の変性は細胞傷害がなくても見られます。さらに、傷害を受けて細胞が死んでしまうと、それは変性とは呼びません。ですから、「変性＝細胞傷害」とは定義できません。では、変性とは何でしょうか？　変性は病理の教科書などにあちこちに出てくる

5-1 細胞の傷つき方

言葉ですし、病理診断のレポートにも「……に変性が見られる」などとよく書かれていますから、ここで少し説明しておきましょう。

変性は、一般には「性質が変わること」を意味する言葉だと思います。病理の世界では、「何らかの原因（病因）により、臓器や組織が生存可能な範囲で被害をこうむったときの変化」という意味で使われます。変性に陥った臓器や組織では、細胞あるいは間質に、質的、量的ないし部位的に異常な物質が出現してきます。つまり変性は、「異常な物質がたまっている」「異常な量の物質がたまっている」「異常な場所に物質がたまっている」のいずれか、あるいはいくつかが重なった状態といえます。

血管の硝子変性（動脈硬化）（5-2）

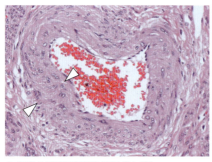

A. 正常の子宮の動脈壁（40代女性）
△で挟んだ部が動脈の中膜で、赤血球を含む内腔を帯のように取り巻いている。ピンクの中膜の中に見える紫色の小さな丸い構造が平滑筋細胞の核で、中膜全体に分布している。

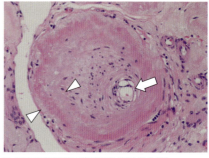

B. 子宮の動脈壁の硝子変性（60代女性）
△で挟んだのが中膜だが、まだらに濃いピンク色に染まり、核は見られない。正確な境界はわからないが、内側が肥厚した内膜で、右端に狭くなった内腔が見える（→）。

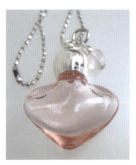

C. ガラス瓶

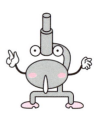

Cのガラス瓶を見ると、硝子（しょうし）様と表現される状態がよくわかります。

5-1 細胞の傷つき方

　細胞が変性するというのは、細胞にものが溜まってくるわけですから、細胞の代謝障害の結果といえるでしょう。細胞の代謝障害とは直接関わりのない変性として、間質の変性があります。その代表として**硝子変性**をあげておきます。病理では**ヘマトキシリン・エオジン染色**で、好酸性 (エオジンのピンク色) にベッタリとガラスのような無構造に染まった状態を**硝子様**と表現します。硝子変性は結合組織の変性であることが多く、たとえば動脈硬化により血管壁が膠原線維で置き換わり、その一本一本の線維構造が失われて、均一に染まってくるものなどがその典型とされています。このほか、子宮筋腫の間質やケロイドなどに見られる膠原線維の変化も硝子変性と呼ばれます。線維の変性は、組織は死に至りませんが、元通りに戻ることのできない非可逆性の変化です。

5

細胞の傷害と修復のしくみ

Column　病理学の分類方法

　病理学では、ある病気について、共通して特徴的な変化が見られるものは一つの疾患として分類してきました。たとえば、同じがんであっても、あっという間に亡くなってしまうものと、比較的長生きするものとの間に組織や細胞の形に違いがあれば、これを分けて考えるのです。すると、がんの形を見れば、「この患者さんは長生きする群に入るゾ！」ということもわかることになります。

　一方で病理学は、「形の違いは、なぜ起こっているのか？」を解明することで、病気を知ろうとしてきました。同じような形に見えるもの (標本) を集めて、その形に変化する共通の原因を探るわけです。ただし、「同じような形」といっても、どこが同じなのかが問題となります。たとえば、形が三角形のもの、色が赤いもの……、これでは莫大な数になってしまうし、漠然としすぎてしまいますね。そこで、「赤い三角形」とすれば、ある程度の絞り込みができます。では、ピンクやオレンジは赤に含めないとして、朱色や紅色はどうしましょうか？　三角形はすべて入れましょうか？　それとも、二等辺三角

形、直角三角形、正三角形など、範囲を絞りましょうか？　こう考えると、同じものを集めて分類するというのも、なかなかやっかいであることがわかります。

　病理学はこのように苦労しながら、何らかの共通点を見出して、それに名前を付けて分類してきました。本編で述べた「変性」も、その一つの例といえます。もちろん、形の変化が同じようでも、原因となるものが違うことはあるでしょう。ですから、病理形態学的な分類が、生化学的には雑多であるということもあります。

　実際には、形態学的な分類と生化学的な分類を組み合わせて使うことも少なくありません。病理学は古典的な病理形態学から、生化学や分子生物学などさまざまな分野を巻き込んだ総合医学に発展し続けています。その中では、現在使われている用語が死語になったり、用語の定義が変わったりすることもあるでしょう。でも、こうしたことこそが学問の面白さだと思いませんか？

5-1 細胞の傷つき方

　変性という言葉は、いい加減のようなところもあるので排除しようとする考え方もありますが、病理診断の現場ではとても便利な言葉です。硬さや色が肉眼的に正常と異なれば「変性があるかもしれない」といっておいて、異常な物質の沈着が認められれば「物質名＋変性」という診断名を付け、具体的な物質がわからなければ「見た目の形＋変性」という診断名を付けることができます。たとえば、肝細胞の「**脂肪変性**」は、細胞内に脂肪が蓄積してくるのでこう呼ばれます。もし脂肪とわからなければ（証明されなければ）、細胞質に空胞ができていることから「**空胞変性**」と呼んでおきます。もちろん、「変性が見られる」というだけでは、病気の原因や本態はわかりません。そこで、たとえば空胞変性をきたすような物質にはどのようなものがあるかを探り、可能性のある物質を絞り込んで、病気の解明につなげるわけです。

細胞の非可逆性の変化は「細胞の死」

　強い傷害を受けると、細胞は元の状態に戻ることができなくなり（**非可逆性**）、死んでしまいます。臓器に明らかな障害が出るような場合は、その臓器を構成して臓器固有の機能を果たしている細胞の一定量が、傷害のために失われているか、死んでしまっているものと考えられます。

　非可逆性の傷害の原因も、基本的に可逆性の場合と同じです。傷害因子が強く一気に加わった場合、細胞が死んでしまうことは容易に想像できます。また、傷害因子が持続的に加わった場合も、細胞が死に至ることがあります。先に例として挙げたように、脂肪変性を起こした肝細胞には、脂肪滴が充満してしまいます。この状態が続くと、エネルギーを作り出し、細胞の形態を維持し、機能を果たすための細胞内の様々な構造物が押しつぶされて、風船が破裂するように死に至ることになります。つまり、変性から死に至るというわけですね。

自殺か？ 他殺か？── 二種類ある細胞の死に方

　細胞傷害の行きつくところは、細胞の死です。細胞の死に方には、実は「自殺」と「他殺」の二種類があります。法医学者が死体を解剖して死因を解明するように、病理学者は死んだ細胞を見て自殺か他殺かを判定します。

　病理では昔から、生きている身体の中で細胞や組織が死ぬことを**壊死**（ネクローシス）と呼んできました。たとえば、輪ゴムで指先をきつく縛って放っておくと、血液の通わなくなった指先は腐って死んでしまいますが、これは壊死です。ちなみに、血が通わなくなった

結果、その先の組織が壊死してしまうことをとくに**梗塞**といいます。ひどい炎症や火傷によって組織が死んでしまうのも壊死です。壊死とは、何らかの外的因子が作用して細胞が死んでしまうことであり、「細胞の他殺」といえます。

他方、外的な因子が作用しないのに、細胞が死んでしまうことがあります。たとえば、オタマジャクシのシッポは、切り取らなくても勝手に無くなってしまいます。尻尾を形成していた細胞が脱落していくわけです。これは細胞が殺されるのではなく、「細胞の自殺」といえます。このような細胞死は、あらかじめプログラムされた細胞の死であり、**アポトーシス**と呼ばれます。近年、このアポトーシスという第二の細胞死が知られるようになって、細胞傷害の考え方は大きく変化してきました。

■■■ 細胞はなぜ自殺するのか？ ■■■

アポトーシスは、オタマジャクシのシッポのように、細胞が好き好んで（？）自殺するだけではありません。たとえば、ウイルスに感染した細胞は、他の細胞に感染しないように、ウイルスをもったまま自殺します。また、普段からたくさん生まれていると考えられているがん細胞も、自殺に導かれることにより取り除かれています。傷の修復に働くマクロファージや線維芽細胞なども、修復が終われば自殺して消滅します。これらはいずれもアポトーシスです。

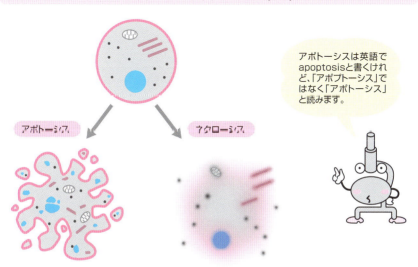

アポトーシスとネクローシス（5-3）

アポトーシスは英語でapoptosisと書くけれど、「アポプトーシス」ではなく「アポトーシス」と読みます。

5-1 細胞の傷つき方

壊死（ネクローシス）では、細胞質の構造は壊れ、細胞膜が破れて中身が流出します。その結果、**炎症反応**が起こります。他方、アポトーシスでは、核内のDNAが断片化し、細胞自体も小さなカケラに砕け散ります。この破片はマクロファージによりすみやかに片づけられ、炎症反応も起きません。そのため、身体のあちこちで起きているはずのアポトーシスは、組織切片上で捉えられることは少ないのです。

細胞をアポトーシスへと誘導するのは、主に**カスパーゼ**という酵素を介したプログラムの始動によります。この酵素が働くことにより、細胞がアポトーシスを起こすようなスイッチが入ると考えられています。

Column　アポトーシスとネクローシス

図5-4は50代男性のリンパ節生検に見られた悪性リンパ腫の組織写真です。図Aで、多数のアポトーシス（右半分）の見られる領域とネクローシス（左半分）の領域を1枚の写真に収めることができました。

図Bで、□で囲んだのがネクローシスに陥った細胞で、〇がアポトーシスに陥った細胞であり、⬡で囲んだのが生きているリンパ腫細胞です。

ネクローシスに陥った細胞は、核も細胞質も影のようになっています。これは凝固壊死と呼ばれる形態で、細胞内小器官の膨化と膜傷害が起きて細胞は崩壊します。膜が破れて中の変性タンパクが流出するため、周囲に炎症反応を引き起こします。

これに対してアポトーシスでは核クロマチンの凝縮、断片化が起きますが、細胞内小器官は比較的保たれます。細片化した核とその周囲のわずかな細胞質からなる細胞の断片はアポトーシス小体と呼ばれ、周囲の食細胞に貪食されます。ポンと弾けたものがあっという間に食べられて片付けられてしまい、刺激となるタンパク質の流出がないので、炎症反応は起きません。

アポトーシスとネクローシス（5-4）

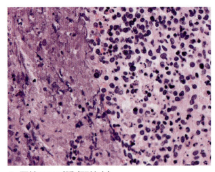 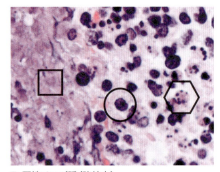

A. 悪性リンパ腫（弱拡大）　　B. 悪性リンパ腫（強拡大）

■ ■ アポトーシスが病気の原因となる！？ ■ ■

アポトーシスは計画された細胞の死なので、壊死と違って障害や病気には結びつかないと考えられていました。ところが最近、アポトーシスもいろいろな病気の原因になっていることがわかってきました。その機序は「本来起きるべきアポトーシスが起こらない場合」と「予定以上にアポトーシスが起きてしまう場合」の2つに分けられます。

アポトーシスが抑制されてしまって、有害となる細胞が除去されないために起きる疾患は、がんが代表です。がんの発生には、**がん遺伝子**と**がん抑制遺伝子**が複雑に関与します。さらに、がん発生に至るDNAの異常を修復したり、生まれたがん細胞を免疫の力で排除するシステムがあります。それらをかいくぐったがん細胞が増殖を始めるわけですが、そのようながん細胞をアポトーシスに陥らせるのも、がん細胞を排除するシステムの一つです。したがって、異常ながん細胞がアポトーシスを起こすようにうまく誘導できないと、がん細胞が生き残り、無制限に増殖を始めるというわけです。

逆に、アポトーシスの亢進によって、正常の細胞がたくさん死んでしまう疾患には、**アルツハイマー病**が挙げられます。アルツハイマー病は、脳の中にアミロイドタンパクという特殊なタンパク質が沈着することが関連して、神経細胞のアポトーシスが誘発され、神経細胞が死んで脱落していくと考えられています。

アポトーシスが関連する疾患としてはこの他に、図5-5のようなものが挙げられています。

アポトーシスが関連する疾患（5-5）

A　減少に起因する疾患

癌	濾胞性リンパ腫
	p53 変異を伴う癌
	ホルモン依存性腫瘍
	乳癌
	前立腺癌
	卵巣癌
自己免疫疾患	全身性エリテマトーデス
	免疫関連系球体腎炎
ウイルス感染	ヘルペスウイルス
	アデノウイルス
	ボックスウイルス

B　増加に起因する疾患

エイズ	
神経変性疾患	アルツハイマー病
	パーキンソン病
	筋萎縮性側索硬化症
	色素性網膜炎
	小脳変性
骨髄異形成疾患	再生不良性貧血
虚血性疾患	心筋梗塞
	脳硬塞
中毒性疾患	アルコール

5-2 傷ついた組織を修復するしくみ

「修復」とは、傷害を受けて壊された組織や臓器の一部を、なるべく元通りに治すことです。そのためには、周囲の細胞が分裂して同じ形に作り直す「再生」という力が働きます。

■■ 傷ついたところは、完全に元通りに治せるの？ ■■

細胞が死んでしまっても、ほかの細胞が分裂して補えば、元通りになるはずだと思いませんか？ たしかに、死んだ細胞が少数ならば、補うのは簡単かもしれません。しかし、ある程度の数が死んでしまったら難しいことも想像できます。まず、元通りになるための条件を考えてみましょう。

❶ 細胞分裂で補える範囲であること

傷害で失われる細胞の量が細胞分裂で補える範囲でなければなりません。たとえば、皮膚のスリ傷なら元通りに治るけれど、指が1本切り取られたら元通りにはなりませんよね。

❷ 残っている死骸を片づけて、きれいにできること

焼け跡に残骸が残っていては、新しく家を建て直すことはできません。修復の前に、まず残骸をきれいに片づける必要があります。

❸ 元通りになるまで細胞分裂をくり返せること（再生能力）

細胞分裂を元通りになるまでくり返せること（**再生能力**）も条件の一つです。たとえば、生体肝移植では「ドナー（提供する側）は肝臓を切り取っても、元通りになるから大丈夫」といわれます。これは肝細胞の再生能力が高いためです。再生能力は年齢にも関係します。

❹ 別の細胞が機能を代行できること

細胞分裂をしている間、細胞は機能を果すことができません。その間は、別の細胞が代行することになります。しかし、機能が特化した細胞では、その機能を別の細胞が代行することが難しくなります。たとえば、脳の神経細胞は一つひとつに役割があり、別の細胞が代行することはできません。

❺ 細胞の傷害が持続していないこと

もしも細胞の傷害が持続していれば、再生する端から傷害されてしまうため、とても元通りにはならないでしょう。細胞が増えるためには、環境も大切な要因です。

❻ 組織の構造（構築）も元通りになること

臓器としての機能を果すためには、構造（構築）が元通りになる必要があります。たとえば、切り取られた肝臓が元通りになるには、肝臓が元の大きさになるだけではダメです。肝臓に入ってくる動脈や、腸からの栄養を運び込む門脈、これらの血液が流れ出るための静脈、さらに肝細胞が作り出す胆汁の輸送路である胆管などが、正常のときと同じように分布した構造にならなければ、肝臓としての機能を果すことはできません。

❼ 適切なところで細胞分裂（再生）がストップすること

細胞分裂がドンドン進むだけでは、元通りどころか過剰になってしまいます。皮膚に見られるケロイドがよい例で、傷跡を修復した後も組織が過剰に増生するため、傷跡が盛り上がってしまうのです。適切なところで細胞分裂（再生）がストップすることも大切です。

■■ 元通りに治せない場合はどうするの？ ■■

上記の条件のどれが欠けても、元通りに治ることは難しくなります。とはいえ、元通りにはできなくても、傷害された部位を放っておくわけにはいかないので、何らかの修復のしくみ（機転）は働くことになります。たとえば、指が1本切り取られた場合、指は元に戻らなくても、切り口はふさがってもらわなければ困りますね。あるいは、臓器の一部が欠損した場合、欠損した部分は臓器固有の機能を担う細胞の分裂で補い切れなかったとしても、何かほかの成分で埋めてやらなければなりません。ただし、失われた体積すべてを埋めてやる必要はなく、むしろ傷跡を小さくしてしまう方が合理的でしょう。

欠損部を穴埋めし、かつ小さくする材料は、**膠原線維**という線維組織です。膠原線維は「膠」（接着剤）と書くように、隙間を埋めるだけでなく、分かれたものをくっつける役目も果します。膠原線維を作り出すのは**線維芽細胞**です。線維芽細胞はとても強い細胞で、栄養や酸素が不足する劣悪な環境の中でも増生することができます。

再生能力は臓器や組織によって違います。再生能力の高い臓器や組織ならば、膠原線維をあまり使わず、再生したその臓器固有の細胞を使って欠損部を穴埋めすることができ

5-2 傷ついた組織を修復するしくみ

ます。再生能力が低ければ、再生した細胞と膠原線維が混じり合って埋めることもありますし、再生能力がない場合には膠原線維のみで埋めることもあります。

■■「創傷治癒」のしくみ ■■

　創傷治癒(そうしょうちゆ)は、難しそうな名前ですね。病理の言葉で説明すると、創傷は「組織の外傷による損傷や欠損」であり、創傷治癒とは「創傷に引き続いて起こる各種の組織変化によって、局所が完全に元通りになるか、または**瘢痕**(はんこん)を残して治る機転の総称」ということになります。簡単にいえば、ケガをしてから治るまでのことが創傷治癒です。基本的なしくみは、身体のほとんどの臓器や組織で共通ですが、ここではわりやすい例として、皮膚をとりあげます。

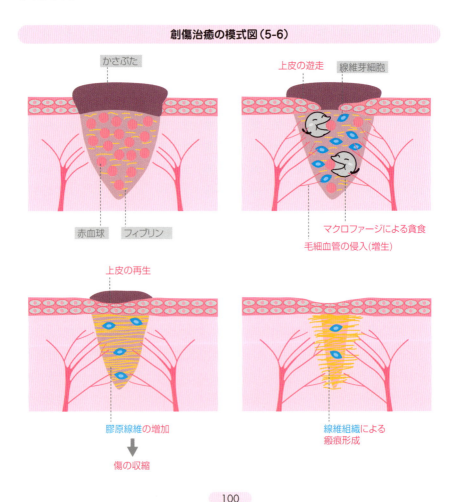

創傷治癒の模式図（5-6）

5-2 傷ついた組織を修復するしくみ

誰でもちょっとしたケガの経験があると思います。スリ傷よりも、もう少し大きなケガを
したときのことを思い出してみましょう。出血が止まった後、表面にカサブタができます
ね。かゆくてカサブタをむいてしまったことはありませんか？　すると、カサブタの下には、
ピンク色の"肉"ができてきているのが見えたはずです。ケガをした部分は一週間も経つ
と、その表面を新しい皮がおおってきたでしょう。傷口が大きかった場合には、ちょっと
白っぽい傷跡が残りませんでしたか？

皮膚の創傷治癒の過程は、①「出血を止める材料でカサブタができる」、②「カサブタの
下で**肉芽組織**が増生し、これが傷口をきれいにしてくっつける役割を果たす。また、肉芽
組織が線維になる過程で傷口は縮小していく」、③「表面では表皮が再生する」というこ
とになります。順に見ていきましょう。

❶ カサブタの形成

皮膚は表皮、真皮、皮下組織の3層からなります。皮膚の表面をおおう表皮は、重
層扁平上皮という平べったい細胞の重なりからできています。その下の真皮は、主に
膠原線維や弾性線維といった**線維組織**で形成されていて、血管や神経もここに分布
しています。そのため、表皮が欠損すると出血します。

出血した血液が固まるとカサブタができます。カサブタは単なる血液の塊ではあ
りません。失われた皮膚の代わりに、細菌が入り込んだり、体液が蒸発したりするの
を防いでいるのです。出血した場所には凝血塊がたまり、切れた血管断端には止血の
ために**血栓**が形成されます。血栓の主体は**血小板**と**フィブリン**という細い線維成分
です。フィブリンの網目の中には、赤血球や白血球が引っかかって詰まっています。
凝血塊は、この血栓と同じ成分を含み、カサブタは傷の表面でそれが固まったものな
のです。

❷ 肉芽組織の増生

身体はケガに対して直ちに反応しますが、この反応は**炎症反応**の一種です。細菌な
どが入り込んでいれば、これをやっつけるために**白血球**がやってきます。ケガで死ん
だ組織、流れ出した血液の塊、細菌や白血球の死骸、入り込んだ異物などがあれば、
これを片づけるために**マクロファージ**がやってきます。

このほか、**血管**は充血して血液量を増やし、白血球やマクロファージなど必要な物
質を傷口に運び込みます。運び込まれた物質は血管から組織の中に出て行く（浸出す
る）ので、傷口は腫れるわけです。運び込んだものは、また片づけなければなりませ

101

5-2 傷ついた組織を修復するしくみ

ん。こうした輸送路を確保するために、血管が充血するだけでなく、**毛細血管**も新しく作られます。

白血球やマクロファージ、血小板などは、自分の仕事をすると同時に、傷口を治すための**増殖因子**（成長因子）というタンパク質を分泌します。増殖因子にはさまざまな種類があり、その作用も、細胞の増殖を盛んにするだけでなく、細胞の運動（移動）能力を高めたり、特定の機能を果たす細胞へと成長（分化）させたりと、さまざまです。増殖因子によって**線維芽細胞**が傷口に呼び集められ、さらに増殖を始めます。増えた線維芽細胞は**膠原線維**を作り出して傷跡を埋め、一部は必要に応じて平滑筋細胞と同じように「収縮タンパクをもつ細胞」（**筋線維芽細胞**）に分化して（**形質変換**）、傷跡を収縮させます。形質変換とは、いったん分化した細胞が、さまざまな刺激に応じて性質（形質）を変えることをいいます。

「いらないものを片づけるマクロファージ」「輸送路として増生する毛細血管」「線維を作る線維芽細胞」の3つを含む組織を**肉芽組織**と呼びます。カサブタの下に盛り上がってくる「肉」は、筋肉ではなく肉芽組織なのです。開いていた傷口は、肉芽組織によってくっついていきます（**癒着**）。

❸ 上皮の再生と傷の瘢痕化

皮膚は表皮、真皮、皮下組織の3層からなり、表皮は重層扁平上皮という細胞の重なりからできているといいました。この重層扁平上皮は、常に細胞分裂を繰り返して、新しく生まれ変わっています。細胞分裂は重層扁平上皮の一番深いところ（基底層）で起こり、新しい細胞が生まれることで、古い細胞は順番に表面に押し上げられていきます。そして、表面に押し上げられた古い細胞は、垢として剥がれ落ちます。

傷ができると、周囲の扁平上皮細胞が分裂を始めますが、細胞分裂をするだけでは単に上皮が厚くなるだけです。傷口をおおうためには、横（傷口の上）に向かって伸びていかなければなりません。これを**遊走**といいます。遊走は、細胞を適切な場所に移動させる様々な**誘導因子**（特殊なタンパク質）によって制御されています。上皮の再生には、細胞の増殖だけでなく、細胞の遊走も重要なのです。

肉芽組織が傷跡を埋め、その表面が新しい表皮でおおわれると、傷は見た目では「治った」ことになります。肉芽組織の中では、やがて不要になった血管や線維芽細胞は消えていき、密な線維組織（**瘢痕組織**）だけが残ります。大きなケガでは、傷跡が硬く残りますが（**瘢痕**）、それはこうした線維の塊です。なお、肉芽組織中の毛細血管や線維芽細胞が消えるのは、アポトーシスによるものと考えられています。

5-2 傷ついた組織を修復するしくみ

> **Column**　消化管の創傷治癒

　消化管などでは創傷治癒の際、傷口の表面（漿膜）が周りの組織とくっつくことがあります。皮膚の場合はその表面（表皮）の外側は外界ですが、消化管の場合はその表面（中皮）の外側はお腹の中であり、周りには他の消化管やお腹の壁などがあります。そこで、治療の際にできた肉芽組織が、中皮でおおわれる前に、周りの組織とくっついて傷をふさごうとするのです。

　このように、本来離れているべき臓器や組織が、傷の治癒の過程でくっついてしまうことを**癒着**といいます。「盲腸の手術後の癒着で、便の通りが悪くなってしまい……」というのは、虫垂炎の手術の後に傷口が周りの腸管や腹膜（お腹全体の内側をおおう膜）とくっついてしまい、腸の一部が引っ張られて折れ曲がってしまって、消化管の通過障害をきたしている状態です。癒着は、それがなければ傷は閉じないので、傷が治る一環にほかなりません。ただ癒着の仕方が悪いと、通過障害をきたす可能性がある

ということです。

　腸の切り口がお腹の中に露出すれば、そこで傷口を塞ぐために創傷治癒機転が強く働くことになります。そこで腹部外科医は、傷口と周りの腸管や腹膜の癒着を最低限にするために、切り口が消化管の中を向くようにして縫い合わせます（図5-7A）。こうすれば消化管の外側は漿膜がスムーズにつながるようになります。切り口が消化管の中に露出しても、そこは常に食べ物や粘液が通る所であるため、癒着は起きません。

　これに対して、血管外科医が血管を縫うときには、切り口を外側にして縫い合わせます（図5-7B）。理由はわかりますか？ それは、もしも血管の中に傷口が露出すると、そこに血栓が付着して、血管を塞いでしまう可能性があるからです。血管の内側は、内皮細胞で覆われた内膜がスムーズにつながるように縫い合わせるというわけです。血管の外側は結合組織ですから、周囲と癒着するのはむしろ望ましいことです。

消化管の縫合と血管の縫合（5-7）

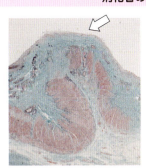
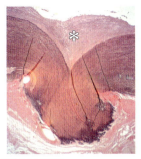

A. 消化管の縫合（大腸）
切り口を粘膜側（上）に向けて縫い合わせる。粘膜面は緑に染まる瘢痕組織（→）で覆われ、写真では見えないが表面には上皮が再生している。（EMG染色）

B. 血管の縫合（大動脈）
切り口を外側（下）に向けて縫い合わせる。内膜面は新しく形成された新生内膜（＊）で覆われている。（EVG染色）

5-2 傷ついた組織を修復するしくみ

■ ■ 創傷治癒は基本的にどの組織でも同じ ■ ■

　ここまで皮膚の創傷治癒のしくみを説明しましたが、このしくみは他の臓器や組織でも基本的に同じです。臓器や組織には、**結合組織**という細胞同士を結びつけて組織の構造を保つ役目をする組織があり、この中に線維組織が存在するほか、血管やリンパ管も走っています。傷ができると、この結合組織にある**線維芽細胞**が反応して、肉芽組織の増生が始まります。あとは皮膚の場合と同様に、マクロファージが傷害された組織や細胞を片づけ、肉芽組織が増生するとともに、さまざまな増殖因子が元々の細胞の再生を促し、再生しきれないところは肉芽組織が線維となって残り、最終的には多かれ少なかれ瘢痕となります。

　創傷治療のしくみが他の組織と異なっているのは脳です。脳には結合組織が存在しないため、線維芽細胞も存在せず、したがって肉芽組織を作ることもできません。脳の神経細胞の間を埋めているのは結合組織ではなく、**グリア細胞**とその一部が細く伸びた**グリア線維**です（5-5節）。

■ ■ 血管が新しくできるしくみ ■ ■

　創傷治癒において、**血管新生**（血管が新しくできること）はとても重要ですので、少し詳しく説明しておきます。血管はポツンと作ってもしかたがありません。血管を作るときは、水道管やガス管の増設と同じで、もともとある血管から枝を伸ばしていく必要があります。もともとある血管の特定の場所から、中味が漏れないように壁を貫いて芽が出て、それが必要な所まで伸びて行くわけです。

　「新しい血管が必要」というシグナルは、**血管新生促進因子**としてマクロファージや白血球から付近の血管に向かって出されます。血管新生促進因子は一種類ではなく、複数種類の因子が含まれ、それぞれが目的とする細胞に作用します。この方法は、炎症の際に助けを呼ぶときや、傷ができた際に肉芽組織の増生を促すときと似ていますね。

　シグナルが血管の壁に届くと、血液中の白血球など炎症に関与する細胞がそこに集まってきます。集まってきた炎症性細胞の一部は血管の外へ出て行き、これがまた血管新生促進因子を出します。一方、シグナルの一つである血管内皮増殖因子を受け取った内皮細胞は、特殊な酵素を分泌して、内皮細胞を囲む丈夫な基底膜や、基底膜を囲む結合組織を溶かします。つまり、芽を出すために血管の壁に穴を開けるわけです。この穴に向かって血管内皮増殖因子の刺激で増えた内皮細胞が遊走し、次第に穴から外に血管の芽を伸ばしていきます。こうして伸びた内皮細胞からなる管の周りに基底膜ができ、その周

5-2 傷ついた組織を修復するしくみ

囲を周皮細胞（内皮細胞を取り囲む細胞で、毛細血管の構成成分の一つ）や結合組織に囲まれると、新しい血管として機能することになります。

　新生の際は、余計なところに枝を出さないように制御する必要がありますし、新しい血管が完成したら新生をストップさせる必要もあります。傷が治って血管が不要になったら、今度はアポトーシスのスイッチを入れて、新生血管を消去する必要もあります。このように、それぞれの段階でプロセスを抑制する多数の因子が働き合い、必要なところに必要な分だけ血管を増やしていくことがわかってきています。

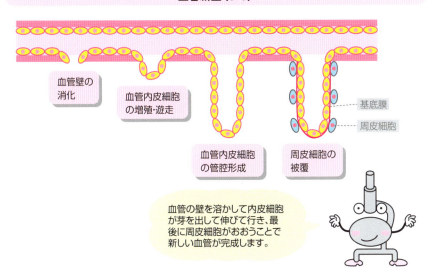

血管新生（5-8）

Column　血管新生はがんの増殖にも重要

　血管新生はがんの増殖にも重要です。がんが大きくなる際、一緒に血管新生が起きなければ、がんは飢え死にしてしまうからです。がんは自ら血管新生促進因子を出し、周りの血管から枝を伸ばさせて、栄養を奪い取るといわれています。がんは自ら血管新生を促進させているわけです。もしも、血管新生をコントロールすることができれば、がんの成長を止められる可能性も出てきます。

　医療の現場では、血管新生を促進させることにより血管が詰まった場所に新しく血管を作ったり、血管新生を抑制することにより炎症の波及やがんの成長を抑えたりする治療も行われ始めています。

傷をきれいに治したい！

誰でも醜い傷跡は残したくないものです。傷をきれいに治すためにはどうしたらよいのでしょう？ 創傷治癒の病理学的基礎知識に従って考えてみましょう。

❶ 傷口をきれいにするために消毒薬は必要か？

ケガをした場合、多かれ少なかれ傷口は汚染されています。そのため、誰でもばい菌が入ることを心配して、消毒しようと考えます。ところが、消毒薬は細菌だけでなく周囲の組織にもダメージを与えてしまうので、治癒過程が進みにくくなる可能性があるのです。

また、汚い傷には砂などの異物が入っていることが多いので、身体は異物を取り除くために余計な仕事を強いられます。しかし、消毒薬を塗るだけでは異物は取り除けません。

傷口をきれいにするには、水道水で十分に洗うのが一番です。傷の状態にもよりますが、通常の傷ならばむしろ「消毒薬は使わない方がよい」というのが一般的な考え方になってきました。

❷ ばい菌が繁殖しないように、傷は乾かすべきか？

昔は、傷口を消毒してガーゼで覆い、「濡らさないように乾かして！」と注意されました。そして、グジュグジュした傷からガーゼをムリヤリにはがし、また消毒して新しいガーゼを当てていました。

ここで創傷治癒の過程を振り返ってみると、傷口には細菌類をやっつけるための白血球や、ゴミを片付けて傷口をきれいにするためのマクロファージが集まっています。さらに肉芽組織に対する**増殖因子**が分泌され、線維芽細胞が増殖してきます。白血球もマクロファージも、乾燥した状態では死んでしまいます。増殖因子はタンパク質ですから、乾燥した状態では働けません。線維芽細胞も湿った環境で栄養を与えてやらなければ、増殖することはできなくなります。つまり、「傷を乾かす」というのは、傷を治そうとする生体の反応をジャマする行為にほかならないということになります。さらに、ガーゼを取り換えることによって、せっかくできつつある肉芽組織も一緒に取り除いてしまう可能性があるのです。

そこで現在では、傷をきれいに治すためには、湿った状態を保って肉芽組織が増殖しやすくするのがよいという考え方が主流になってきました。人間の皮膚には常在

5-2 傷ついた組織を修復するしくみ

する細菌がいますが、初めに傷を十分に洗っておけば、残った少量の菌は白血球が
やっつけてマクロファージが片付け、ちゃんときれいにしてくれます。ですから、免
疫の異常がない健康な身体であれば心配ありません。湿った環境にすることで培養
されるのは、細菌よりも線維芽細胞ということになります。

❸ カサブタは、剥がしてはだめなのか？

　カサブタは、傷口の表面を覆い、その下で肉芽組織が育つ環境を整えていると考え
られます。したがって「傷が治るまで、かゆくても剥がしてはダメ」というのはある
意味では正しいでしょう。ただし、カサブタも身体にとっては異物ですから、排除し
ようとする反応を招くはずです。今までの説明でわかる通り、「カサブタを剥がして
消毒して、傷口を乾燥させ……」というのはダメですが、表皮が速やかに増殖して傷
口を覆うためには、ジャマなカサブタを取り除いて、上皮が増殖しやすい湿った環境
を整えてやった方がよい場合もあるのです。

❹ 傷はきつく縫い合わせれば、きれいになる？

　傷跡とは**瘢痕組織**のことですから、瘢痕組織が小さいほど傷跡は目立たないと考
えられます。瘢痕組織がたくさんできるのは、皮膚の欠損が大きいため、たくさんの
線維組織で埋めなければならない場合でしょう。そうすると、外科的に傷口を縫い縮
めてやれば、それだけ間を埋める線維は少なくて済むはずです。

　傷口を縫い縮めるときは、傷の中に細菌や異物を綴じ込めないことが第一です。細
菌や異物があると**炎症反応**が長く続き、炎症に巻き込まれた組織は壊死するので、傷
の中にはますますゴミ（壊死した組織）がたまっていきます。こうなっては、肉芽組
織はうまく増生できないばかりか、傷口が開いてしまうようなことにもなりかねま
せん。そこで、傷口をまずきれいに洗い、場合によっては壊死した組織を削ったり
切ったりして除去します（**デブリードメント**）。より良い肉芽が育つ環境を整えてや
るわけです。

　傷口を縫い合わせるときに、きつく縫えばよいかというと、そうではありません。
傷を受ければ必ず炎症反応が起こり、傷口は腫れてきます。きつく縫い合わせた後に
腫れると、腫れが傷口を強く圧迫し続けることになります。こうなると、肉芽組織が
増生するスペースがなくなり、血流も阻害されてしまって、治癒の進行が妨げられま
す。手術の傷でも同様です。上手な外科医は腫れることを見込んで、少し緩めに縫い
合わせます。

5-2 傷ついた組織を修復するしくみ

❺ 過剰な肉芽増生は防げるのか？

傷跡が残らないようにするためには、必要最小限の肉芽組織で傷が塞がり、要らなくなった肉芽組織が最後は消えてくれるのが良いということになります。肉芽組織か過剰になるのは、必要なくなった線維芽細胞がアポトーシスに陥らず、細胞の増生にストップもかからないためでしょう。残念ながら、現在は線維芽細胞の増生やアポトーシスをコントロールすることはできません。しかし、たとえば線維芽細胞をアポトーシスに誘導する方法が見つかれば、傷跡を小さくできるはずですね。

過剰に出来過ぎた肉芽組織が瘢痕になったものには、**肥厚性瘢痕**や**ケロイド**があります。手術で縫い合わせた傷でも、ケロイドを形成することがあるので、手術でケロイドを切除すると、その傷口がもっと大きなケロイドになる場合も稀ではありません。ケロイドには「体質」、つまり何らかの遺伝子の異常が関与すると考えられていますが、詳細は不明で、残念ながらまだ完全に予防することはできません。

> **Column** 　　　**結合組織？ 間質？ 細胞外基質？**
>
> **結合組織**とは、臓器に固有の細胞を結合して、臓器や組織の構造や機能を維持させる役割を担う組織をいいます。膠原線維や弾性線維などの線維成分、線維芽細胞などの細胞成分、細胞外基質などの固有結合組織の他に、広義では血管、軟骨、骨なども含めます。
>
> **間質**とは、臓器に固有の細胞群に対して、その間を埋めている組織をいいます。通常は、固有結合組織の他に、血管や神経なども含めて考えます。
>
> **細胞外基質**（細胞外マトリックス）とは、細胞が合成・分泌し、細胞の外側に蓄積される物質の総称です。コラーゲン（基底膜や膠原線維の材料）、エラスチン（弾性線維の材料）、プロテオグリカン（ムコ多糖体タンパク質）など多種類の物質があり、細胞の接着・増殖や分化の調節に関与しています。
>
> 間質と結合組織は、さほど厳密に区別して使われてはいないので、神経質に使い分ける必要はありません。どちらも臓器固有の細胞以外の領域を呼ぶときに用いますが、「間を埋めているものというイメージで話すときは間質を使い、間質の中でも線維成分を主体にしたイメージで話をするときは結合組織を使う」という程度で十分だと思いますし、とくに問題は起こらないでしょう。

5-3 組織や細胞によって違う再生能力

再生とは、臓器や組織の一部が失われた場合に、周囲の細胞や組織が増殖して、失われた組織を補うことです。再生する能力は、臓器や組織を構成する細胞が分裂する能力にかかっています。

■ ■ ■ 再生能力の高い組織から再生できない組織まで ■ ■ ■

身体を構成する細胞の中には、❶普段から細胞分裂を繰り返しているもの、❷必要に応じて細胞分裂をするもの、❸生まれた後は一生細胞分裂せずに終わるもの、の3つがあります。

❶ 普段から細胞分裂を繰り返しているもの

「切っても切っても再生してくる」というと、皆さんは何を思い浮かべますか？　たとえば、私たちはツメ切りを定期的にしなければなりませんね。人間の手のツメは1日に約0.1mm伸びます。ツメの根（爪根）に爪母基と呼ばれる部分があり、そこで常に新しいツメを作って伸ばしているからです。ツメのように増殖する部分が決まっている場合、そこがダメージされてしまうと、新たな細胞分裂ができなくなります。

目には見えませんが、普段からさかんに新しい細胞を作っている組織の代表は骨髄です。骨髄は血球（赤血球、白血球、血小板）を作り出す、骨に囲まれた組織です。血球の寿命は、赤血球が120日程度、白血球の好中球が1日程度、血小板が3 〜 10日程度と短いため、常に作り続ける必要があるのです。血球細胞の大元になるのは、造血幹細胞（骨髄幹細胞）です。爪母基の細胞は爪しか作れませんが、造血幹細胞は赤血球、白血球、血小板のいずれにも分化することができ、また自分自身の複製も作ることができます。つまり、細胞分裂して血球を作りながら、一方で造血幹細胞を作って造血能力を維持しているというわけです。もし、放射線などで造血幹細胞がダメージされてしまうと、新しい血球が作れなくなってしまいます。

皮膚や消化管などの表面にある上皮も、普段から細胞分裂を繰り返しています。皮膚の表面を覆う重層扁平上皮は、基底層と呼ばれる一番深い部分で細胞分裂を繰り返し、新しくできた上皮が古い上皮を押し上げていきます。胃から大腸までの消化管の表面を覆う腺上皮も、同様に細胞分裂を繰り返します。消化液や粘液を分泌する腺上皮は、表面積を増やすために細かなシワを形成しています。このシワの入り込んだ

5-3 組織や細胞によって違う再生能力

部分に**増殖帯**と呼ばれる領域があり、そこで細胞分裂が繰り返されて、できた細胞が次第にシワの表面方向に押し上げられていきます。上皮は隣同士がつながっているため、領域の一部が失われても、隣の領域から細胞が移動して補うことができます。同じ腺上皮でも、もっとダイナミックに増殖するのは**子宮内膜**です。子宮内膜では、腺上皮が増殖して厚くなり、さらに粘液を分泌して、赤ちゃんを育てるためにフカフカのベッドを用意します。受精卵が着床しなければ、このベッドは剥がれ落ちて月経として流れ去り、また新たなベッド作りを始めます。子宮内膜は生理に伴って再生を繰り返しているともいえます。

❷ 必要に応じて細胞分裂をするもの

肝臓の細胞は再生する力が強く、手術で2／3を切り取っても元に戻ります。だから、生体肝移植等で他人に肝臓を提供しても、肝臓はいずれ元の大きさに戻るわけです。

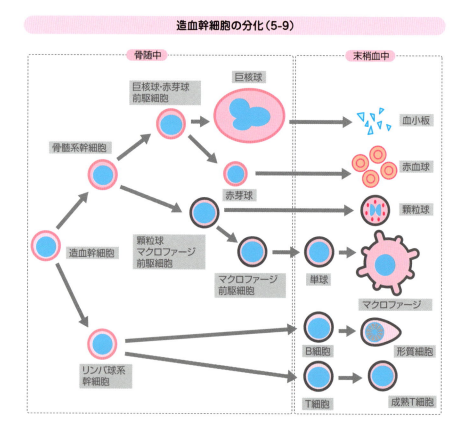

造血幹細胞の分化（5-9）

5-3 組織や細胞によって違う再生能力

では、肝臓の細胞は常に分裂がさかんなのかというと、普段はそれほどではありません。成人の肝細胞が分裂するのは、1 ～ 2 年に1回程度といわれています。つまり、必要があれば分裂するし、そのときの分裂能力は非常に高いというわけです。この必要性を伝達するのは**肝細胞増殖因子**です。傷害が加わると、この因子が働いて肝細胞の再生を促すしくみです。実は、肝臓の中にも**肝幹細胞**があることがわかってきましたが、肝臓の再生に対してどの程度関与しているのかは、まだ十分に解明されていません。

　肝臓以外の臓器も、肝臓と同様に必要に応じて細胞分裂をしますが、再生能力には差があります。一般的には、再生能力は肝細胞よりずっと低く、また臓器の構造が複雑であるために元通りになるには至りません。たとえば、腎臓の尿細管上皮は、ショックによる障害などで剥がれ落ちると再生してきます。しかし、糸球体は一度壊れると再生することはありません。つまり、尿細管の上皮に再生能力はあるけれど、腎臓全体で考えると再生はできないということになります。

❸ 細胞分裂しないもの

　心臓の心筋細胞や、脳の神経細胞には、再生能力がないといわれています。受精してから生まれるまでの間は、これらの細胞も細胞分裂を繰り返して臓器を形成します。しかし、臓器が完成した後は、各細胞はネットワークを作り、自分の仕事を続けて一生を終わります。

　細胞が分裂している間は、その細胞の仕事を他の細胞が代わりに行わなくてはならないし、分裂が終わった後は、新しい細胞が仕事を受け継がなければなりません。ですから、心臓や脳のように、一つひとつの細胞の配置と役割が決まっている場合は、細胞分裂を繰り返す状況にはないといえるかもしれません。このような臓器では、一度細胞が死んでしまうと、周りの細胞が分裂してこれを補うことができないため、決して元には戻りません。

5-3 組織や細胞によって違う再生能力

| Column | iPS 細胞とは |

　人間の皮膚や血液などの体細胞に、ある遺伝子を導入し、培養することで生み出されたのが人工多能性幹細胞（induced pluripotent stem cell：iPS細胞）です。この細胞は、様々な組織や臓器の細胞に分化する能力と、ほぼ無限に増殖する能力を持っています。

　iPS細胞は、自己の細胞から作るので、拒絶反応が起こる心配はほとんどなく、再生医療への応用が期待されます。すでに加齢黄斑変性の患者にiPS細胞由来の網膜の細胞を移植する臨床研究や、パーキンソン病の患者にドパミン産生神経細胞を移植するといった治験が始まっています。さらに、臓器を再生して移植するという研究も進めら

れており、将来は患者のiPS細胞から作った臓器を本人に移植するのも夢ではないでしょう。

　また、iPS細胞は、病気の原因を解明し、新しい薬の開発などに活用できると考えられています。病気の本体が不明な疾患を持つ患者の体細胞からiPS細胞を作り、それを神経や心臓など患部の細胞に分化させるのです。この「病気をもった細胞」を調べることで、疾患の本体を突き止めたり、新たに有効な治療法を見つけたりしようという研究が進められています。薬剤の有効性だけでなく、人体に投与しなくても副作用や毒性を調べることができるので、安全な治療薬の開発にも役立つと期待されています。

■ ■ ■ 細胞の再生能力を決めるのは細胞の分化度 ■ ■ ■

　臓器や組織の再生能力は、それを構成している細胞が細胞分裂を繰り返すことができるかどうかにかかっているといいました。細胞は一般的に、**分化**するほど再生能力は低くなると考えられます。分化とは、受精卵から身体が形成されていく過程で、細胞が特別な形や機能をもつようになる（特異的なものになる）ことです。これは通常、不可逆的な変化です。ふつうは、分化の進んだ細胞が、以前の未分化な状態に戻ることはありません。

　受精卵からの分化の道筋は、次のようなものです。まず**全能細胞**が、身体を形作る**体細胞系**と、精子・卵子を作る**生殖細胞系**に分かれます。体細胞系は次に、神経系・表皮系を生み出す**外胚葉系**、筋肉・骨・血球系を生み出す**中胚葉系**、消化管・肝臓・膵臓などの器官を形成する**内胚葉系**に分かれていきます。各細胞系の発生過程には、各系譜に属する複数の細胞種を生み出す能力をもった**組織幹細胞（体性幹細胞）**が存在します。

　これを見ると、最終段階まで分化した細胞は、構造や機能が特化しているので、ドンドン細胞分裂をして再生するのは難しいことが想像できます。分化した細胞をたくさん増やすのであれば、手前の状態にある細胞の関与が必要です。たとえば、赤血球はいくら培養しても細胞分裂して増えることはありません。しかし、赤芽球細胞や造血幹細胞に働きか

ければ、増やすことができるのです。

細胞の再生能力と寿命の関係

　細胞の再生能力は、修復と再生だけでなく、ヒトの寿命にも関わっています。老化はいろいろな組織の再生能力が加齢とともに衰えてくる現象です。再生能力が無くなれば、個々の細胞だけでなく個体、つまり身体にも寿命がくると考えることができます。

　細胞の再生能力に密接に関連しているのが**テロメア**です。テロメアは各細胞の染色体の末端についている特別な塩基の繰り返し構造です。そして、細胞分裂の際に遺伝子の複製が行われるたびにこの繰り返し構造が一つ失われていき、テロメアがなくなったら分裂できなくなります。つまり、テロメアは細胞分裂するための回数券のようなものと考えればよいかもしれません（図5-11）。細胞にとってみれば、テロメアの短縮が老化に結びついていると考えられます。

　テロメラーゼはこのテロメアを伸ばすことのできる酵素です。テロメアを使い切ってしまう前にテロメラーゼで新たにテロメアを作ってやれば、その細胞はまた分裂を繰り返すことができます。つまり、細胞分裂により永遠に生き続ける（＝不死化）ということにもなるわけです。がん細胞はもともとのテロメアは短いのですが、テロメラーゼの活性が強いとされています。そのために、どんどん分裂増殖を繰り返せると考えられています。

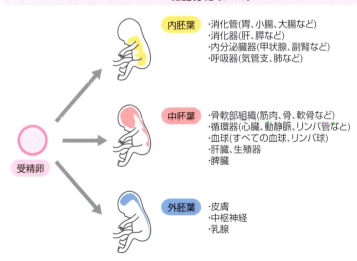

細胞分化（5-10）

テロメアとテロメラーゼ（5-11）

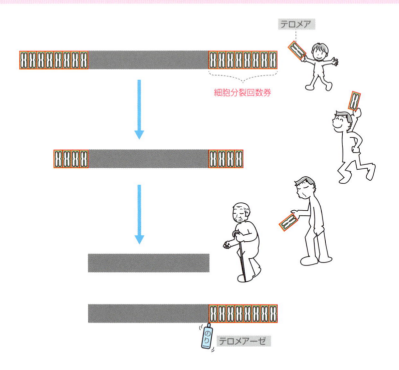

　「がんの増殖を止めるためには、テロメラーゼの働きを止めればよい」という考えでさまざまな研究が続けられています。反対にテロメアとテロメラーゼをコントロールできれば、永遠に細胞分裂をくり返すことができ、人類は**不老不死**を手に入れられるかもしれません。

■■ 若ハゲは毛髪の再生能力の衰えだ！ ■■

　このような細胞の寿命の他にも、再生力の衰えにはいくつかの原因があります。一例として、男性に見られる若ハゲを見てみましょう。

　毛髪が生えるときは、①「毛球（毛根の先の膨らんだ部分）内にある毛乳頭が、毛細血管から栄養分を摂取する」、②「毛乳頭が摂取した栄養を毛母細胞に補給する」、③「栄養をもらった毛母細胞が、細胞分裂をくり返す」、④「増殖した毛母細胞が、頭皮に向かって押し上げられる」、⑤「押し上げられる過程で細胞が水分を失い、角化して髪の毛になる」という過程をとります。

毛髪はドンドン伸び続けるわけではなく、皮膚の上皮が垢となって剥がれ落ちるように、周期性に抜け落ちて新しいものに代わります。これが**ヘアサイクル**です（図5-12）。**成長期**は毛母細胞が活発に細胞分裂を繰り返す時期で、男性では3〜6年続きます。次に退行期に入ります。**退行期**は毛母細胞の分裂が減って毛球が小さくなる時期で、2〜3週間続きます。次に休止期に入ります。**休止期**は毛母細胞は分裂をやめて、3か月ほど休んで、次の成長期の準備をする時期です。この時期は、毛髪が抜けやすくなります。これを過ぎると、再び成長期に入って髪が伸び始めます。

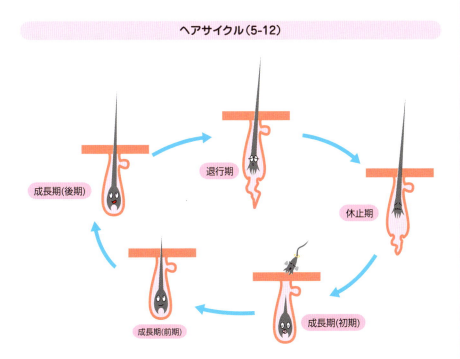

ヘアサイクル（5-12）

毛母細胞の細胞分裂が衰える原因は、まず毛乳頭の栄養不足が考えられます。摂取する食事の内容はもちろんですが、栄養を運ぶ毛細血管の血行不良も悪影響を及ぼすはずです。栄養不足のほかに、男性ホルモンの影響も知られています。毛根には5α-リダクターゼという酵素があります。血液中を流れる男性ホルモン（**テストステロン**）は毛乳頭に入ると、5α-リダクターゼの働きでデハイドロテストステロンというより強力な男性ホルモンに形を変えます。このデハイドロテストステロンが毛根に作用すると、毛母細胞の細胞分裂が抑制され、発毛周期（ヘアサイクル）が狂って成長期が短くなります。十分に髪が育たず、細くて色素も薄いまま髪が生え変わるために、薄毛になっていくのです。とくに前

5-3 組織や細胞によって違う再生能力

頭部や頭頂部は男性ホルモン受容体が多く存在するので、5α-リダクターゼの活性が強く、テストステロンの影響が強く現れます。

　毛髪で見ると、栄養不足、循環障害、男性ホルモンなどが若ハゲに影響することがわかります。ほかの臓器や組織では、また別の機序で細胞分裂が制御されていて、それらが再生能力に影響し、再生の衰えをもたらしていると考えられます。こうした再生能力の衰えの原因を突きとめ、これを排除して再生能力を高めてやることは、病気の回復や老化の抑制につながるわけです。

Column 細胞同士はどうやって連絡をとっているの？

　組織を修復するためには、様々な細胞を呼び集めたり、細胞の増殖を促したりする必要があります。また、第8章で述べる炎症では、炎症刺激に対して、免疫に関与する細胞たちが連絡を取り合って対処します。この細胞同士の情報伝達に使われるのが、**「サイトカイン」**（サイト＝細胞、カイン＝動かす）という低分子の蛋白質です。

　サイトカインは、一般的に知られているホルモンに似て微量で働きます。しかし、ホルモンのように、特定の産生臓器で作られて血流で運ばれ、遠くの臓器に作用するということはありません。いろいろな細胞から分泌されて、近くの細胞の特異的受容体に結合することで、その細胞内に情報が伝達されます。サイトカインには多数の種類があり、細胞増殖や分化の調節、免疫反応の増強や制御などに働いています。

　サイトカインは1つで働くだけでなく、あるサイトカインが他のサイトカインの産生を誘導したり促進したりして、次々と連鎖を示します。逆に、他のサイトカインの産生を抑制する場合もあります。さらに複雑なのは、1種類のサイトカインが複数の多様な機能を示す（機能の多様性）ことや、複数のサイトカインが同じ機能を示す（機能の重複性）ことです。それによって、サイトカインの間での相互依存性（サイトカインネットワーク機構）が形成されています。

　サイトカインは組織の修復や炎症に働くだけでなく、たとえばがん細胞がみつかると、それに対してさまざまなサイトカインが放出され、がん細胞を殺したり、増殖を抑えたりと、多様な免疫応答が誘発されることが明らかになってきました。そこで人工的に作製した様々なサイトカインが治療に用いられ始めています。

　一方で、8章で述べる自己免疫疾患の多くは、サイトカインの異常によって引き起こされていると報告されています。このようにサイトカインの異常が病気の原因になっていることもあり、特定のサイトカインの働きを抑える抗サイトカイン療法も開発されています。

5-4 心筋梗塞ってどうやって治るの？

心筋細胞や脳の神経細胞は、再生しないと考えられています。では、再生しない細胞がまとまって死んでしまう心筋梗塞や脳梗塞は、いったいどのような治り方をするのでしょうか？

■ ■ ■ 死んだ心筋細胞は再生しない ■ ■ ■

心筋梗塞とは、心臓を養う動脈（冠動脈）が急に閉塞した結果、養われていた領域の心筋組織が壊死してしまう病気です。心筋細胞は高度に分化しており、細胞分裂をすることはないと考えられています。したがって、心筋梗塞の治癒過程では、心筋細胞が再生することはなく、壊死して異物となった心筋組織を片づけ、その領域に肉芽組織が増生し、最後に肉芽組織を線維組織に変えるという、創傷治癒のしくみが働きます。ここでは心筋梗塞が起きてからの変化を、時間を追って見ていきましょう。

■ ■ ■ 発症後6時間は、顕微鏡でも心筋細胞の壊死がわからない ■ ■ ■

心筋梗塞のために心筋細胞が壊死しても、顕微鏡で見てそれが判断できるようになるまでには、およそ6時間近くかかります。魚が死んでも、新鮮なうちは生きているのと変わらないように見えるのと同じです。

壊死した心筋細胞は次第に核が見えなくなり、細胞の中のタンパク質が変性して、胞体（細胞質）がヘマトキシリン・エオジン染色でベッタリとエオジンに染まる**凝固壊死**という状態になります（図5-13C）。細胞が死ぬと、細胞の中にある分解酵素が働いて、タンパク質が分解あるいは変性していくのです。ちょうど、生卵からゆで卵に変わるようなイメージです。このような変化は、死後変化とは異なり、壊死組織が生きている身体の中にあるときにだけ起こります。

したがって、心筋梗塞を起こしてから、この凝固壊死の形態像が明らかになるまでの6時間、少なくても患者さんが生きていなければ、解剖して心筋細胞を顕微鏡で調べても「心筋梗塞」という診断はつきません。発作後すぐに亡くなられた方に心筋梗塞があったかどうかを見分けるには、冠動脈が詰まっているところが見つかるかどうかがカギとなります。なお、死後時間が経ちすぎてしまった場合も、**死後変化**が進むため、生前に壊死があったかどうかの判断は難しくなります。

5

細胞の傷害と修復のしくみ

5-4 心筋梗塞ってどうやって治るの？

■■ 発作後１週間は、心筋梗塞部はとても脆い ■■

　凝固壊死の状態になった心筋細胞の胞体からは、タンパク質が漏れ出します。すると、これに反応して白血球が集まります。発作後４日目くらいが、白血球の見られるピークです（図5-13D）。もしも心内膜から心外膜まで心臓の壁の全層が壊死していれば、心臓の一部の壁が、壊死した心筋細胞とその間に入り込んだ白血球だけで成り立っているような状態となります。指で押すとグズグズとめり込んでいくほど脆く、いわば心臓の壁の一部が腐っているような状態です。

　一方、患者さんの状態はどうかというと、発作は治まり痛みもなくなって、症状は回復しています。発作後４日目くらいは、ちょうどCCU（冠動脈疾患〈心筋梗塞〉の患者さんを専門に診るユニット）から一般病棟に移そうかという時期で、元気な人ならそろそろリハビリの準備も始めています。周囲の心筋が梗塞を起こして動かなくなった領域を補おうとガンバリ始めているため、見かけ上は元気になるわけです。ところが、ガンバってギューっと収縮することで圧が上がり、腐った壁に穴が開いてしまうことがあります。発作後４日目前後に突然、心臓が破裂して亡くなる方がいるのはこのためです。

　ただし、破裂するのは全層が梗塞に陥った重症の場合です。心筋梗塞の多くは、壁の外側は梗塞に巻き込まれずに残っているので、破裂することはありません。だから「早くベッドから起きて動き始めることが大切」という通常の治療方針は誤りではありません。危険な症例をしっかりと見極めることが大切ということです。

■■ １週間くらいで、やっと肉芽組織の増生がさかんになる ■■

　発作から1週間くらい経って亡くなった症例では、梗塞部の周りから肉芽組織の増生が始まっていることが観察されます（図5-14A）。1週間といえば、外科の手術では抜糸する頃ですし、皮膚のケガではかなり治っている頃です。心筋梗塞の場合、修復にかなり時間がかかることがわかりますね。

　心臓で肉芽の増生に時間がかかる理由を考えてみましょう。第一は、梗塞はもともと血流が悪いために起こるということです。皮膚の傷ならば、傷の周囲に分布する毛細血管の血流に問題はないため、マクロファージや線維芽細胞の輸送路が確保され、血管も新生しやすいのですが、心筋梗塞の場合はそうではありません。虚血の状況下で、肉芽組織が増生しなければならないのです。

5-4 心筋梗塞ってどうやって治るの？

心筋梗塞の修復①（5-13）

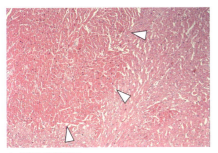

A. 初期の組織所見
発症から6時間以上経つと、心筋梗塞で壊死した領域はやや色が濃く染まるようになる（△）。（発症後24時間の症例）

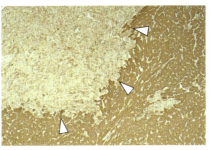

B. 同部位のミオグロビン
心筋細胞が壊死した領域は、胞体のミオグロビンが流れ出てしまっているので染まらない。（抗ミオグロビン抗体の酵素抗体法）

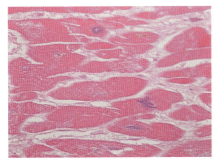

C. 心筋の凝固壊死像
壊死した心筋細胞は、核が消えていき、細胞質（胞体）がべったりとピンクに染まるようになる。

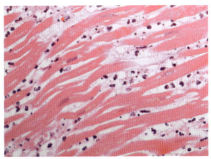

D. 梗塞部への好中球浸潤
ピンクの横縞が壊死した心筋細胞で、間の紫色の粒が浸潤した好中球（白血球の仲間）。（心筋梗塞発症後4日の症例）

　第二は、傷の安静を保てないことです。皮膚の傷を考えても、傷口に刺激を与えないよう、動かさずにいた方が治りは早いはずです。ところが心臓は、治るまでジッとしているわけにはいきません。梗塞の周りの心筋は、動かなくなった分まで頑張るのですから、傷口を引っ張ったり緩めたりして、傷が治る過程をジャマしている可能性があるわけです。

　第三は、梗塞の大きさです。1～2個の細胞が壊死しても、心筋梗塞とはいいません。ある程度太い血管が詰まって、その血管が栄養している領域の心筋がまとまって死ぬことを心筋梗塞というわけです。小さな傷は早く治るけれど、大きな傷は時間がかかるのは、皮膚も心臓も同じです。壊死してしまった大量の心筋細胞を片付けるだけでも時間がかかることになります。

5-4 心筋梗塞ってどうやって治るの？

■■ 1か月以上かかって、梗塞部が瘢痕になっていく ■■

梗塞巣ではマクロファージが壊死した心筋の塊を少しずつ片づけ、そこに**肉芽組織**が増生していきます（図5-14B）。しかし、周囲の心筋が収縮と拡張を繰り返し、梗塞巣もこれに伴って周期的に引き延ばされるため、それに抵抗しながら作業を進めなければなりません。

心臓で働く線維芽細胞には、ほかの臓器に比べて、細胞自身が収縮力をもったものが多く見られます。これらは**筋線維芽細胞**と呼ばれ、平滑筋細胞と同じ収縮タンパクをもった線維芽細胞です。この細胞が傷口が引き延ばされないように横に並ぶので、線維も心臓の壁と同じように内腔を囲むように形成されます。そして線維ができるに従って、線維芽細胞や毛細血管は消えていきます（図5-14C）。

こうして心筋梗塞の部分が線維組織になるまでには、1か月以上かかります。さらに完全な瘢痕になるまでには、2か月余を要します（図5-14D）。患者さんが無事に退院して普段の生活に戻っても、心臓の中ではまだまだ修復工事が続いている状況であることが多いのです。

ちなみに、修復は心筋梗塞巣の辺縁部からゆっくり進みます。そのため壊死した部分が大きいと、中心部が吸収されない間に、辺縁部では線維化が進む状況になります。調べてみると、発症後4か月も経ち、周辺部はすっかり瘢痕となっているのに、中心部に壊死心筋が凝固壊死の像を呈したまま残っているケースがありました。

■■ 瘢痕になったら、それで終わりというわけではない ■■

線維に置き換えられた部分は収縮しません。心臓全体が収縮してポンプの機能を果たすはずが、壁の一部に収縮しない場所ができてしまうわけです。すると、周りの心筋がその分も頑張ることになります。筋肉は頑張れば、ボディービルでもわかるように肥大します。つまり、心臓の壁が厚くなるのです。ところが、心筋梗塞を起こした血管は狭窄しているので、厚くなった壁を養えるほど血液を供給することはできません。こうして、血流の需要と供給のバランスが崩れるので、再び心筋梗塞を起こす可能性は十分にあるわけです。

また、心筋梗塞に陥っても、心臓は休まず収縮と拡張を繰り返します。そのため、壊死して弱くなった部分に、常に内から外に押し出される力がかかります。ゴム風船を膨らませるとき、一部に弱い所があれば、そこだけ外に余計に膨らみますね。それと同じで、ある程度大きな領域が心筋梗塞になると、その部分は外に膨らんでいくのです。こうした状況下で、肉芽組織の増生から線維化への過程が進むわけです。

心筋梗塞の修復②(5-14)

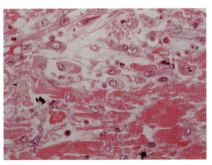

A. 肉芽組織の増生（初期）
下半分で、赤く見えるのが壊死した心筋細胞。上半分に見られる類円形の細胞が、それを貪食して片付けているマクロファージ。（発症後8日の症例）

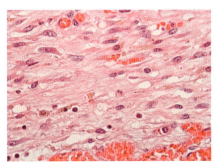

B. 肉芽組織の増生（中期）
マクロファージは減って、紡錘形をした線維芽細胞が線維をつくっている。赤血球の詰まった毛細血管も目立っている。（発症後24日の症例）

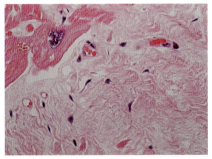

C. 肉芽組織から線維組織へ
線維芽細胞は減り、薄くピンクに染まる線維の間に核が散見される程度である。左上は生き残った心筋細胞。（発作後70日の症例）

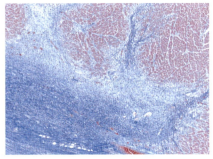

D. 瘢痕化（弱拡大）
青く染まっているのが、線維組織。この領域は収縮しない。このように梗塞巣が線維化すると、陳旧性心筋梗塞と呼ばれる。（マッソン染色、発症後2ヶ月以上経過した症例）

　皮膚の創傷治癒を見てわかるように、瘢痕となる過程で傷口は小さくなります。これは心筋梗塞巣の場合も同じです。だから、壁の全層が梗塞に陥った場合、線維で形成される壁は、周囲よりも薄くなります。そのうえ、壁には引き延ばす力が加わるわけですから、薄くなる壁はますます薄くなります。このような場合、周りの心筋が頑張って収縮すると、その圧のために薄い線維の壁はコブのように外に膨らみます（**左室瘤**：図5-16）。すると、心臓から押し出すはずの血液の一部がコブの中に溜まって出ていかないので、とても効率が悪くなります。壁の一部が収縮しないために、他の負担が増えているのに、さらにその壁が心臓の働きをジャマするわけですから、機能が悪くなるのは当然です。

5-4 心筋梗塞ってどうやって治るの？

心筋梗塞の肉眼所見（5-15）

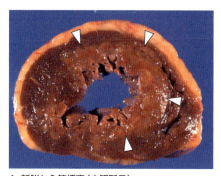

A. 新鮮な心筋梗塞（肉眼所見）
新しい心筋梗塞は、血液が通わずに心筋が壊死しているため、淡くくすんだ色に見える（△）。

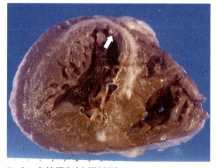

B. 古い心筋梗塞（肉眼所見）
上の方で、薄くなった白い帯状の領域（→）が線維化した心筋梗塞の瘢痕巣（梗塞から8年後）。

　このように、症状から見ると治ったように見える心筋梗塞であっても、心臓の負担が増えて心不全に陥ってしまうことが少なくないし、再発作の危険は増していることになります。心筋梗塞の場合、治ったからもう大丈夫とはいえないことがよくわかります。

（5-16）

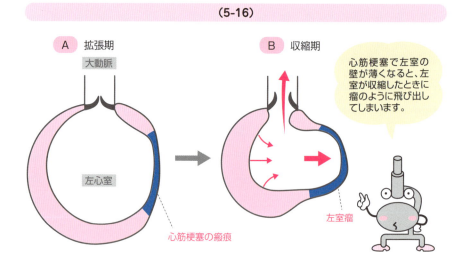

5-5 脳梗塞ってどうやって治るの？

脳梗塞は脳を栄養する血管が詰って脳組織が壊死してしまう病気で、命にかかわることも多い重要な病気です。脳の神経細胞は心筋細胞とともに、細胞分裂しない細胞の代表です。ここでは脳梗塞になった後の治り方を、心筋梗塞と比較しながら見ていきましょう。

■■■ 急性期の問題は脳が腫れること ■■■

　脳の血管が詰る原因には、心筋梗塞と同じように動脈硬化による血管の狭窄に血栓が加わって血管が閉塞するもののほかに、心臓や頚動脈にできた血栓が塞栓となって脳動脈に詰まるものがあります。心臓から大動脈が出た直後の枝である冠動脈と違って、心臓から脳に到達するまでに長い血管のルートを通るため、その間の動脈硬化や血栓形成も脳血流に影響するというわけです。さらに脳では完全に血管が詰まらなくても、動脈の狭窄が進んでいるところに血圧が低下するなど、血流がさらに悪くなる状態が加わることによって、脳梗塞が発症することもあります。

　脳梗塞も心筋梗塞と同様に、発症後6時間以内は組織に明らかな変化が現れません。梗塞後、細胞の壊死が顕微鏡で捉えられるようになるまでには時間がかかります。

　脳梗塞でまず問題になるのは、発症後の腫れ（**脳浮腫**）です。壊死という刺激に対する反応は体のどの組織でも同じで、ダメージを受けた周囲の血管が拡張し、修復に必要な細胞成分やタンパク質成分が水分と一緒に血管外に出るため、局所に浮腫が起きて腫れてきます。ところが脳の場合、この腫れが特別に問題になります。というのは、脳は硬い頭蓋骨に囲まれているため、腫れると表面が頭蓋骨に押し付けられてしまうからです。脳の表面には神経細胞が分布しており、ひどく圧迫されると血が通わなくなって、この神経細胞がダメージされることになります。傷害を治すための炎症反応が、脳の場合はダメージにつながってしまうわけですね。

　腫れは、発症後4日目くらいがピークになります。腫れている間は、脳梗塞による直接的なダメージに、腫れによるダメージが加わるため、発症初期より傷害が進む可能性があります。あまりひどく腫れると、脳は頭蓋骨にある隙間からはみ出します。この隙間の一つが脊髄が出ていく穴で、このような隙間から脳がはみ出すことを**脳ヘルニア**と呼びます。はみ出した脳によって、呼吸や循環を司る延髄が圧迫されれば、死に至ることもあります。

5-5 脳梗塞ってどうやって治るの？

この山を何とか越えて腫れが引いてくると、壊死に至っていなければ、腫れにより押しつけられていた領域の機能は戻ります。こうして意識が戻ったり、症状が改善してきたりします。

手足が腫れれば湿布しますが、脳には湿布ができませんね。この時期の治療は通常、高い浸透圧を持った液を点滴することにより血漿浸透圧を上げて、血管から水分が外に漏れ出さないように、また脳の中に漏れ出した水分が血管に引き戻されるようにします。もっと重症な場合には、腫れが治まるまで頭蓋骨の一部を取り除いておく手術（**減圧開頭術**）まですることがあります。

■ ■ 脳梗塞部の壊死組織は溶けて液状になっていく ■ ■

神経細胞が壊死すると、初めは心筋細胞と同じように、胞体（細胞質）がヘマトキシリン・エオジン染色で赤く染まるようになります。また、神経細胞が壊死すると内容物が流れ出るので、これに反応して白血球が集まります。発作後1日くらいで見られるこの白血球の反応は、心筋梗塞の場合と同じです。

壊死した神経細胞はその後、心筋細胞のようにタンパク質が変性して固まる（**凝固壊死**）のではなく、細胞質が溶けるように融解していきます（**融解壊死**）。これは発症後1週間くらいの間に進んでいきます。凝固壊死ではなく融解壊死となるのは、神経細胞がタンパク質だけでなく脂質成分を多く含んでいるからです。細胞内の小器官が壊れていくことは、神経細胞も心筋細胞も同じです。

融解した神経細胞のカスは、マクロファージに取り込まれます。このマクロファージは取り込む脂質成分が多いため、動脈硬化巣で脂質を貪食したものと同様に、泡状（foamy）の胞体になります。壊死した組織がマクロファージに取り込まれて片付けられていくのは、心筋梗塞のときと同様です。脳梗塞部にマクロファージが見られるようになるのは、梗塞の大きさにもよりますが、おおよそ発症後1週間前後です。

脳は心臓のように周りが動き続けて治癒過程をジャマするわけではありません。それなのに皮膚の創傷治癒よりずっと遅いのは、虚血状態であることに加えて、当初の脳浮腫で組織が圧迫されて壊死部の反応が進みにくいことが主な理由と考えられます。

5-5 脳梗塞ってどうやって治るの？

脳梗塞の修復（肉眼所見）（5-17）

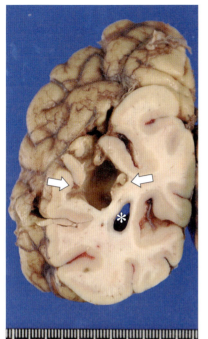
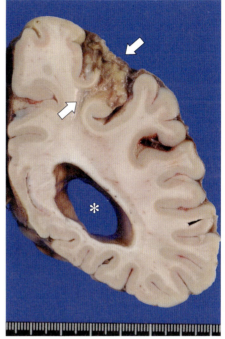

A. 古い脳梗塞巣（後頭葉）
脳内の梗塞巣は、壊死組織が吸収されて、嚢胞状の軟化巣（液体が溜まった袋）となっている（→）。

B. 古い脳梗塞巣（前頭葉）
脳表面の梗塞巣では、崩れた壊死組織が残っている（→）。＊は脳脊髄液を容れている脳室という正常構造。

■■■ 脳梗塞では肉芽組織が見られない ■■■

　心筋梗塞では、壊死した組織が片づけられた後に見られるのは肉芽組織の増生です。ところが脳梗塞巣では、いくら経っても肉芽組織は増生してきません。脳には他の臓器や組織にある線維芽細胞や結合組織が存在しないからです。

　結合組織がないということは、脳には神経細胞だけが集まっているのでしょうか？　血管やリンパ管を含む結合組織がないとすれば、栄養成分や老廃物のやり取りなどもうまくいかないことになりますね。実は、脳には神経細胞の間を埋めて、間質を形成する**神経膠細胞**（グリア細胞）という細胞があります。

　神経膠細胞には、**星状膠細胞**（アストロサイト）、**乏突起膠細胞**（オリゴデンドロサイト）、**小膠細胞**（ミクログリア）の3種類があります。その中で、いざというときに線維芽細胞の代わりに働くのが星状膠細胞です。星状膠細胞は、脳梗塞によって壊死した組織

125

5-5 脳梗塞ってどうやって治るの？

が溶けてなくなってしまったときに、姿を変えてそのスキマを埋めようとします。こうして姿を変えた星状膠細胞は肥胖型星状膠細胞と呼ばれます。

星状膠細胞は線維芽細胞が膠原線維を作るように、細胞の外に線維を作り出すことはできません。細い線維状の突起を自らの細胞質からたくさん伸ばすだけです。そのため、星状膠細胞だけで、抜けてしまった組織の領域をすべて埋めることはムリです。星状膠細胞は線維芽細胞のように壊死した組織の中に向けて増生するのではなく、周囲を取り囲むように分布します。置き換えではなく、取り囲みという反応が起こるわけです。

Column 中枢神経にある主な神経膠細胞

❶ 星状膠細胞（アストロサイト）
脳の間質を形成して構造を維持するだけでなく、毛細血管から有害物質が入り込まないように**血液脳関門**というバリアを形成しながら、毛細血管から供給される酸素や栄養成分を神経細胞に与え、老廃物を受け取って捨てる役割をしています。

❷ 乏突起膠細胞（オリゴデンドロサイト）
神経細胞の線維（軸索）に巻きついて髄鞘を形成し、神経刺激の伝達を助けるとともに、栄養補給もしています。

❸ 小膠細胞（ミクログリア）
脳内に存在するマクロファージ系の細胞で、食作用を示し、免疫のほか異常代謝物などの回収を担っています。

神経膠細胞（5-18）

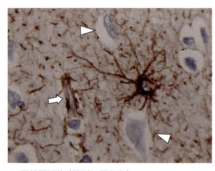

A. 星状膠細胞（星形に見える）
星状膠細胞は、毛細血管（→）と神経細胞（△）の間を結び、神経細胞に栄養を与え、逆に老廃物を受け取っている。（抗 GFAP 抗体の酵素抗体法）

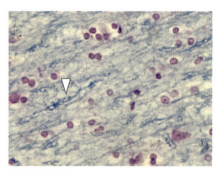

B. 乏突起膠細胞
紫色の核が乏突起膠細胞。神経線維の廻りを取り巻いて、髄鞘（△で青い鞘のように見える、他の青い背景もすべて髄鞘）を形成し、神経刺激の伝達を助けている。（KB 染色）

5-5 脳梗塞ってどうやって治るの？

■ ■ 脳梗塞のあとは液体の溜まった空洞が残る ■ ■

　脳梗塞は肉芽組織の増生が見られないほかに、もう一つ心筋梗塞との大きな違いがあります。それは、傷を収縮する働きを持つ細胞や組織が出現しないことです。脳梗塞では融解壊死によりできてしまった穴を肉芽組織で埋めることができないばかりか、その穴を小さくして塞ぐこともできないのです。その代わり、前項で説明したように、星状膠細胞が穴の周辺部を細かな線維で囲んで壁を作り、穴がほつれないようにしています。この壁は**グリア性瘢痕**と呼ばれ、3週間以上かけてゆっくりと作られます。

　穴の中では融解壊死した組織は片づけられていき、後にはリンパ液などの組織液が残ります。結果として、心筋梗塞で見られる線維性の瘢痕ではなく、液体状のものを線維が囲んだ空洞のようなものになります。ただし、液体状の中身はある程度吸収されますし、グリア性瘢痕の線維もしっかりしているわけではないので、多くの場合は容積が減って「しぼんだ風船」のようになります。また、脳梗塞により脳の表面まで壊死した場合は、外側（表面側）を囲むことができません。壊死組織を完全に片づけることも難しいため、外側に融解壊死した組織が残ったまま、内側だけをグリア線維が囲むことになります。

　皮膚の傷跡を見てもわかるように通常の瘢痕は硬くなりますが、脳梗塞でできる傷跡は周囲よりもずっと軟らかい状態です。そのため、古くなった脳梗塞の傷跡は**脳軟化巣**と呼ばれるわけです。このような創傷治癒のしくみは、後述する「排除できない異物」に対する反応と似ていて、「壊死のあとの空洞を自分の組織で取り囲んで、外からは見えない（反応が起こらない）ようにしてしまう」と解釈することもできます。

■ ■ 脳死の脳では脳全体が液化してしまう ■ ■

　脳死は人の死と認められており、脳死患者からの臓器移植も行われています。脳死とは脳の全機能が失われた状態であり、脳幹の機能（呼吸や体温調節など）が保たれている**植物状態**とは異なります。脳死の状態でも、人工呼吸器や点滴で酸素や栄養を与えれば、脳以外の臓器や組織はしばらく生き続けます。しかし、体温調節など自律神経系の調整ができないため、早晩に様々な臓器に障害が発生して死に至ります。脳全体が壊死した状態ですから、心臓が動いている限り、脳全体で脳梗塞と同じ反応が進んでいきます。このような状態を経過した後に亡くなった方の脳を、病理では**人工呼吸器脳**と呼んでいます。人工呼吸器がなければ決して見られない所見だからです。

127

脳梗塞の修復（組織所見）(5-19)

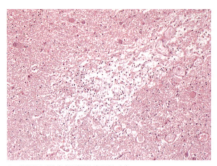

A. 新鮮な微小梗塞巣（弱拡大）
周囲と比べると、スポンジのような抜けた領域として見られる。

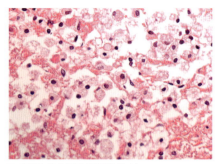

B. 新鮮な微小梗塞（同部強拡大）
壊死組織を貪食して吸収しているマクロファージ（胞体が淡くピンクに染まった円形の細胞）がたくさん集まっているのがわかる。

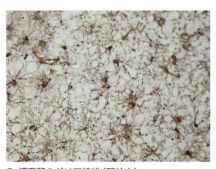

C. 梗塞部のグリア線維（弱拡大）
壊死組織が吸収されてできるスキマは、星状膠細胞が線維を形成して埋めようとする。（抗GFAP抗体の酵素抗体法）

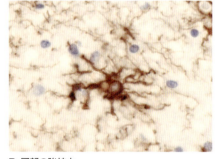

D. 同部の強拡大
星状膠細胞が、周囲に線維を伸ばした姿は、名前の通り星状に見える。

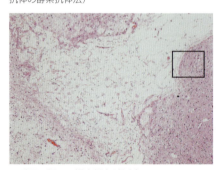

E. 時間の経った梗塞部（弱拡大）
5-17Bで示した領域付近。梗塞巣は軟化して、ほとんど組織成分が無くなって水たまりのようになっている。

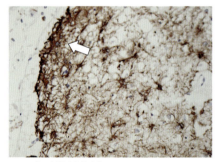

F. Eの「□」部（強拡大）
嚢胞状の梗塞巣の壁は、星状膠細胞が作る線維（矢印の濃く染まった縁取り）で構成される。（抗GFAP抗体の酵素抗体法）

5-5 脳梗塞ってどうやって治るの？

　脳死が認められない頃、私は病理解剖で人工呼吸器脳の症例を解剖させていただく機会が多くありました。その中に、1か月以上前に脳死の状態となったが、ご家族の意向により人工呼吸器で呼吸を維持し、点滴で栄養を与えて、毎日の人工透析で体液管理を続けた症例がありました。亡くなってからの解剖の際、電気ノコギリで頭蓋骨を開いていきましたが、ノコギリの通った細い切り口から液体が流れ出てきます。何とか全周を切って頭蓋骨を取り除いたとたん、水のように溶けた脳が流れ出しました。まったく形をなしておらず、洗面器で受けた中に崩れた豆腐のような組織が見られるのみで、組織標本も作製できませんでした。このとき私は、「脳死は人の死であり、この状態で人工的に脳以外の臓器機能を維持することは誤りである」と強く思いました。

Column　病理組織の経時的変化

　「さあ見てくれ！ これが、かの有名なナポレオン・ボナパルトの脳だ」「えぇ？ 何だか話に聞いているより小さいみたいだが？」「なあに、これはナポレオンが13歳のときの脳なんだ」。こんな笑い話がありますが、ヒトの組織に起きる病理変化について、時間を追って組織を採取して調べるわけにはいきません。病理解剖でわかるのは、亡くなったときの状態のみです。しかし本章では、心筋梗塞や脳梗塞について、経時的な変化を説明してきました。不思議に思いませんか？

　心筋梗塞や脳梗塞は死につながる病ですから、亡くなった方を解剖して調べることができます。また、症状から梗塞の発症時期もほぼ断定できます。そのため、発症後何時間、何日間、何週間ということがわっている数多くの症例を集めることができたのです。こうした多くの病理解剖の積み重ねにより、梗塞部が時間を追ってどのように変化していくかを類推できるようになったわけで

すね。

　逆に、このようなデータから「剖検で認められた所見からすると、○日くらい前に心筋梗塞の発作があったはず」という推理できますし、「この治療を施したことによって、通常と比べて○○という病理組織学的な違いが現れている」という判定もできるのです。

　ただし、症状や臨床経過は、患者さんによって違います。病変の重症度も違えば、背景にある血管障害の程度や分布、施された治療の内容も異なります。ですから「おおよそ」という言葉は外せませんが……。とはいえ、多くの病理解剖のデータを積み重ねていくことの大切さがおわかりいただけると思います。

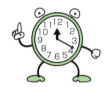

5-6 持続的に傷害が続いて でき上がる肝硬変

臓器や組織が受ける傷害は、一度だけとは限りません。慢性の疾患の場合は普通、持続的あるいは反復して傷害因子が作用します。こんなとき修復のしくみはどのように働くのでしょうか？ 再生力の強い肝臓を例に見てみましょう。

■■ 肝臓が元通りに再生するには？ ■■

肝臓が傷害を受けると、増殖開始のスイッチが入って、肝細胞の細胞分裂が始まります。このとき、肝細胞がただ増殖すれば元通りになるわけではありません。血管や胆管も同時に増生する必要があるし、新しくできた肝細胞は血管（類洞）に沿って一列に並ばなければ機能を果たすことはできません。元通りの大きさになったら、増生をストップさせる必要もあります。いくら肝細胞に再生能力があっても、こうした過程のどこかに不具合があれば元通りにはなりません。

肝臓の場合、とくに構造の維持は重要です。肝細胞の一つ一つは、胆汁を生成したり、血液から物質を取り込んで代謝したりする機能を持っています。ところが、血管（類洞）という物質を運ぶベルトコンベアに面していなければ、肝細胞は物質を取り込んだり、その代謝産物を再び戻したりすることはできません。肝細胞が倍々に分裂して大きなダンゴを作っても、役には立たないのです。そのため、さまざまな増殖因子とその抑制因子が作用して、構造を保ちながら再生するよう調整されていると考えられます。

また、皮膚の創傷治癒では多かれ少なかれ線維性の瘢痕が残りますが、「元通り」というのはこの瘢痕組織もほとんど形成されないということを意味します。肝臓では肉芽組織が関与するヒマがないほどすばやく活発に、肝細胞や周囲の結合組織の再生が進むと考えられます。

■■ 慢性的な傷害に対する肝臓の反応 ■■

1回の傷害ならば、肝臓はほぼ元通りに修復します。しかし慢性的な傷害では、元通りに修復することは難しくなります。それは、「傷害が常に加わって次々と肝細胞が壊死するため、再生が間に合わない」「肝細胞が再生しても、同じ傷害因子でダメージを受けて壊死してしまう」「傷害因子の存在下では、肝細胞の再生は普通どおりにはいかない」などの理由が考えられますね。

5-6 持続的に傷害が続いてでき上がる肝硬変

　慢性的な傷害によって肝細胞の再生がジャマされると、他の臓器や組織と同様、傷害部位に肉芽の増生が起きてきます。「壊死した肝細胞を片づけ、そこに肉芽組織が増生し、最終的に線維性瘢痕を形成する」という創傷治癒過程が起こるわけです。傷害された領域が線維に置き換わることにより傷跡が小さくなるのも、皮膚の例で見た創傷治癒と同じです。ただし、ここで肝臓がほかの臓器と異なるのは、活発な再生能力を持っていることです。傷害が持続的に加わったり、繰り返し加わったりする場合でも、肝細胞はあきらめることなく再生しようとします。そのため、一方では「肉芽増生→線維化→瘢痕形成」が進み、もう一方で再生が繰り返されるという状態になります。

　この無秩序に修復と再生が繰り返された結果が**肝硬変**です。肝硬変の特徴は、肝臓の中に正常では見られない線維性瘢痕がはびこっていることと、再生した肝細胞が塊を作っていることの二点です。実際の組織では、再生してきた肝細胞の塊を線維組織が取り囲む形を取り、動脈と静脈の位置関係もバラバラになっています。このような構造単位を**偽小葉**と呼びます。血液が流れるルートや、胆汁がグリソン鞘の胆管に流れ込むルートは、はびこった線維で寸断されてしまいます。

■ ■ ■ 傷害因子は肝臓にどのように到達する？ ■ ■ ■

　肝臓を傷害する因子は一般に、手術や外傷を別にすれば、血流に乗って肝臓に運ばれてくると考えられます。ほかの臓器や組織と違い、肝臓には心臓から送られてくる動脈血だけでなく、消化管で吸収された栄養分などの物質を含む血液も流れ込みます。消化管で吸収された物質は、まず消化管に分布する毛細血管に運び込まれ、静脈に集まります。この静脈がさらに集まって1本となり、肝臓に到達します。消化管から集まって肝臓に達するこの静脈を**門脈**といいます。

　肝臓に達した門脈は、肝動脈と一緒に肝臓の中に入って枝分かれしていきます。枝分かれした門脈と肝動脈は、最終的に一緒になって肝細胞（**肝細胞索**）が両側に並ぶ一本道の血管（**類洞**）に流れ込み、出口の静脈（**中心静脈**）に向かいます。したがって傷害因子は、動脈で運ばれてきても、消化管から吸収されて門脈で運ばれてきても、最終的には肝細胞に達するということになります。

　なお、肝動脈と門脈の末梢部には、肝細胞で作られた胆汁が肝細胞の間にある毛細胆管を通って流れ込む肝内胆管も一緒にあります。肝動脈、門脈、胆管がまとまっている所を**グリソン鞘**といいます。

5

細胞の傷害と修復のしくみ

131

5-6 持続的に傷害が続いてでき上がる肝硬変

肝炎から肝硬変へ（5-20）

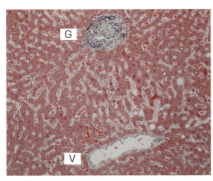

A. 正常の肝組織
正常の肝組織では、グリソン鞘（G）と中心静脈（V）が規則正しく分布し、間に肝細胞が一列に並んでいる。（EMG染色）

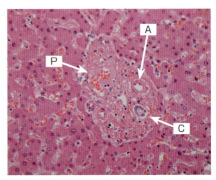

B. 正常のグリソン鞘
グリソン鞘には、膠原線維の中に門脈（P）、肝動脈（A）、胆管（C）が集まっている。周囲の肝細胞との境界は明瞭である。

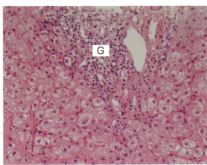

C. C型肝炎：軽度の炎症所見
紫色の粒のように見えるリンパ球が、グリソン鞘の中にたくさん浸潤している。

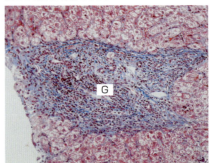

D. C型肝炎：グリソン鞘の拡大
グリソン鞘が、線維増生によって正常よりも広がっている。（B、Cより弱拡大／マッソン染色）

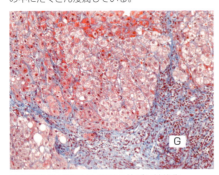

E. C型肝炎：グリソン鞘から伸びる線維化
拡大したグリソン鞘から、青く染まる線維が橋をかけるように伸びていく様子がわかる。（マッソン染色）

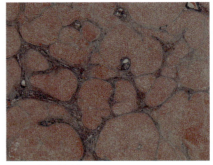

F. 肝硬変（弱拡大）
線維（この染色では黒く見える）によって肝細胞が大小の塊（偽小葉）に分けられている。（EMG染色）

5-6 持続的に傷害が続いてでき上がる肝硬変

肝臓の組織構造（5-21）

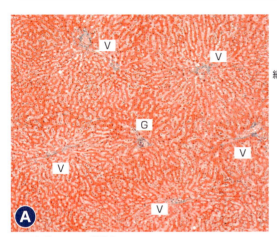

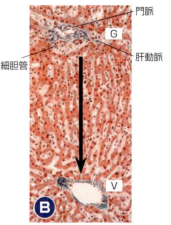

A：肝組織のハチの巣構造
正常の肝臓では、グリソン鞘（G）と中心静脈（V）が規則正しく分布して、間に肝細胞が索状に並び、ハチの巣構造のようになっている。

B：グリソン鞘と中心静脈
グリソン鞘の肝動脈と門脈の血液が、肝細胞の間の毛細血管（類洞）を通って、中心静脈に流れ込む。肝細胞で作られた胆汁は、毛細胆管を通ってグリソン鞘の方向に流れ、細胆管に流れ込む。

■■■ 傷害因子の到達経路で異なる、ダメージされる領域 ■■■

　こうした肝臓の循環を見ると、傷害因子が動脈で運ばれてきても、門脈で運ばれてきても、類洞の入口あたりにある肝細胞が一番ダメージを受けそうですね。毒性の強い傷害因子の場合、たしかにグリソン鞘周囲の肝細胞がダメージを受けます。肝炎ウイルスもグリソン鞘周囲で炎症を起こし、周囲の肝細胞をダメージしていきます。

　では、傷害因子として、肝臓に代謝しきれないほど大量の物質が輸送されてきた場合はどうなると思いますか？　運ばれてきた物質は、グリソン鞘周囲の細胞がお腹一杯になるまで取り込むのではなく、代謝しきれない分は先送りされます。ただし、肝細胞が必要とする酸素やエネルギーも肝動脈により運び込まれるので、上流のグリソン鞘周囲の肝細胞は新鮮な酸素や栄養をたくさんもらえますが、下流の中心静脈周囲の肝細胞は残りカスしかもらえません。そのため、中心静脈周囲の肝細胞は栄養状態が悪く、物質が送られてきてもそれを代謝することができずに、物質はたまっていくことになります。こうしたわけで、脂肪肝の脂肪は中心静脈周囲の肝細胞に溜まることが多いのです。低酸素や低栄養などの傷害因子についても、影響をまともに受けるのは中心静脈周囲の肝細胞ということになります。

5-6 持続的に傷害が続いてでき上がる肝硬変

　もう一つ、傷害因子として、慢性のうっ血を考えてみましょう。慢性心不全に陥ると全身の臓器にうっ血をきたしますが、このとき肝臓はどうなるでしょうか？　肝臓のうっ血は中心静脈に起きます。うっ血により中心静脈の圧が上がると、血液が類洞から中心静脈にうまく流れ出ていかなくなり、周囲の肝細胞に圧がかかります。また、流れが悪くなれば、酸素や栄養も到達しにくくなります。結果として、中心静脈周囲の肝細胞が傷害されていくことになります。

■ ■ いろいろなパターンがある肝硬変への進展のしかた ■ ■

　肝臓の構造と傷害因子の働く場所との関係がわかると、同じ肝硬変になるにしても、原因によって違いはないのだろうかと思いませんか？　実際、疾患によって肝硬変の形態には違いがあることがわかっています。

❶ ウイルス性肝炎

　感染の主な原因が輸血であることからわかる通り、肝炎ウイルスは血液の中に入って肝臓に到達し、グリソン鞘の周囲の肝細胞に感染します。ウイルスは直接肝細胞を攻撃するのではなく、寄生するように肝細胞に入り込んで増殖します。すると、感染した細胞は目印となるハタをかかげます。このハタのついた細胞を免疫細胞が攻撃してやっつけてしまうのが、ウイルス性肝炎で肝細胞が壊死するしくみと考えられています。

　グリソン鞘周囲でこのような傷害が持続すると、肝細胞のあった所が線維に置き換わっていくことになります。線維化の領域は周りを侵食するように拡大していき、ついには隣同士のグリソン鞘の間が線維でつながるようになります。このような橋渡しがあちこちに伸び、一方で**再生結節**（再生した肝細胞の塊）が形成されて、肝硬変が完成するわけです。このように慢性肝炎から肝硬変に至る場合には、線維成分が少なく、比較的大きな再生結節が形成されます（図5-22A）。

　このほかに、ウィルスの力と身体の免疫力の関係で、感染のしたときにたくさんの肝細胞が一度に傷害されると**劇症肝炎**という状態になります。広範に肝細胞が壊死するので高度の肝不全になり、重篤で死亡率も高い疾患です。この状態から生き延びた場合は、わずかに生き残った肝細胞が再生するわけですが、周囲の傷害部位では肝細胞が再生してくる前に線維が増生するので、広い線維成分の中に再生結節が散在する形の肝硬変となります。

❷ アルコール性肝障害

　脂肪が溜まりすぎた肝細胞は、風船が破裂するように壊死に至ります。先述したように、脂肪肝は中心静脈周囲から進むので、線維化も中心静脈周囲から広がっていきます。

　アルコール性肝障害では脂肪の蓄積のほかに、**アルコール性肝炎**と呼ばれる傷害も加わり、肝細胞の脱落と線維の増生から肝硬変に進展するといわれています。この場合は、中心静脈周囲とともにグリソン鞘周囲も傷害されて、小さな偽小葉が形成されます（図5-22D）。

❸ うっ血性肝硬変

　慢性うっ血が続けば中心静脈周囲の肝細胞が壊死し、この領域からの線維化が起きます。重症の状態が長期に続けば、肝硬変まで進展します（図5-22B）。うっ血性肝硬変は、同時に静脈系の拡張が見られることが特徴です。

■ ■ 肝硬変で見られるようになる症状のリクツ ■ ■

　肝細胞の脱落した領域は、線維が増えて収縮します。こうして肝臓が硬く小さくなる**肝硬変**ができ上がります。肝硬変になると、血液の通り道も胆汁の通り道も線維によって寸断されるため、肝細胞が再生しても肝臓全体としての機能が十分に果たせなくなります。

　肝硬変では、肝臓にうまく流れ込めなくなった血液がうっ滞し、うっ滞した血液から漏れ出す液体が**腹水**としてお腹に溜まります。腹水の貯留には、「肝機能障害のため十分なタンパク質が作れなくなり、低タンパク白血症により膠質浸透圧が低下すること」「門脈の寸断によって門脈圧が上がり、肝臓のリンパ液の生成が増えること」「身体をめぐる有効な循環血液量の低下や腎臓の血流量低下によって、水分やナトリウムの排泄が低下すること」なども関連します。

　肝硬変ではまた、胆汁がうまく排泄できないため、胆汁色素が血液中にたまり、これが他の組織に漏れ出して**黄疸**となります。黄疸の発生には、肝臓の間接ビリルビンの処理能力低下により、血液中に間接ビリルビンが蓄積することも影響します。

5-6 持続的に傷害が続いてでき上がる肝硬変

肝硬変の種類（5-22）

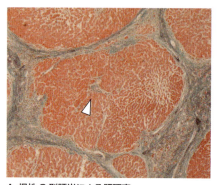

A. 慢性C型肝炎による肝硬変
結節の中央にあるのは中心静脈（△）で、周りのグリソン鞘が厚い線維組織でつながっている。（EMG染色）

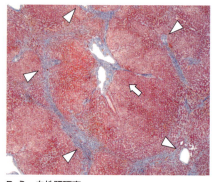

B. うっ血性肝硬変
慢性うっ血による線維化では、中心静脈（△）がつながり、真中にグリソン鞘（→）が見られる。（マッソン染色）

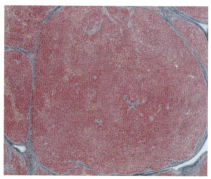

C. 大結節性肝硬変
大きな偽小葉形成。B型肝炎による肝硬変に多く見られるタイプ。写真は非B非C型肝炎による肝硬変例。（EMG染色）

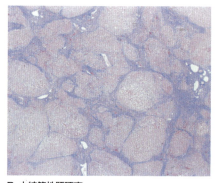

D. 小結節性肝硬変
小さな偽小葉形成。アルコール性肝硬変に多く見られるタイプ。写真もアルコール性肝硬変例。（マッソン染色）

■■ 肝硬変で起きる血流方向の変化とは？ ■■

　肝硬変では、消化管で吸収した栄養分を運ぶ門脈の流れも寸断されてしまいます。肝臓に入り込めなくなった消化管からの血液は門脈内にうっ滞し、これにより門脈の圧が上がってきます（**門脈圧亢進**）。

　門脈が肝臓に入る手前では、脾臓から来る**脾静脈**が門脈に合流しています。門脈内で行き場のなくなった血液は、この脾静脈を逆流して脾臓に流れ込みます。このため、血液が溜まって脾臓は腫れ上がります（**脾腫**）。

5-6 持続的に傷害が続いてでき上がる肝硬変

　腫れるほど血液が溜まった脾臓が血液を受け取りにくくなると、さらに行き場のなくなった血液は、細い枝を通って食道の粘膜の下を流れる**食道静脈**に向かいます。結果として、食道の静脈が膨らんで**食道静脈瘤**ができます。

　足のふくらはぎの静脈が累々と浮き出ている人を見たことがあるかもしれませんが、それは足の静脈に血液がうっ滞して起きる下腿静脈瘤です。肝硬変では、あのように膨らんだ静脈が、食道の内面に浮き出るのです。食べ物を飲み込んだときに、粘膜のすぐ下にあるこの静脈瘤が傷つけば、大量に出血する危険があります。こうした食道静脈瘤の破裂は、肝硬変の死因の一つとなっています。

　そのほかに、行き場のなくなった門脈の血液は、皮下に流れ込んでおヘソの周りで静脈を怒張させたり（ギリシャ神話に登場する髪が蛇の怪物の名前をとって「メヅサの頭」と呼ばれる）、痔を形成したりします。門脈の血液が、何とか大静脈系に戻ろうとするわけです。このように本来のルートが通れなくなった血液が、さまざまな抜け道を通って行き先にたどり着くことを**側副循環**といいます（図5-23）。

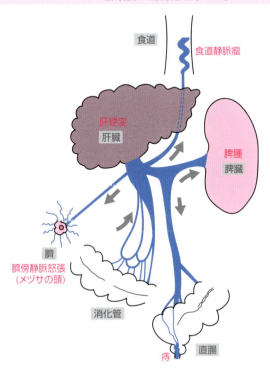

肝硬変の側副循環（5-23）

持続的な傷害は肝癌の発生につながる

　薬害問題で広く知られるようになりましたが、C型ウイルスによる肝炎から肝硬変、肝癌への進展は大きな問題となっています（図5-24）。B型肝炎やその他の慢性肝疾患でも、発生の率は異なりますが、肝癌へ進展することはあります。

　慢性肝障害から肝癌への進展は、肝細胞の壊死と再生の繰返しの中で、特定の遺伝子（宿主腫瘍遺伝子）に変異が起こり、増殖のさかんな細胞が悪性化するためと基本的に考えられています。持続的な傷害とその修復の過程では、細胞分裂が繰り返されることになるため、遺伝子に異常が起こる確率も高まり、がんが発生しやすくなるのです。

　また、慢性の炎症では、傷害された組織を修復するために、さまざまな増殖因子が働きます。こうした増殖因子によってアポトーシスが抑制されると、本来アポトーシスによって排除されるべきがん細胞が生き残り、増殖していくと考えられています。

　異常な遺伝子を持った細胞が生まれやすくなり、生まれた細胞を抑制したり排除したりする機構が働かなくなる──。これが発がんの基本的な機序ですが、その先の詳細については、それぞれのがんに特有の遺伝子も含めてたくさんの因子が関与するために、完全な解明には至っていません。C型肝炎でも感染から30年もかかってがんが発生してくるのですから、途中過程を解析するにしても時間がかかるし、動物実験も難しいのです。

肝硬変＋肝癌（5-24）

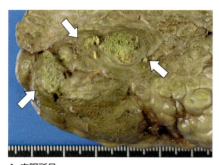

A. 肉眼所見
大小の偽小葉からなる肝硬変を背景に、緑色に見える肝癌（→）が多発している。

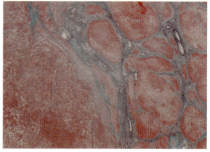

B. 組織所見
右側は肝硬変で偽小葉が見られる。左側は肝癌で、増生する細胞が一塊になっている。（EMG染色）

| Column | 非アルコール性脂肪性肝疾患 |

脂肪肝というと、もっぱらアルコールに起因するものが考えられてきました。ところが近年、アルコールと無関係な肝疾患として**非アルコール性脂肪性肝疾患**（NAFLD：Nonalcoholic fatty liver disease）および**非アルコール性脂肪肝炎**（NASH：Nonalcoholic steatohepatitis）と呼ばれる病態が注目されています。

欧米ではalcoholicという言葉が差別や偏見につながる危惧があるとのことで、MASLD（Metabolic dysfunction-Associated Steatotic Liver Disease）、MASH（Metabolic dysfunction-Associated Steato-Hepatitis）という名前に変更することが提唱されています。しかし日本では、現在のところ日本語訳として決まったものがないこともあり、アルコールに起因しない脂肪肝をNAFLDと呼び、脂肪の蓄積により肝細胞が壊死し、それに反応した炎症を起こしているものをNASHと呼んでいます（NAFLDを包括的な総称とし、NASHをその中でも重症なものとする捉え方もあります）。

アルコールに関係なく、肝臓に脂肪が蓄積する原因として、食生活や運動などの生活習慣の乱れのほか、内臓肥満、ストレス、昼夜逆転の仕事など、メタボリックシンドロームと共通するものが挙げられています。主に糖尿病や高脂血症などの代謝異常が発症に関連していると考えられますが、肝臓内の脂肪処理に関連する遺伝子に異常が認められる例があるなど、肥満や生活習慣以外の要因も発症に影響しているという報告が

あります。特に日本では、肥満のないNAFLDの症例も少なくありません。

ちなみに、健診や人間ドックを受けた人の中では、約25％にNAFLDが見られ、その1/4がNASHに進行すると推定されています。ただし、肝生検による確定診断がなされる例は少ないこともあり、NAFLD、NASHともに診断されていない症例が多数あるものと思われます。

肝細胞内の脂肪が増えると、肝細胞が壊死し、その際の炎症に伴って肝組織の破壊と修復がくり返されます。これにより、肝硬変や肝癌に進展する恐れがあります。機序は、本文で述べた肝硬変や肝癌の発生と共通です。NASHから肝硬変への移行は、10年で10〜20％にみられるとされ、報告例は増加しています。肝癌の発生率は、C型肝硬変よりも低いものの、アルコール性肝硬変と同等かそれ以上と考えられています。さらに、NASHから肝硬変を伴うことなく、肝癌を発症した例も報告されています。

なお、肝癌の背景に脂肪肝が見られる症例は稀ですが、NASHから肝硬変や肝癌を発症してくる過程で脂肪肝の所見が消えてしまう「burn-out NASH」という病態が知られています。病理医の立場で言うと、病理組織所見のみでは、NASH由来であることを否定できないという難しさがあります。

今後、NASHが肝硬変・肝癌の主因となっていく可能性も考えられます。そのため、非アルコール性脂肪性肝疾患の予防、診断、治療について、多くの研究が進められています。

5-7 余計な異物を排除できなかったら？

創傷治癒のところで、「戦場を清掃して肉芽で埋め、最後は瘢痕にする」という体の働きを説明しました。しかし、戦場はいつもきれいに清掃できるとは限りません。「異物」が排除できない場合、体はどのように対応するのでしょうか？

■ ■ ■ 異物を自分の身体の一部に置き換える「器質化」 ■ ■ ■

傷のある無しに関わらず、体の中にできた異物を肉芽組織で置き換えて、最終的に線維組織に変えてしまうことを**器質化**といいます。器質化も瘢痕化と同様に、傷害の修復にとって大切なしくみの一つです。

異物は外から入り込んだものとは限りません。壊死した組織や、出血した血液の塊、血管から多量に浸み出したタンパク質成分なども、身体にとっては血の通わない異物です。このような異物は、炎症で働く免疫を担当する細胞たちによって**非自己**（＝自分の身体の一部ではない）と認識されて、常に片づけようとされます。

器質化は創傷治癒で見られた「片づけ → 肉芽組織の増生 → 線維化」という一連の反応とまったく同じです。結果として、異物を排除して、自らが作り出した組織に置き換えてしまうのです。器質化により、異物は自分の身体の一部になるので、異物に対する反応は起こらなくなるわけです。

なお、皮膚などの創傷治癒については、「器質化」という言葉はあまり使いません。創傷治癒では通常、傷口が瘢痕化するだけで、器質化するような異物はほとんどないか、ごく少ないからです。創傷治癒で器質化が関係するのは、出血の際にできた大きな血の塊（**血腫**）が身体の中に残った場合でしょう。小さな血腫はすべてマクロファージが食べて片づけますが、大きくて片づけきれないものは器質化されることになります。

器質化がとても重要な役割を果たすのは、「**血栓**」の器質化です。血栓により血管が閉塞してしまった場合、血栓をマクロファージが食べ、肉芽組織が増生して線維組織に変えていくことで隙間ができ、再疎通する場合があるからです（図5-25）。また、**心筋梗塞巣**で壊死してしまった心筋が線維に置き換わっていくのも「器質化」ですし（図5-14）、第7章でお話しするショックによる**びまん性肺胞傷害**で、肺胞の中に滲み出したタンパク質を吸収しきれずに線維でできた膜に変わっていくのも「器質化」です（図7-10）。

140

血栓の器質化(5-25)

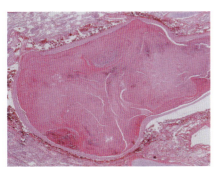

A. 新鮮な血栓によって閉塞した肺動脈
血小板や線維素(フィブリン)が主成分なので、赤血球の色よりも淡いピンクに染まって見える。

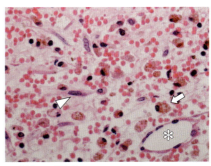

B. 血栓の器質化①
赤血球を食べて片付けるマクロファージ(胞体が茶色い細胞→ほか)、線維を作る紡錘形の線維芽細胞(△ほか)と、増生した毛細血管(＊)が見られる。

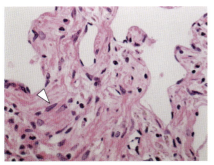

C. 血栓の器質化②
血液を片づけたあとに線維芽細胞(△ほか)が線維を作り、全体が縮んでいくに従って、毛細血管の腔が拡張する。

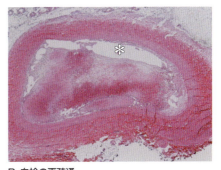

D. 血栓の再疎通
中心部はまだ器質化されない血栓が残っているが、辺縁部は器質化によって毛細血管腔(＊)が広がり、再疎通した動脈。

■ ■ 異物を自分の身体で包み込む「肉芽腫」形成 ■ ■

　外から入ってきた異物のように、もともと自分の身体にはないものは、器質化して身体の一部に変えることはできません。このような異物を清掃しきれない場合の例として、**肺結核**を見てみましょう。みなさんは結核を昔の病気と思っていませんか？ それはとんでもない誤解です。絶滅した病気ではなく、1999年に「結核緊急事態宣言」が出されたほど現代の病気です。明治から戦前にかけて流行った結核ですが、医学が発達して新しい薬も開発されている現代、なぜ撲滅することができないのでしょう？

　肺結核では、肺に結核菌による炎症が起きます。結核菌を殺して清掃してしまえばよい

5-7 余計な異物を排除できなかったら？

のですが、結核菌というのはなかなかしぶとく強い菌なのです。そのため、どうしても殺しきれなかった結核菌を、身体は牢屋を作って閉じ込めます。結核菌の周りに肉芽組織を作り、線維組織でおおってしまうのです。外から見ると自分の組織でおおわれているので、異物に対する反応は起きません。しかし、結核菌が牢屋の中で何年もずっと生き続けている場合があります。そのような牢屋の中の菌には、薬も届きにくいわけです。

現在、高齢の方々の中には、若いときに結核菌に感染し、それを免疫力で閉じ込めている人が少なくありません。過去に治療を受けていた場合は、閉じ込められている結核菌に薬への耐性ができていることもあります。こうした人が加齢や病気で免疫力が低下したときに、結核菌が肉芽組織を溶かして出てきて、再び炎症を引き起こしたり、気道から体外に出て他人に感染したりということが増えてきているのです。

肉芽腫　肺結核（5-26）

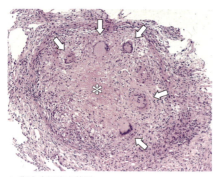 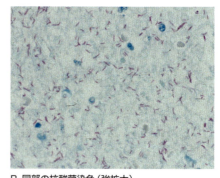

A. 類上皮細胞肉芽腫
乾酪壊死（＊）の周囲に、ラングハンス型巨細胞（→）が散見される。巨細胞の間には紡錘形の類上皮細胞が増生し、その周囲をリンパ球が取り巻いている。

B. 同部の抗酸菌染色（強拡大）
赤い糸くずのように見えるのが結核菌。肉芽腫という牢屋の中に閉じ込められている。

肉芽と肉芽腫のちがい（5-27）

	肉芽	肉芽腫
原因	創傷治癒や器質化の過程	特殊な炎症や異物に対する反応
構成成分	マクロファージ、線維芽細胞、毛細血管	マクロファージ、マクロファージが変化した類上皮細胞、多核巨細胞、リンパ球、形質球

5-7 余計な異物を排除できなかったら？

　結核は現代人が忘れるくらい過去のものとなり、患者も減ってしまいましたが、それだけに若い人には結核に対する抵抗力（免疫）がなく、感染すると重症化することがあります。また、医療従事者も「過去の病気」と思い込んでいて正しい診断ができなくなっているうえ、治療されても、生き残った薬剤耐性菌が蔓延し始めて、薬がうまく効かない症例も増えています。こうしたことが、結核患者が減らない理由です。排除できないものを牢屋に閉じ込めることは、身体にとっては「治す」ことになっても、結核の場合は完全に治っているわけではないというわけですね。

■■ 外から入った異物に対する反応 ■■

　結核のような細菌以外にも、外から身体の中に入り込む異物はありますね。小さい頃、手に鉛筆を刺して、芯が残ったままになってしまった人はいませんか？　こうした外から入った異物を片づけきれない場合は、基本的に周囲を肉芽組織で取り囲みます。とにかく周りから見えないようにしてしまうのです。ガラスのようにスベスベしたものなら、肉芽が次第に表面に押し出してしまうこともあります。手術で縫合に使う糸でも同じことが起こり、「虫垂炎の手術の後、しばらくしてお腹から糸が出てきた」という人がときどきいます。

　「ガーゼオーマ」は、「ガーゼ」に腫瘍を意味する「oma」をつけた造語です。これは手術の際に体に置き忘れたガーゼが、周りを肉芽・瘢痕組織で囲まれて腫瘤となったもので、医療事故のニュースとして時々報道されますね。何年も体内にあって大丈夫かと思いますが、きちんと牢屋に閉じ込めているので、塊になったものが周囲の組織を圧迫でもしない限り、症状すらないまま長期間過ごしている場合が多いのです。

ガーゼオーマ (5-28)

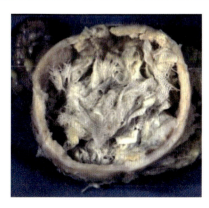
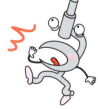

5-7 余計な異物を排除できなかったら？

　豊胸術に使われるゼリー状のシリコンは、以前はそのまま乳房に注入されていました。体はこのシリコンに対しても反応を起こします。何とか食べて片づけようし、ダメなら肉芽組織で囲みます。そのため、せっかく良い形に乳房を整えたのに、年を経ると変形してしまうことがありました。現在は、反応を起こさないような袋に入れたシリコンが使われています。美容整形は異物を体に埋め込むことが多く、体の反応をいかに抑えるかが大きなカギになっています。

Column　　　　**病理医はすべてに遅い？**

　内科医は何でも知っているが、何もしない。
　外科医は何も知らないが、何でもやる。
　病理医は何でも知っていて何でもやるが、たいていは手遅れである。

　これはアメリカン・ジョークの一つです。一般的に「病理医＝病理解剖」というイメージで、「病理医は何でも知っているけれど、相手の患者は死んでいる」、つまり「病理解剖ですべてわかっても肝心の患者さんは亡くなっている」というブラック・ジョークと受け取られているようです。
　病理医が扱う対象は、ほぼ全ての臨床科からの検体です。毎日の病理診断標本も、胃の生検の次は泌尿器科の前立腺生検、それを診断している間に脳神経外科の術中迅速診断の検体が届き、産婦人科の子宮体癌手術標本の切り出しが待っている……という具合です。何科の臨床医とも専門的な話ができる、つまり何でも知っている、逆に言えば何でも知っていなければならない仕事ではあります。
　一方で「たいていは手遅れ」という言葉には、もっと深い意味を読み取れます。病理の標本はまずホルマリンで一定時間の固定が必要です。その後、脱水・脱脂をしてパラフィン（蝋）を浸み込ませて固め、薄切して染色すると、どうしても丸1日程度かかります。し

たがって、病理診断の報告は、通常はどんなに早くても検体を受け付けた翌日か翌々日になります。大学などの教育機関のように、まず下の人間が診て、スーパーバイザーがチェックするというシステムだと、もう1～2日は余計にかかります。もし病理医が標本を前に診断に悩んだりすれば、1～2日は簡単に遅れることになります。また、衛生検査所を介した場合はさらに時間がかかります（p41コラム参照）。
　「組織を採られて、次の週に外来に行っても、病理の結果が出ていない」、あるいは「手術が終わってもう退院するのに、まだ病理の最終診断が報告されていない」という事態もまれではないのが現状です。ひどい場合には「やっと病理診断が届いた時には、患者さんはすでに手遅れ」という意味にも取れるわけです。
　最近、**ワンデー・パソロジー**という考え方が浸透し始めています。電子レンジや超音波の作用を使って、検体をパラフィン・ブロックにする時間を飛躍的に短縮し、検体採取から標本作製までが2時間程度という機械が開発されてきたのです。これによって、午前中に生検を行った患者さんは、午後に病理診断を聞いてから帰宅できることになります。「病理医はすべてに遅い」などとは言わせない時代は、すぐそこまで来ています。

5-8 傷害の「手前」も知っておこう

細胞傷害と修復のお話をしてきました。傷害因子が強くなければ、細胞は何とか生き残って適応しようとがんばります。がんばった細胞や組織には、どのような変化が見られるでしょうか？

■■■ ボディービルの肉体は筋肉の「肥大」 ■■■

細胞分裂をしない細胞で構成された組織や臓器は、負荷がかかると一つひとつの細胞のサイズが大きくなることによって、その負荷に対応しようとします。こうして臓器や組織が大きくなる現象を**肥大**といいます。たとえば、骨格筋は基本的には細胞分裂をしない*細胞で構成された組織ですから、毎日のトレーニングで築き上げた隆々とした筋肉は「骨格筋（横紋筋）の肥大」です。こう言ってしまっては、ちょっと興ざめでしょうか……。

心肥大は、心臓がボディービルをさせられた結果です。高血圧症のために心臓が常に高い圧を出しているような状態は、心臓が常にバーベルを持ち上げているようなものです。また、大動脈弁がうまく開かなくなり（狭窄）、左心室が思いきり収縮しないと血液が出て行かないような状態なども同様です（図5-29）。

「心臓が大きくなれば、力も強くなって良いではないか」と考える人がいるかもしれません。実は心筋細胞は大きくなっても、それを栄養する血管が太くならないのです。栄養や酸素がたくさん必要になったにもかかわらず、少ししか供給されないという状況です。こうした受容と供給のアンバランスが、心臓の虚血に結びついてしまうのです。

■■■ 構成細胞の数が増えて大きくなる「過形成」 ■■■

細胞分裂をする細胞で構成された組織や臓器は、負荷や刺激が加わった場合に細胞の数が増えることでも大きくなります。これを**過形成**と呼びます（図5-31）。

過形成は「細胞の増殖にストップがうまくかからず、それに応じたアポトーシスもうまく起きない」という状況です。ただし、何らかの刺激に対する反応として増えるという点で、勝手に増える**腫瘍**とは違います。がんのようにドンドンまわりに広がったり、他の場所に飛び火（転移）して増殖したりすることはありません。しかし病理医にとっては、姿形からがんと鑑別するのに苦労させられることもあります。

---

*……細胞分裂をしない：筋線維は細胞分裂しないが、骨格筋が損傷されると周囲にあるサテライト細胞（衛星細胞）が筋芽細胞となり、細胞分裂を繰り返して筋細胞へと分化する。

5-8 傷害の「手前」も知っておこう

肥大（5-29）

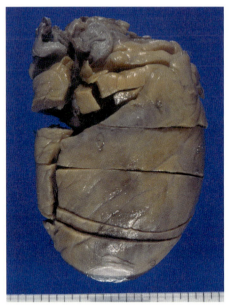

A. 心肥大
僧帽弁および大動脈弁の狭窄＋閉鎖不全があった60代男性の心臓（820g）。

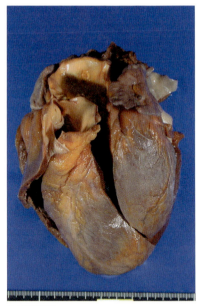

B. 正常対称
肝癌で死亡した60代男性の心臓（285g）。
（A、Bは同じスケールに合わせた写真）

　過形成の身近な例には、傷跡が盛り上がってしまう**過形成性瘢痕**があります。創傷治癒の過程で線維芽細胞が増殖しすぎて、瘢痕組織が盛り上がって形成されてしまったものです。ケガや火傷の痕が赤く盛り上がる**ケロイド**も、過形成性瘢痕の一種と考えられます。ただしケロイドは、なぜできるのかなどについて、まだ謎が多く残されています。

　なお、細胞分裂の能力がある臓器や組織が刺激によって大きくなる場合では、細胞のサイズが大きくなる肥大と、細胞の数が増える過形成が同時に起きていることがありますが、これは広い意味で「**肥大**」と呼ばれます。

■■ ギプスで足が細くなるのは筋肉の「萎縮」 ■■

　私は学生時代、スキーで左足首を骨折して、ギプスをまかれたことがあります。このとき医者の言うことを聞かずに、その足で車を運転したり歩き回ったりして何回もギプスを壊してしまい、治りが遅れて3か月もギプス生活でした。おかげですっかり松葉づえに慣れてしまい、両足を上げて竹馬の要領で5mほど進めるぐらいでした。そんな状態でギプスを

心筋細胞の萎縮と肥大（5-30）

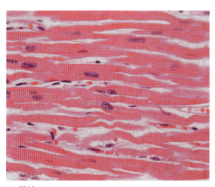

A. 萎縮
腎盂腎炎、カンジダ性敗血症で死亡した60代女性の心臓（200g）。

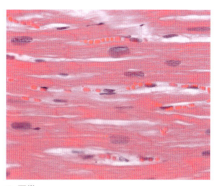

B. 正常
脳梗塞で死亡した30代男性の心臓（350g）。

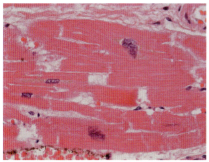

C. 肥大
急性冠症候群で死亡した60代男性の心臓（713g）。

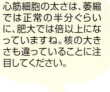

心筋細胞の太さは、萎縮では正常の半分ぐらいに、肥大では倍以上になっていますね。核の大きさも違っていることに注目してください。

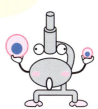

外してビックリ。なんと左足が右足の半分くらいの太さになっていたのでした。これが使わなかったことによる筋肉の**萎縮**です。萎縮には細胞の数が減る場合と細胞の大きさが小さくなる場合、その両方が一緒に起きる場合がありますが、通常はとくに区別しません。

年を取ると誰でも身体が縮んできますが、同時にさまざまな臓器も萎縮してきています。脳も同様です。とはいえ、CTによる診断で「脳に萎縮がありますね」なんていわれたらギョッとしますよね。脳の神経細胞は毎日脱落していくので、脳の萎縮を避けることはできません。ギョッとするのは、そのような生理的な萎縮ではなく、**アルツハイマー病**などの病的な萎縮が思い浮かぶからでしょう。萎縮の原因には、「使わないため（神経障害によって動かない場合も含む）」「年をとるため」などのほか、何らかの傷害因子による病的なものがあるわけです。

胃の過形成性ポリープ（5-31）

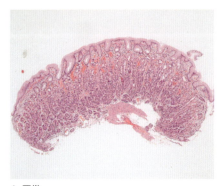

A. 正常
ほぼ正常の胃底腺領域の胃粘膜。（30代女性の胃生検）

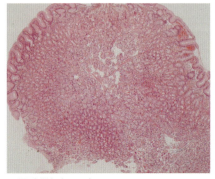

B. 過形成性ポリープ
胃底腺型の過形成性ポリープ。Aと同じ倍率の組織写真。

肥大と過形成（5-32）

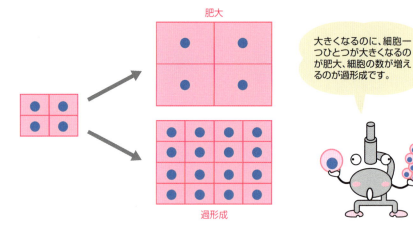

大きくなるのに、細胞一つひとつが大きくなるのが肥大、細胞の数が増えるのが過形成です。

　萎縮をもたらす傷害因子には栄養不足や酸素不足などもありますが、よくわかっていないものがたくさんあります。付け加えるなら、**生理的萎縮**といえども誰にでも均等に起こるわけではありません。細かく見てみると、動脈硬化による病的萎縮が加わっていたり、運動不足のために筋力が低下していたりと、さまざまな要因が関与している可能性があるのです。そう考えれば、加齢による脳萎縮も遅らせることはできそうですね。

5-8 傷害の「手前」も知っておこう

腎臓の萎縮（5-33）

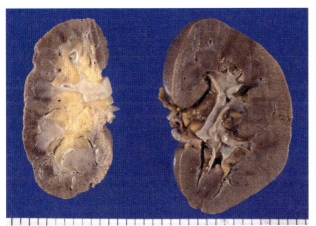

A. 動脈硬化による萎縮腎
右の正常腎に比較して、左の腎臓は茶色く見える腎実質が薄くなっていることがわかる。内側の黄色い部分は脂肪。

　閉経した後に女性の乳房が縮むのも萎縮です。乳腺は女性ホルモンの影響を受けているので、閉経によってエストロゲンが減ることにより萎縮が起きるのです。これは加齢性萎縮といってもよいのですが、ホルモンの欠如や不足による**内分泌性萎縮**に分類されています。

■■ 細胞が化けて生きる「化生」って何？ ■■

　「肥大」とか「萎縮」という言葉は、日常生活でも使うことがあると思います。しかし「化生」という言葉は、聞き慣れないのではないでしょうか。

　化生とは、分化した細胞が、他の分化した細胞の形に変わってしまう現象です。たとえば、気管支の表面をおおう上皮はゴミや痰を外に掃き出す線毛をもった線毛円柱上皮ですが、喫煙者の気管支ではこの線毛円柱上皮が重層扁平上皮に変化する**扁平上皮化生**が見られます（図5-34）。重層扁平上皮は皮膚を覆う上皮と同じで傷害刺激に強い多層化した上皮ですが、線毛をもたないのでゴミを外に掃き出すことはできません。また、ピロリ菌による慢性胃炎では、胃の粘膜が腸の粘膜へと変化する**腸上皮化生**が見られます（図8-7）。腸上皮に変わることで、胃酸などの消化液を分泌する機能は失われていきます。

　子宮頸部の内側は粘液を出す腺上皮でおおわれ、腟側は重層扁平上皮でおおわれていますが、成長すると女性ホルモンの影響により、この境界部が頸管側に移ってきます。つまり、腺上皮に扁平上皮化生が起こるわけです。

5-8 傷害の「手前」も知っておこう

化生 (5-34)

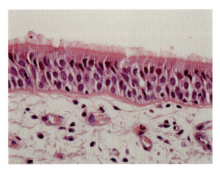

A. 正常の気管支上皮
正常の気管支は線毛をもつ細胞におおわれている。この線毛がゴミや痰を掃き出すのに役立っている。（手術例）

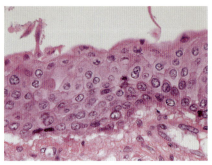

B. 扁平上皮化生
気管支に慢性の刺激が加わると、上皮が皮膚と同じ重層扁平上皮に変わってしまう。この化生により丈夫になるが、線毛は失われる。（間質性肺炎）

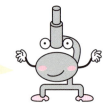

化生は刺激に対する細胞の適応反応ととらえることもできます。

　化生は刺激に耐えるために起こると考えられています。問題は「いったん成熟した細胞が刺激の影響により、細胞分裂とともに形を変える」ということです。安定した状態から変わる過程では、さまざまな間違いが起こる可能性が高まります。実際に化生の起こる領域では、がんの発生する可能性が高まっています。

　創傷治癒の際にできる瘢痕組織には、ときに軟骨や骨ができることがあります。**軟骨化生**とか**骨化生**という状態ですが、不思議なことにそこからがんが発生することはありません。化生の起こる原因やしくみには、まだ謎が多く含まれているということですね。

Medical Science Series

chapter

6

物質の処理がうまくいかない「代謝障害」

ヒトの身体は、外から様々なものを取り入れて、エネルギーにしたり、身体の一部を作る材料にしたり、あるいは身体に必要な物質に作り変えたりしています。そして、不要になった物質や、産生されたゴミは外に排出します。この過程を「代謝」といい、代謝のどこかに狂いが生じることを「代謝障害」といいます。

6-1 赤い肝臓、黄色い肝臓、緑の肝臓

身体に取り込まれた物質はまず肝臓に運ばれて、ここで利用できる形に作り替えられたり、蓄えに回されたり、ゴミに分別されたりします。肝臓は「代謝の中枢」を担う臓器なのです。そのため、ある物質の代謝が障害されると、余分なものが肝臓にたまっていきます。

■■ 肝臓は病気によって色が変わる！？ ■■

肝臓はliverといいます。「レバニラ炒め」のレバーです。レバーは赤褐色調をしていますが、ヒトの肝臓もほぼ同じ色をしています。ホルマリンで固定すると、変色して淡黄褐色調になります。この淡黄褐色を基本の色とすると、肝臓は病気によって赤、黄、緑と信号機のように色が変わることがあります（図6-1）。この色の変化は、肝臓に何かがたまった結果です。本節では眼に見える代謝障害として、様々な色になった肝臓に何が起きたのかを探ってみます。

■■ 物質代謝障害の基本をつかもう！ ■■

肝臓に限らず、身体の中に物質がたまったり不足したりするのは、大きく分けて3つの機序が考えられます（図6-2）。

たとえば、体の中にタンパク質が不足する原因には、❶供給過程の異常として「タンパク質の摂取量が少ない」「タンパク質の吸収が悪い」などが、❷産生過程の異常として「タンパク質の生成が悪い」などが、❸排出・消費過程の異常として「タンパク質が供給以上に消費されている」「タンパク質が尿の中にドンドン出て行ってしまう」「腹水としてたまる」などが考えられます。

さらに細かく見ていくと、たとえば「タンパク質の吸収が悪い」ことの原因には、「手術で消化管の一部が切り取られた」「消化管に炎症がある」「下痢をしている」などがありえます。また、「タンパク質の生成が悪い」ことの原因には、「工場である肝臓の障害」「生成に必要な酵素が生まれつき欠損している」などがありえます。

このような異常はそれぞれが絡み合うこともあり、ひと口にたとえば「タンパク質の代謝異常」といっても、複雑な病態を伴うことがありえます。しかしまずは単純化して、図6-2に示すように、整理して考えていけば理解しやすいと思います。

6-1 赤い肝臓、黄色い肝臓、緑の肝臓

赤い肝臓、黄色い肝臓、緑の肝臓（肉眼所見）（6-1）

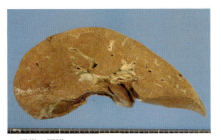

A. 正常の肝臓
ホルマリンで固定した肝臓は、淡黄褐色を呈する。これがほぼ正常の色。（827g）

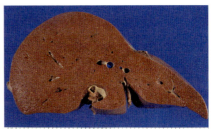

B. 赤い肝臓
固定後なのに、生の肝臓のような鉄サビ色をしている。何が溜まっているのだろうか？（2350g）

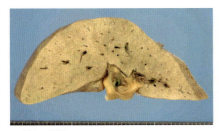

C. 黄色い肝臓
肝臓が白に近い黄色をしている。フォアグラの色に似ているかも？（1274g）

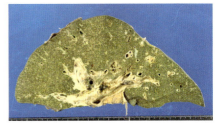

D. 緑の肝臓
肝臓の色が、正常に比べると緑色に見える。これは何の色だろうか？（1000g）

物質代謝障害の基本（6-2）

身体に入ってくる物質の量、または物質を作る材料の量が過剰だったり、不足だったりする場合。

供給過程の異常

物質の生産、あるいは加工工場に異常がある場合。

産生過程の異常

排出・消費過程の異常

物質の消費や排出、あるいは輸送路などに異常がある場合。

6 物質の処理がうまくいかない[代謝障害]

6-1 赤い肝臓、黄色い肝臓、緑の肝臓

■■ 赤い肝臓は鉄の代謝傷害 ■■

　肝臓が赤くなるのは、肝臓に**鉄**がたまってくるためで、鉄の代謝に異常がある場合です。赤いといっても、実際には鉄サビ色をしています。主な原因は供給の異常、すなわち肝臓に多量に鉄が入ってくることです。ところが、1日に消化管から吸収できる鉄の量というのは、ほぼ決まっています。鉄分が不足しているからといって一度にレバーをたくさん食べたり、サプリメントをまとめて飲んだりしても、ほとんどは便に出て行ってしまうのです。では、なぜ鉄が過剰になって、肝臓に蓄積するのでしょう？

　消化管からでないとすれば、ほかのルートを考えなければなりませんね。ナゾナゾのようですが、答えは**輸血**です。輸血ではムリヤリ血管を通して身体の中に血液を入れます。これを長期間にわたり大量に続けると、体内に鉄が過剰になるのです。

赤・黄・緑―染色すると色がかわる！（組織所見）（6-3）

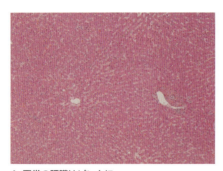

A. 正常の肝臓はピンクに
一般的に用いられている H-E 染色で染めると、正常の肝臓はピンクに染まる。

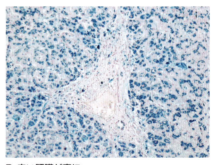

B. 赤い肝臓が青に
鉄分が青く染まるベルリンブルー染色で赤い肝臓が青くなり、鉄が溜まっていることがわかる。

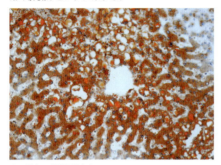

C：黄色い肝臓が赤に
脂肪が赤く染まるズダンⅢ染色で黄色い肝臓が赤くなり、脂肪が溜まっていることが証明される。

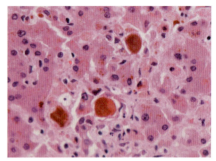

D：緑の肝臓には茶色い色素が
緑の肝臓には H-E 染色では染まらない茶褐色の物質（ビリルビン色素）が溜まっている。なぜ肉眼的に緑に見えるのかは本文を参照。

6-1 赤い肝臓、黄色い肝臓、緑の肝臓

　赤血球には寿命があり、だいたい120日で壊れます（輸血する血液はでき立てではないので、輸血されてからもっと早くに壊れる）。そして、その中の鉄分は新たな赤血球を作る際に再利用されます。女性に鉄欠乏貧血が多いのは、毎月一定量の赤血球が生理で外に出て行ってしまうため、新たな赤血球を作る材料が不足するからです。さて、長期間にわたり大量の輸血が必要となるのは、ほとんど場合、赤血球を産生する**骨髄**の機能が侵されてしまった場合です。つまり、赤血球が足りなくなるから輸血で補うわけですが、輸血した血液が壊れても、その中の鉄分を再利用することができないのです。結果として、使いきれない鉄が肝臓に蓄積し、目で見ても鉄サビ色になるというわけです。

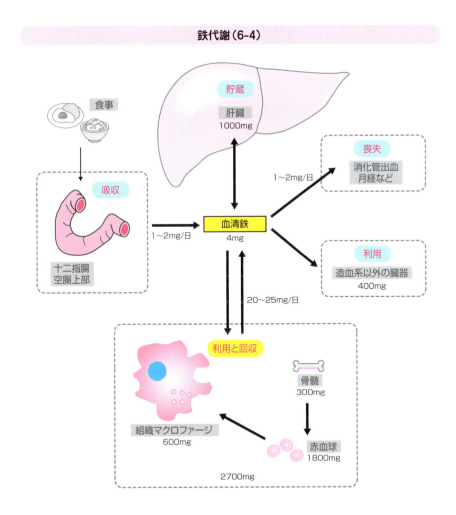

鉄代謝（6-4）

6-1 赤い肝臓、黄色い肝臓、緑の肝臓

鉄は肝臓だけでなく、脾臓や膵臓、甲状腺、さらには心臓にもたまります。鉄のたまりすぎた臓器は、そのために細胞が壊され、機能が低下していきます。鉄が沈着した状態を**ヘモジデローシス**、そのために機能障害をきたしている状態を**ヘモクロマトーシス**と呼びます。身体に鉄が過剰になる原因には、過剰輸血のほか、原因不明の**原発性ヘモクロマトーシス**と呼ばれる疾患や、赤血球の寿命が短くなる**溶血性貧血**などの疾患、鉄処理がうまくいかなくなる**肝硬変**などがあります。

■ ■ 黄色い肝臓は脂肪の代謝傷害 ■ ■

黄色の肝臓の代表は**脂肪肝**です。フォアグラという珍味が、ガチョウや鴨の脂肪肝であることは聞いたことがあるでしょう？ ガチョウをせまい箱に閉じ込め、運動をさせずに大量の食事を取らせて、人工的に脂肪肝を作っているのです。フォアグラは白い色をしていますが、これは鳥の脂肪には色素がないためで、ヒトの脂肪は黄色味を帯びています。運動

Column 善玉コレステロールと悪玉コレステロール

コレステロールと聞くと、「メタボリック・シンドローム」「あぁ減量しなきゃ……」と悪いイメージを持っていませんか？ 身体を構成する細胞の膜は、コレステロールを原料にして作られています。ステロイドホルモンや胆汁酸も同様です。つまり、コレステロールは身体にとって、本来なくてはならないものなのです。悪玉呼ばわりされたコレステロールは、きっと怒っていることでしょう。

油は水に溶けませんが、コレステロールや中性脂肪も油（脂質）なので、水（血清）には溶けません。コレステロールは主に肝臓で合成されますが、これを組織に運ぶためには血液に溶かし込んでやる必要があるのです。そこで、洗剤が油を包み込むように、水に溶ける分子で脂質を包み込んでしまいます。こうして脂質を包んだ粒子を**リポタンパク**といいます。リポタンパクは、アポタンパクやリン脂質という水に溶ける物質で、コレステロールや中性脂肪を包んだ粒

子です。いろいろな種類があり、比重の軽い順に、カイロミクロン、VLDL（超低比重リポタンパク）、IDL（中間型リポタンパク）、**LDL**（低比重リポタンパク）、**HDL**（高比重リポタンパク）と呼ばれます。血中コレステロールの70%は、LDLに存在しています。

LDLは末梢組織にコレステロールを配分する役割をもち、HDLは逆に全身からコレステロールを回収する役割をもちます。配分が回収より多くなれば、配分先に在庫がだぶつきます。だから、LDLに含まれるコレステロールは「悪玉コレステロール」で、HDLに含まれるコレステロールは「善玉コレステロール」という名前をもらったのですね。

「たくさん運ぶことになるのは、たくさん作られているからで、その原因は材料をたくさん取り込んでいるため」ということで、血清LDL値の高い人は食事内容をうるさく注意されることになります。

をせずに高脂肪食を食べ続けていると、自分の肝臓がフォアグラになってしまうのです。

肝臓への脂肪の蓄積は、❶供給過程の異常として「食事性の脂肪・糖質の過剰摂取（過剰な糖質は脂質として蓄積される）」「肝への遊離脂肪酸の流入の増加」などが、❷産生過程の異常として「肝臓での脂肪酸や中性脂肪の合成促進」「肝臓での脂肪酸や中性脂肪の分解の障害」などが、❸排泄・消費過程の異常として「肝臓からのリポタンパク質としての血中への分泌障害」などが関与します。

脂肪肝の代表的なものは**アルコール性脂肪肝**です。アルコールにより肝臓の脂肪代謝が障害されること、すなわち中性脂肪の合成が促進され、分解が抑制されることが主な原因です。また、アルコールが高カロリーであることや、アルコールが身体の脂肪を遊離脂肪酸として肝臓に移動させる働きをもつことなども一因と考えられています。

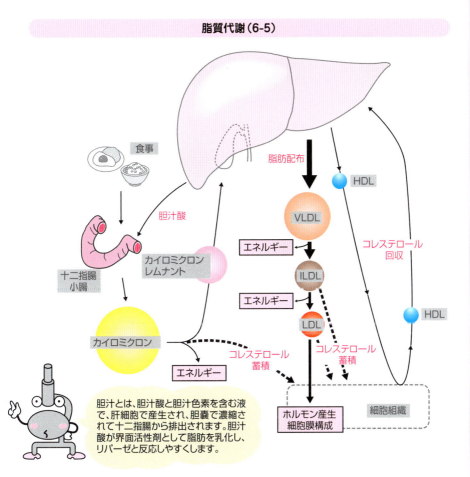

脂質代謝（6-5）

6-1 赤い肝臓、黄色い肝臓、緑の肝臓

いずれにしても、脂質を合成したり分解したりする工場である肝臓に異常を生じ、それがまた代謝異常をもたらす結果となります。

■■ 緑の肝臓はビリルビンの代謝傷害 ■■

緑色の肝臓は黄疸によるものです。黄疸はビリルビンという物質が身体に蓄積した状態で、皮膚に黄疸が出ると黄色から黄土色になります。便の茶色も、胆汁の中に含まれているビリルビン色素（ステルコルビン）によるものです。ただ、ビリルビンは酸化されるとビリベルジンという緑色の物質に変わります。そのため、黄疸の強い肝臓をホルマリンに漬けると、ビリルビンが酸化されて緑の肝臓になるのです。

ビリルビンは、鉄と同じく赤血球が元になります。寿命がきた赤血球は主に脾臓のマクロファージに取り込まれ、その中に含まれる**ヘモグロビン**がヘムとグロブリンに分解されます。このヘムに含まれる鉄以外の成分が、アルブミンというタンパク質と結合したものが**間接ビリルビン**と呼ばれる脂溶性のビリルビンです。間接ビリルビンは肝臓へ運ばれ、アルブミンが外されてグルクロン酸と抱合して、**直接ビリルビン**と呼ばれる水溶性のビリルビンになります。直接ビリルビンは**胆汁**の成分として、肝細胞の間にある毛細胆管に分泌されます。胆汁は肝内胆管を通って胆嚢にたまり、必要に応じて総胆管を通って十二指腸に排出され、脂質の消化・吸収を助ける働きをします。管内に排泄されたビリルビンの一部は、**ウロビリノーゲン**となって肝臓に戻り、再びビリルビンになります（**腸肝循環**）。

ビリルビンが高くなる原因も、❶供給過程の異常、❷産生過程の異常、❸排出・消費過程の異常に分けられます。順に考えてみましょう。

❶ 供給過程の異常

肝臓の処理能力を超える間接ビリルビンが生ずるのは、赤血球が壊れてしまう**溶血性貧血**などで見られます。新生児に見られる**生理的黄疸**も肝臓の処理能力を超えるビリルビンが生ずるからです。胎児期は母親の血液から酸素を受け取るために、酸素結合能が高い**胎児型ヘモグロビン**を使っています。誕生後、自らの呼吸により酸素を取り入れるようになると**成人型ヘモグロビン**に替わります。この切り替わりの際に、たくさんの赤血球が壊れるため、ヘモグロビンの量が一時的に新生児の肝臓の処理能力を超えてしまうのです。これが新生児の生理的黄疸の主な原因と考えられています。材料が多くなるのは肝臓で処理される前の間接ビリルビンが増えるので**肝前性黄疸**とも分類できます。

6-1 赤い肝臓、黄色い肝臓、緑の肝臓

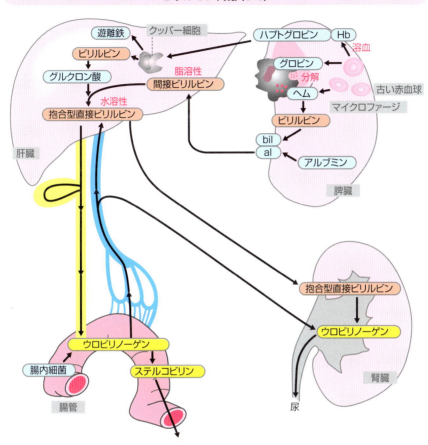

ビリルビン代謝 (6-6)

❷ 産生過程の異常

　肝炎などのように肝臓の処理能力が低下する病態では、血中の間接ビリルビンが増加します。これを**肝性黄疸**（実質性黄疸）といいます。また、**肝硬変**では、肝臓の構築が変わってしまうので、肝臓内の胆汁の輸送路も寸断され、直接ビリルビンが増加することになります。薬剤によって肝臓が障害された場合も、胆汁が細胆管から肝内胆管へと流れ込む部分が傷害されて、胆汁がうっ滞するケースが多く見られます。

❸ 排出・消費過程の異常

　胆汁を肝臓外に排泄する所に障害を生ずるのが**肝外性黄疸**（閉塞性黄疸）です。もっともわかりやすい例は、総胆管（肝臓から十二指腸への排泄路）に胆石が詰まっ

6-1 赤い肝臓、黄色い肝臓、緑の肝臓

て、輸送路が遮断されてしまう場合でしょう。このような排泄の障害は、胆道系を閉塞するような腫瘍（胆管がん、膵頭部がん）でも生じます。肝外性黄疸は、胆汁に含まれる直接ビリルビンが血液に入り込み、皮下組織に沈着して、黄疸を生じます。

Column　直接ビリルビンと間接ビリルビン

　直接ビリルビンとか間接ビリルビンとか、変な名前ですね？　これは検査方法から付けられた名前なのです。直接ビリルビンは、アルブミンが外れていて水溶性のため、試薬（ジアゾ試薬）と直接反応させて計測することができます。他方、間接ビリルビンは、アルコールでアルブミンを外して可溶化しなければ、試薬とは反応しません。間接的な反応なので間接ビリルビンです。

　直接ビリルビンと間接ビリルビンは、グルクロン酸抱合を受けているか否かで、それぞれ**抱合型ビリルビン、非抱合型ビリルビン**という呼び方もできます。しかし、健康診断の検査結果には、「総ビ」（T-Bil：total bilirubin）、「間ビ」（I-Bil：indirect bilirubin）、「直ビ」（D-Bil：direct bilirubin）と書かれることが多く、「間接ビリルビン」「直接ビリルビン」の呼び方のほうが一般的です。

　間接ビリルビンと直接ビリルビンは、その名前から病態を想像しにくいのですが、「肝臓を通る前が間接型、通った後が直接型」と覚えておけば、増えたビリルビンのタイプによって障害原因を類推することができます。

　ちなみに、ビリルビン（bilirubin）は、ラテン語のbilis（胆汁）＋ruber（赤い）に、-in（化合物）を付けた言葉です。胆赤素とも呼ばれます。黄疸の目安にされる眼球結膜（白眼）が黄色くなるのは、血液中の総ビリルビンが2mg/dlを超えたあたりですが、20～30mg/dlという高値になると、皮膚の色は黄色というよりも赤銅色を帯びてきます。また、ビリベルジン（biliverdin）は、bilis＋viridis（緑の：verde）からできた言葉です。肝細胞ガンで胆汁産生が強いタイプは、緑の肝癌（green hepatoma）と呼ばれます。

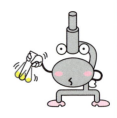

6-2 動脈硬化は脂質の代謝障害！？

動脈硬化は、年齢とともに血管が硬くなってくる、老化現象の一つだと思っていませんか？ 実は、動脈硬化の本質は、血管の壁で起きている脂質の代謝障害なのです。

■ ■ 誰にでも起きている動脈硬化症 ■ ■

近年わが国では、**悪性新生物（がん）** を除くと、**心疾患、脳血管障害、肺炎**の3つが死因の上位を争っています。心疾患の多くは急性心筋梗塞ですが、その原因は心臓を栄養する血管（冠動脈）の動脈硬化です。つまり、脳血管障害と合わせると、少なくともがんよりも血管の病気で亡くなる人の方が多いのです。そして、血管の病気の中で、最も多いものが**動脈硬化症**です。

動脈硬化は年齢を重ねると、誰にでも同じように起きるのでしょうか？ 巷には「動脈硬化の予防」をうたった、いろいろな食品や薬が売られています。予防が可能ということは、誰にでも同じように起こるのではなく、進行しやすい状態の人がいるということでしょうか。自分自身の予防のためにも、動脈硬化のしくみを探ってみましょう。

■ ■ お粥のように軟らかい動脈硬化って何？ ■ ■

動脈硬化は「血管が硬くなって血液が流れにくくなる病気」というイメージがあると思います。しかし、多くの血管に起こる動脈硬化は、**粥状硬化症**と呼ばれる変化です。「お粥のように硬くなる」というのは、奇妙な言葉ですね。

動脈硬化は、動脈の壁で**脂質**、とくに**コレステロール**の代謝障害が起きている状態です。そこで障害の原因を、前節で説明した物質代謝障害の基本に戻って考えてみると（**図6-2**）、①供給過程の異常として「動脈壁に脂質が入り込む過程の障害」が、②産生過程の異常として脂質を作る「肝臓の障害」が、③排出・消費過程の異常として「動脈壁の中で脂質が処理される過程の障害」「動脈壁から不要な脂質が運び出される過程の障害」が挙げられます。

これらの異常によって、コレステロールが動脈壁の中に蓄積していき、血管構造が改築を受けて動脈硬化病変ができ上がるのです。以下、動脈硬化の始まりと進展を、❶動脈壁に脂質が入り込む過程と、❷動脈壁の中で脂質が処理される過程に分けて考えていきましょう。

6

物質の処理がうまくいかない［代謝障害］

6-2 動脈硬化は脂質の代謝障害！？

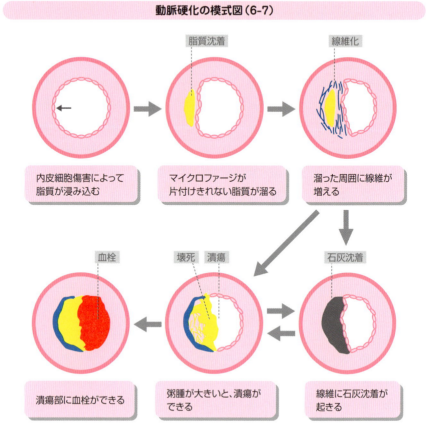

動脈硬化の模式図（6-7）

❶ 動脈の壁に脂質が入り込む過程

　血管は全身に張り巡らされたホースのようなものです。その壁に脂質がつきやすくなるというのは、中を通る血液に脂質が過剰に存在する**高脂血症**の状態です。では、血液中に脂質が多いと、左官屋さんが壁土を塗りこむように、血管壁に脂肪が塗られていくのでしょうか？　いいえ、そうではなく、血管壁の中に脂質が「浸み込んでいく」のです。この浸み込みを防いでいるのは、血管壁の内面をおおう**内皮細胞**です。この内皮細胞が傷害されることが、動脈硬化の始まりとなります。

　では、図6-8Aで血流がぶつかる地点（㋐）と、その反対側の地点（㋑）では、どちらに先に動脈硬化が起こると思いますか？　答えは意外にも㋑です。川の流れを見ると、水のぶつかる地点ではなく、その反対側に乱流による「よどみ」ができて、ものがたまっていくことがわかります（図6-8B）。このよどみに溜まる物質の中に、内皮

6-2 動脈硬化は脂質の代謝障害！？

動脈硬化の起こる部位（6-8）

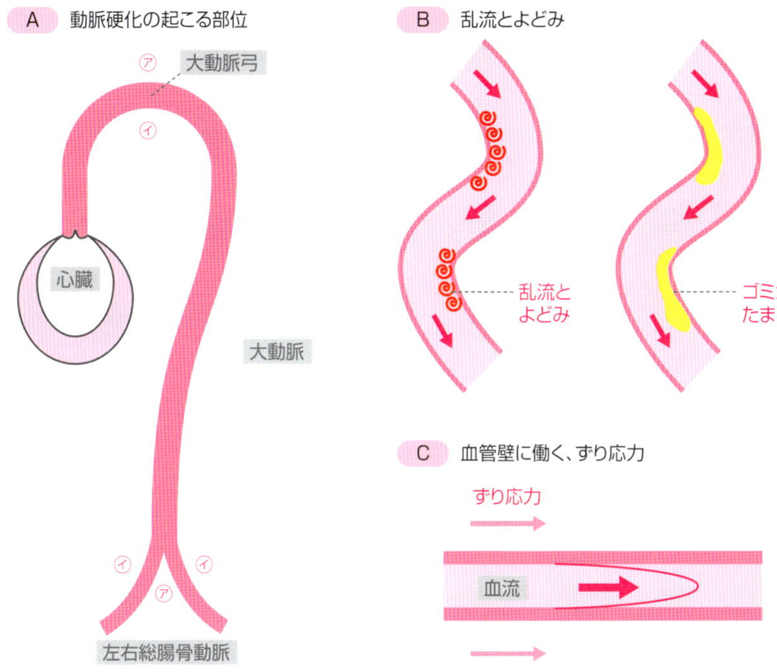

A 動脈硬化の起こる部位

⑦ 大動脈弓
①
心臓
大動脈
①　①
⑦
左右総腸骨動脈

B 乱流とよどみ

乱流と
よどみ

ゴミが
たまる

C 血管壁に働く、ずり応力

ずり応力

血流

6

物質の処理がうまくいかない［代謝障害］

細胞を傷害するものがあります。

　また血液の場合、水と違って**粘張性**があることもポイントとなります。粘張性があるために、血液と血管壁との間には摩擦が生じ、この摩擦に引きずられて、内皮細胞が血流の方向に引っ張られる**ずり応力**が働いています（図6-8C）。血管内皮細胞はこのずり応力の働く環境で、しっかりと手を結びあって壁を守っているわけです。ところが、乱流が起こる地点では、ずり応力が弱くなるために、内皮細胞同士の結合が弛んだり、血液の中を流れる単球などが内皮細胞とくっつきやすくなったりします（図8-19）。血小板がくっつきやすくなって、微小な血栓が形成されてしまうこともあります。こうした結果、内皮細胞が傷害され、よどみに溜まっている脂質が血管の壁に浸み込んでいくことになります。

　乱流だけでなく、血管の壁に常に余計な圧がかかる**高血圧**も内皮細胞を傷害する因子となります。動脈硬化によって血管の弾性が失われたり、内腔が狭くなったりすると、抵抗が上がり、それがまた高血圧に結びつくという悪循環に陥ります。これは

163

6-2 動脈硬化は脂質の代謝障害！？

第3章で説明した通りです。

このほか、血液中を流れる物質でも内皮細胞が傷害される可能性がありますし、喫煙や糖尿病、肥満なども、さまざまな因子を介して内皮細胞に傷害をもたらします。

❷ 入り込んだ脂質の処理

さて、血管壁に入り込んだ脂質は、その後どうなるのでしょうか？ 血管壁もその構造や機能を保つために栄養成分を必要としますが、脂質はほとんど必要としていません。ですから、入り込んだ脂質のほとんどは、血管にとって不要なものです。血管壁に浸み込んだ脂質は、内皮細胞のすぐ下にある**内膜**という層にたまっていきます。

組織にたまる「いらないもの」は、清掃細胞（マクロファージ）が食べて消化したり、持ち去ったりしますが、これは血管壁でも同じです。マクロファージには、組織に常在しているものと、血液中を流れているものがありますが、血管壁の場合は後者が活躍します。単球として血流に乗って運ばれてきて、傷害部位に入り込み、脂質を貪食して、再び血流に乗って帰っていくと考えられています。

脂質が少ない量ならば、これで十分に処理できます。ところが、処理能力を超えた量の脂質があると、マクロファージは脂質を食べすぎて太りすぎになり、血流に戻れなくなって、たまっていってしまうのです。太って大きくなったマクロファージは、その胞体（細胞質）が細かな泡のように見えることから、**泡沫細胞**（foamy macrophage）と呼ばれます。

さらに脂質の量が過剰になると、マクロファージに取り込まれない脂質が、処理されないまま血管壁の中にたまっていきます。このような状態を組織標本で見ると、短い針のようなコレステロールの結晶が認められます（図6-13）。

内膜にたまった脂質や、それを取り込んだマクロファージのかたまりは、お粥のように軟らかいので**粥腫**と呼ばれます。この粥腫がたまった状態が**粥状硬化症**です。この軟らかい動脈硬化こそが、もっとも一般的な動脈硬化の像なのです。動脈硬化は、軟らかい状態のまま粥腫が大きくなっていく場合と、粥状硬化症から硬い動脈硬化へ変化していく場合があります。

したがって、組織所見として捉えられる動脈硬化の初期像は、内膜にある数個の泡沫細胞の集まりということになります（図6-10D）。このような所見はなんと、タバコを吸うお母さんから生まれた赤ちゃんに、すでに認められることがあると報告されています。

164

動脈硬化の進展（6-9）

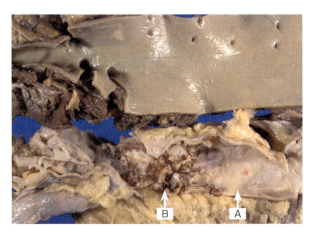

正常の血管（上）と動脈硬化の強い血管（下）
血管を開いて内面を見た所。いずれも右が頭側。上の血管に見える小さな穴は、脊椎動脈の枝。下の血管で、Aは動脈が手で折れるほど硬いが、Bは軟らかくて壁が崩れている。いずれも「動脈硬化」。

昔は、動脈硬化は進行性の病気であって、もとに戻ることはないと考えられていました。しかし現在は、ある程度進行した動脈硬化病変でも、たまっている泡沫細胞が血管壁から血液中に戻っていけば、もとに戻ると考えられています。こうして、積極的な治療も行われるようになったわけですね。

■■■ 軟らかい動脈硬化のでき上がり方 ■■■

動脈も組織であり、傷害を受けたときの反応は他の組織と同じです。余計なものは清掃細胞が片づけますが、異物がたまり込んで片づけきれなくなると、とりあえず組織で囲って閉じ込めてしまいます。このような「牢屋」を作るのは**線維芽細胞**ですが、通常、動脈壁に線維芽細胞はあまり存在していません。また、動脈の内膜には通常、動脈内を流れる血液から直接、酸素や栄養素が供給されているため、線維芽細胞（の元になる幹細胞）を運び入れるための輸送路（毛細血管）も存在していません。

「脂質処理が間に合わない！何とかして！」という情報は、マクロファージや傷害された内皮細胞、そこに付着する血小板などから、**増殖因子**や他の**サイトカイン**の放出という形で周囲に伝えられます。この情報に反応するのは、血管の中膜の構成成分である**平滑筋細胞**です。平滑筋細胞はかなり柔軟な細胞で、情報を受け取ると現場に駆けつける（中膜から内膜へ**遊走**する）ことができます。平滑筋細胞は、現場に到着すると線維芽細胞に変身して、牢屋の壁を作る線維を作り出すのです。実は、平滑筋細胞はもともと、線維芽細胞との中間的な性格をもつ**筋線維芽細胞**が存在するぐらい、線維芽細胞と近い関係にあ

6-2 動脈硬化は脂質の代謝障害！？

ります。そのため、コラーゲンを分泌して線維を作る**分泌型線維芽細胞**にも、収縮タンパクである平滑筋アクチンにより収縮し、傷口を小さくする**収縮型線維芽細胞**にも変身することができるのです。

こうした細胞の働きで、粥腫は線維の壁に取り囲まれます。**軟らかい動脈硬化**はこの線維の壁が薄く、粥腫が大きいものであり、粥腫が崩れてしまうこともあります（図7-7）。

■■ 硬い動脈硬化のでき上がり方 ■■

他方、線維の壁が厚く作られると、血管壁が線維組織に置き換えられたような状態になります。これが**硬い動脈硬化**です。線維芽細胞が線維を作っている間は栄養素が必要ですが、線維が完成すると密になるため、栄養素がしみ込まなくなります。これは、肉芽

動脈硬化の進展①（6-10）

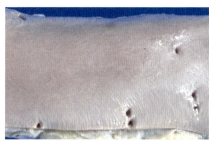

A. 正常の大動脈（肉眼所見）
ほとんど動脈硬化が見られない大動脈。弾力があるので、しわがよっている。

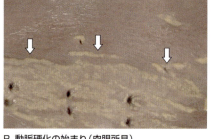

B. 動脈硬化の始まり（肉眼所見）
血管の壁に浸み込んだ脂肪が、脂肪線条という黄色い線（→）に見える。

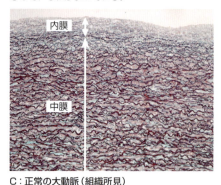

C：正常の大動脈（組織所見）
内膜は薄い。中膜で層になった波のように見えるのが弾性板で、実際には50～60層がバウムクーヘンのように取り巻き、大動脈に弾力を与えている（EMG染色）。

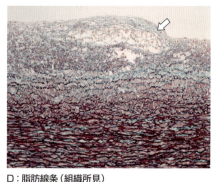

D：脂肪線条（組織所見）
厚くなった内膜の中で泡の塊のように見えるのが、脂肪を食べて泡沫状になったマクロファージの集まり（→）。これが肉眼ではBのように黄色い線状の盛り上がりに見える（EMG染色）。

6-2 動脈硬化は脂質の代謝障害！？

から瘢痕になる過程と同様に考えてもよいでしょう。

こうして代謝が低下した組織には通常、無機質がたまっていきます。無機質の代表は**カルシウム**で、カルシウムがたまることを**石灰沈着**といいます。校庭にまく石灰は消石灰（水酸化カルシウム）のことですが、ヒトの身体で「石灰沈着」や「石灰化」というときは、異常なカルシウム（塩）の沈着をいいます。カルシウムの沈着した組織は、カルシウムが骨に含まれていることから想像できるように、骨のように硬くなります。石灰沈着をきたした「硬い動脈硬化」は、まさに骨のように硬い動脈です。動脈硬化の進んだ大腿動脈（太ももの動脈）などは、ポキッと手で折ることができるほどです。

動脈硬化の進展（肉眼所見）（6-11）

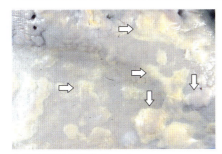

A. 脂肪沈着と線維性プラーク
黄色い斑状の脂肪沈着（→）を線維が増生して覆うと、黄色みが消えて周囲から盛り上がって見える。これを線維性プラークという（↓）。

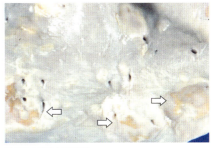

B. 石灰沈着（中等度）
石灰沈着部が、黄褐色を呈している（←、→）。

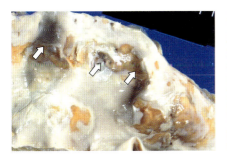

C. 石灰沈着（高度）
高度の石灰沈着を来した血管壁が瘤様に拡張している（↑）。

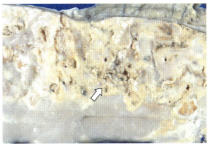

D. 粥状硬化
脂質の蓄積した血管壁が粥のようになり（粥腫）、その一部が崩れている（↑）。

軟らかい動脈硬化（6-12）

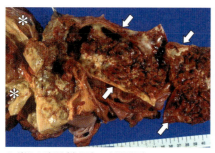

A. 崩れた粥腫（未固定の肉眼所見）
大動脈の内面とは思えないほど脂質が厚く蓄積し、粥のように軟らかいので、崩れている。腹部大動脈で右が頭側、左の上下に見える（＊）のが左右の総腸骨動脈。

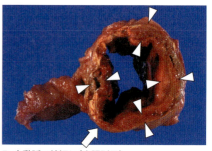

B. 大動脈の輪切り（肉眼所見）
同じ症例の大動脈を輪切りにした所。→部が血管壁の正常に近い厚さの部分。△で挟んだ部が血管壁に蓄積した粥腫。

■■ 血管は動脈硬化で詰まったり広がったり！？ ■■

　動脈硬化が問題となるのは、血管が詰まって血液が流れなくなってしまうからと考えていませんか？ たしかに、血管が狭窄してしまったり、完全に閉塞してしまったりするのは、動脈硬化の代表的な障害です。ところが、動脈硬化が進むと、逆に血管が拡張してしまうこともあるのです。同じ動脈硬化なのに、なぜ正反対のことが起きるのでしょう？

❶ 血管の狭窄と閉塞

　血管壁に脂質がたくさんたまれば、それだけ粥腫は大きくなります。そして、粥腫が血管内に張り出せば、それだけ血管の内腔は狭窄することになります。粥腫が線維に置き換えられても同じことです。狭くなったところはスムーズな血流が妨げられ、結果として内皮細胞障害、脂質の浸み込み、線維の増生が繰り返されて、ますます内腔が狭窄していきます。

　このとき、粥腫をおおう線維の壁が薄いと、何らかの拍子に粥腫が破けてしまうことがあります（**粥腫の破綻**）。粥腫の中身（脂肪）が血液中に流れ出すと、それが塞栓となって、動脈の先に運ばれて詰まります。**脳梗塞**の多くは、このような動脈硬化巣からの塞栓によって起こると考えられています。

　粥腫の崩れた部分には、血栓が付着します。そのため、粥腫の崩壊が心臓を栄養する冠動脈のような細い血管に起きると、そこに形成される血栓で一気に血管が閉塞してしまう結果となります。これが心筋梗塞の原因となる**急性冠症候群**の病理像です（図7-7）。

6-2 動脈硬化は脂質の代謝障害！？

粥腫の組織所見（6-13）

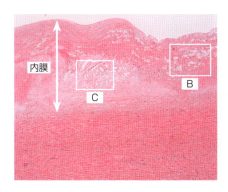

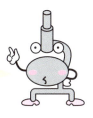

泡沫細胞やコレステロールの塊は、おかゆのように軟らかいので「粥腫」とよばれます。

A. 粥状硬化を示す大動脈
著明に内膜が厚くなっている。肥厚した内膜に沈着した脂質の様子は、B、Cの強拡大で確認できる。

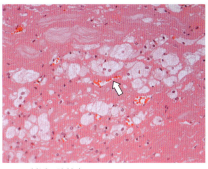

B. Bの付近の強拡大
白く抜けたように見える細胞が、脂質を貪食して泡沫化したマクロファージ（1つを矢印で示す）。

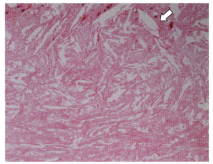

C. Cの付近の強拡大
針のようにスリット状に抜けて見えるのが、血管壁に沈着したコレステロールの結晶（1つを矢印で示す）。

硬い動脈硬化（組織所見）（6-14）

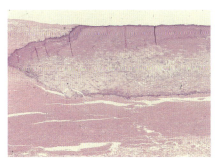

A. 大動脈の石灰沈着
紫色に染まった部分が石灰沈着した領域で、このような部は骨のように硬い。

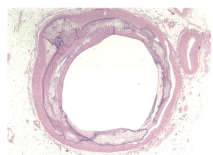

B. 石灰沈着した冠動脈の輪切り
紫色の部分が石灰沈着で、ほぼ全周に見られる。血管に狭窄はなく、実際にはむしろ拡張していた。

6-2 動脈硬化は脂質の代謝障害！？

❷ 血管の拡張

　大動脈の中膜には、バウムクーヘンのように同心円状に血管を取り巻く**弾性板**という構造があります（**図6-10C**）。そして、弾性板の各層の間には、**平滑筋細胞**と**膠原線維**が分布しています。50 〜 60層ある弾性板は、その弾性をもって、心臓から一気に送り出される血液を弾力をもって軽くふくらむことで受け止め、元に戻ることで先に送り出しています。大動脈の枝（**筋性動脈**）に入ると弾性板はなくなり、中膜の主体は**平滑筋細胞**になります。筋性動脈は必要に応じて筋肉を収縮させ、血管そのものを収縮させることができます。私たちが自分の脈を触れることができる橈骨動脈（手首にある動脈）も筋性動脈です。

　このように、血管は単なるホースではなく、軟らかく血流を受け止めて、血液を先に送り出す構造をしているのです。動脈硬化によって脂質がたまり、線維が増えていくことによって、その構造は失われてしまいます。とくに中膜の弾性板や弾性線維が消失して膠原線維に置き換わると弾力が失われることになります。大動脈でいえば、血管を引き締めている何層もの弾性板が失われることは、血管を取り囲んで広がらないようにしていたタガが外れてしまうようなものです。

　他方、膠原線維には弾力がないので、膠原線維に置き換わった部分に血圧がかかると、壁は次第に外に張り出していくことになります。最後は、血管から瘤のように飛び出した部分ができてしまうので、**動脈瘤**と呼ばれます。一般に、このように動脈硬化で弱くなった血管が拡張するのが、**動脈硬化性動脈瘤**と考えられています。

　同じ動脈硬化でも、粥状硬化は狭窄に、石灰沈着は拡張に結びつくように思われますが、人間の身体はそれほど単純ではありません。たとえば、大動脈にできた粥腫の一部が壊れた場合は、中身が塞栓となって末梢の動脈に詰まるのは先に述べた通りです。では、粥腫が崩れた箇所はどうなるのでしょう？　そこでは血管壁の一部が失われて、粥腫の外側にあった血管壁だけが残ることになります。そこに血圧がかかれば、やはり瘤として外に飛び出すことになります。つまり、粥腫の崩壊でも動脈瘤が起こりうるのです。

6-2 動脈硬化は脂質の代謝障害！？

血管の狭窄と拡張（6-15）

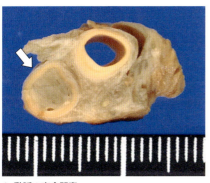

A. 動脈の完全閉塞
脳梗塞で死亡した70代男性に見られた、動脈硬化による左内頸動脈の完全閉塞（→）。隣に見える外頸動脈の内腔は保たれている。

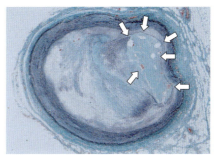

B. 動脈の完全閉塞（組織所見）
血管の内腔は粥腫と線維増生で埋まっている。右の方に毛細血管が見える（→）のは、血管閉塞に関与した血栓の器質化領域。

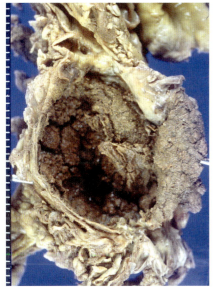

C. 腹部大動脈瘤（紡錘形）
上が頭側。腹部大動脈が拡張し、瘤になっている。瘤の内側は崩れた粥腫と血栓が充満している。

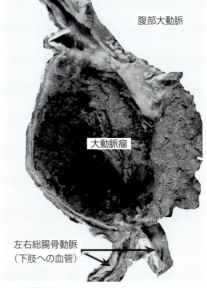

D. C の説明図
腹部大動脈の紡錘形の瘤が左右総腸骨動脈の分岐部直上に及んでいる。

6-2 動脈硬化は脂質の代謝障害！？

> **Column**　喫煙はレントゲンでバレる！？

　タバコを吸っていると、レントゲンで肺が黒く写るからバレるらしい——。高校時代、学校の健康診断のとき、悪童どもが真剣に心配していました。私は「まさかぁ」と思って聞いていましたが、これはある意味で正解なのです。

　ただし、「黒く写る＝ヤニが写る」というのは不正解。レントゲン写真というのは、ネガの状態で示されますから、骨や心臓の影は白く写っています。だから、肺にあるはずのない白い影が写れば、まずガンを疑うわけです。では、黒く写るのは何でしょう？　答えは「何もない所」、つまり空気です。タバコを吸っていると肺が黒く写るのは、肺の中の空気が占める領域が増えるからなのです。「空気がたくさん入るのなら良いことでは？」と思われるかもしれませんが、それは大間違いで、ヘビースモーカーの肺に見られるのは、呼吸による空気の出入りに関係のない、ただの空洞が増える**肺気腫**（きしゅ）（COPD：**慢性閉塞性肺疾患**）と呼ばれる病気です（図6-16）。

　タバコを吸うことで入ってくるヤニや燃えカスなどのゴミは、排出するか消化するかしかありません。粘液に包んで痰（たん）として出すか、マクロファージなどの清掃細胞が食べて片づけるしかないのです。後者の場合、マクロファージは痰に混ざって外へ出されるルートのほか、肺の組織に取り込まれて、リンパ流や血流に入って運び出されるルートがあります。もし、片づけきれずにゴミが組織にたまってしまうと、もともと有害物質ですから炎症反応が起こります。また、マクロファージが壊れて、ゴミを溶かすための酵素が漏れ出し、大切な肺組織を壊してしまうことにもなります。長期間の喫煙により障害を受け続けると、肺は構造が崩れて、古くなったスポンジのようにボロボロになってしまうのです。

　レントゲン写真で判断できるような肺気腫になるまでには、ある程度の期間がかかるので、高校生がちょっとタバコをふかしたくらいではバレることはありません。ただし、若いときから習慣的にタバコを吸っていれば、目に見えないレベルであっても、肺はどんどん破壊されていくので覚悟が必要です。

　栄養物は代謝しますが、ゴミは代謝するわけではないので、肺への塵埃沈着（じんあい）は代謝障害には入りませんが、黒く写る肺がどのようなものなのか、ぜひ見て欲しいと思い、この話を代謝障害のコラムに入れておきました。

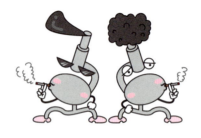

肺気腫（COPD：慢性閉塞性肺疾患）（6-16）

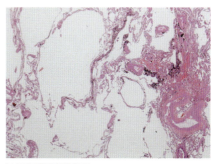

B. 肺気腫（組織所見）
肺が大きな袋の集まりのような構造になり、正常の肺胞構造は見られない。

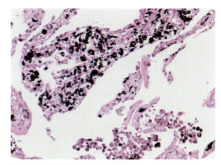

C. 肺気腫（組織所見）
肺気腫の原因となったタバコの炭粉が、肺の組織に黒く沈着しているのがわかる。ただし、レントゲン写真でこれが黒く写るわけではない。

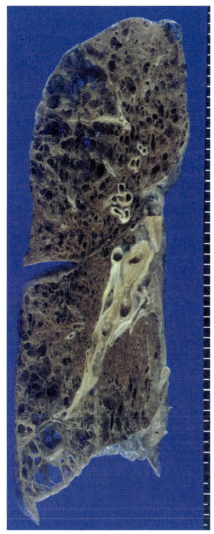

A. 肺気腫（肉眼所見）
肺が使い古したスポンジのようになっている。このような肺はレントゲン写真で正常よりも黒く写る。

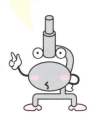

肺気腫が進むと、息を強く吐き出せません。ろうそくの火を吹き消すこともできなくなってしまいます。

慢性気管支炎や肺気腫は、現在**COPD（慢性閉塞性肺疾患）**と総称されています。

Column

話題の細胞傷害因子：フリーラジカルと活性酸素

「フリーラジカルや活性酸素が身体に悪さをしている」という話をよく耳にするようになりました。どのようにして傷害を起こすのでしょうか？

❶ フリーラジカルとは？

この世の物質は、すべて原子からできています。原子は原子核を中心として、その周囲を電子が回っている構造をしています。そのため、よく原子核が太陽に、電子が惑星に例えられます。ただし、電子が惑星と違うのは、電子が常にペアをつくりたがる性格の持ち主だということです。たとえば、水素原子(H)には1つの、酸素原子(O)には2つの電子(手を結びたがる腕)があります。Oの2つの電子(腕)は、それぞれHの1つの電子(腕)と手をつなぎ、結果としてH_2O、つまり水の分子となるわけです。

H_2OはHとOがペアを形成した落ち着いた状態です。このH_2Oから無理やりHを1つ取ってしまうと、HOとなり、Oの手が1つ余ります。このようにペアとなっていない電子を抱えて、非常に反応しやすくなっている原子や分子を**フリーラジカル**(遊離基)といいます。フリーラジカルは「ペアを得るためなら、他人の相手でも奪い取る」という凶暴さをもちます。これが傷害因子となる理由なのです。

原子や分子から電子が1つ奪われることを**酸化**といい、逆に電子を1つもらうことを**還元**といいます。酸化還元反応の多くには酸素が関与し、酸素がくっつくことによって電子が一つ奪われるので「酸化」と呼ばれます。したがって、フリーラジカルは「相手の物質を酸化する力がとても強い分子」ということができます。

❷ 活性酸素とは？

活性酸素とは、マイナスの電子をもった酸素の総称です。活性酸素の中にはフリーラジカルと、そうではないものがあります。フリーラジカルではない活性酸素の代表は、過酸化水素(H_2O_2)です。

活性酸素はフリーラジカルを含め、人間の身体には常に発生しています。人間はエネルギー産生のために酸素を利用しているからです。活性酸素には、身体にとって必要な働きもあります。たとえば、白血球やマクロファージは、細菌を殺すために活性酸素を利用しています。

フリーラジカルには多くの種類がありますが、活性酸素の中のフリーラジカルは、身体にさまざまな害を及ぼす元凶となっています。そのため、「フリーラジカル＝活性酸素＝諸悪の根源」という混乱を生じているようです。

❸ フリーラジカルによる障害

フリーラジカルが手(電子)を奪い取るターゲットとするのは、**多価不飽和脂肪酸**という脂肪酸が代表です。この脂肪酸は電子を奪われると、過酸化脂質に変化します。過酸化脂質が生まれると、次々と酸化反応が進み、コレステロールやタンパク質が酸化の巻き添えにされます。こうした反応が動脈硬化に密接に結び付いています。

酸化されたさまざまな物質は、それ自体に毒性があるだけでなく、本来の役割も果たせなくなってしまいます。たとえば、タンパク質でできている酵素は、酸化されると働かなくなるという具合です。こうして、細胞の変性や機能低下が起こることが、老化の原因の一つと考えられています。また、DNAが障害されれば、がんが発生する可能性も増しますから、フリーラジカルはがんの発生にも大きく関連しているわけです。

Medical Science Series

chapter

7

血の巡りが悪くなる「循環障害」

循環障害とは、血の巡りに異常があることをいいます。心筋梗塞や脳出血など、命にかかわる病気を引き起こす病態です。ヒトの身体は血液やリンパ液の循環によって支えられていますから、循環障害はどの臓器や組織にも発生する可能性があります。そして、どんな病気でも、組織には循環障害に分類される変化が起きています。

7-1 注射で学ぶ 循環障害の基礎知識

循環障害を考えるにあたって、誰にとっても身近な注射を病理学的に考えてみましょう。注射は薬液を注入する場所によって筋肉注射、皮下注射、静脈注射に分けられますが、ここでは静脈注射と静脈からの採血を題材にします。

■■ 注射の上手い医者、下手な医者！？ ■■

静脈に安全に注射針を刺すには、静脈を浮き立たせるのが一番よい方法です。たとえば、腕の静脈に針を刺すときには、ゴムのチューブや**駆血帯**（けっけつたい）で腕をしばります。これは静脈血の流れをせき止め、その手前に血液を充満させて、静脈を拡張させるために行っています。このように静脈内に血液が滞った状態を**うっ血**といいます。

ときどき、より効果を得ようとして、駆血帯を強く巻く人がいますが、これは間違いです。なぜなら、動脈の流れまでせき止めてしまうことになるからです。静脈に針を刺す際は、手の先から心臓の方へ戻る血液をせき止めようとしているのですから、まずは手の先に血液が流れ込むことが前提です。流れ込む血液まで止めてしまったら、手の先に血が通わない状態となり（**虚血**（きょけつ）：**図7-1C**）、これではうっ血は起こりません。したがって、駆血帯は「虚血を起こさずに、うっ血をきたすように巻く」、すなわち「動脈圧より低く、静脈圧よりも高い圧で巻く」のが正しいのです。

皮下脂肪が多いために静脈の場所がわかりにくい人には、駆血帯を巻く前に、手をベッドの脇からしばらく下ろしてもらうことがあります。血液が重いことから、重力を利用してうっ血を強く起こさせるためです。その状態で駆血帯を巻くと、普通よりも血管に滞る血液量が増えます。ちなみにこのことから、血の巡りの悪い人が立ち仕事をすると、下肢にうっ血が起こりやすいことがわかります。うっ血が続くと**むくみ**が生じます（コラム「むくみ」参照）。

さて、こうした工夫をこらしても、血管が細いために静脈がうまく浮き出ないことがあります。そんなとき、お医者さんによっては、針を刺そうとする部分をペタペタたたいたり、蒸しタオルで温めたりします。これは血管の壁を構成する筋肉（**平滑筋**）を弛緩させて、血管を拡張させようとしているのです。暖めるのは、筋肉をリラックスさせる直接効果があります。また血管には神経（**自律神経**）が分布しており、この神経の刺激によって、血管の壁の平滑筋は、収縮したり拡張したりしています。叩いたり、温めたりするのはこの自律神

7-1 注射で学ぶ循環障害の基礎知識

充血・虚血・うっ血（7-1）

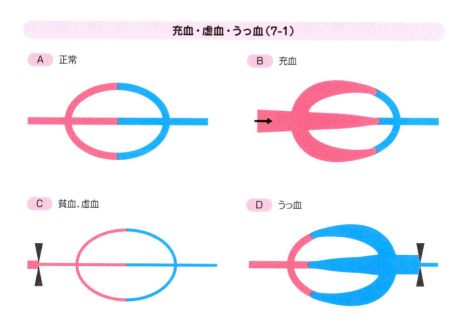

経系の作用を変化させて血管の緊張を緩めることによって、血管が拡張してうっ血が起こりやすくなることを期待しているわけです。

　無事に静脈に針を挿入できたら、注射や点滴では駆血帯を外します。採血ではそのまま巻いておいて、うっ血状態にある血液を抜くわけです。いずれの場合でも、針を抜く前には駆血帯を外します。こうして見ると、注射の上手なお医者さんや看護師さんとは、腕の血管にうまくうっ血状態を作ることができる人といえそうです。

■■ 注射のあとを強く押さえてもできる青タンのナゾ ■■

　注射針を抜いたあとは、針の刺さっていた所を押さえておくようにいわれます。もちろん、圧迫することによって、血管に開いた針穴から血液が漏れ出るのを止めるためです。医学用語でいえば「針により形成された外傷性の**破綻性出血**（血管の一部が傷ついて起こる出血）を、周囲組織の圧迫により止血する」行為です。

　ところが、一生懸命に押さえたにもかかわらず、注射の痕が青タンになってしまうことがあります。これは針穴から出血して、皮下に血腫ができてしまったからです。では、青タンをなるべく作らない方法というのはあるのでしょうか？　ちょっと病理的に考えてみましょう。

7-1 注射で学ぶ循環障害の基礎知識

　出血が止まるのは、血管の傷口に**血栓**ができるためです。血管の内側は**内皮細胞**に覆われており、この内皮細胞が血液凝固を抑制する物質を産生・分泌しているため、普段は血管の中で勝手に血が固まらないようになっています。しかし、注射の針で内皮細胞が傷害されると、傷害された場所ではこの機能が働かなくなります。血管の傷口には、まず**血小板**が付きます。同時に、血液中の**凝固因子**が次々と連鎖反応を起こして、**フィブリン**という糊が作られます。この血小板とフィブリンの合わさった塊が血栓となって、これが針穴を塞ぐのです。

　それでは、注射の痕を一生懸命に押さえると、どういうことが起きるのでしょう？　針穴はしっかりと押さえられるので、出血は止まるでしょう。でも、静脈は柔らかいので押しつぶされてしまい、針穴付近の血液は押しのけられてしまいます。それでは、針穴に血小板が付着できません。というわけで、圧迫を取り除くとやっぱり穴はそのままで、そこから出血します。

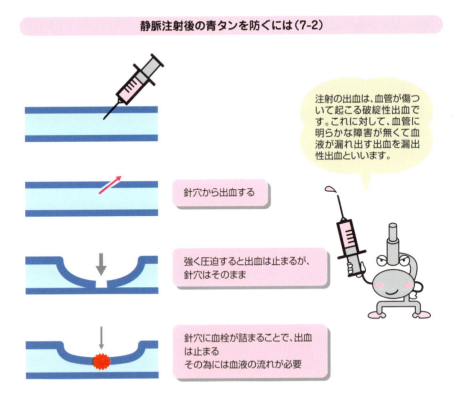

静脈注射後の青タンを防ぐには（7-2）

針穴から出血する

強く圧迫すると出血は止まるが、針穴はそのまま

針穴に血栓が詰まることで、出血は止まる
その為には血液の流れが必要

注射の出血は、血管が傷ついて起こる破綻性出血です。これに対して、血管に明らかな障害が無くて血液が漏れ出す出血を漏出性出血といいます。

7-1 注射で学ぶ循環障害の基礎知識

　結局どうすればよいのでしょう？　答えは単純で、血管がペタンコにならず、かつ外に漏れ出ない程度の圧迫を加えればよいわけです。「そんなにうまく押さえることができるか」ですって？　要は血栓ができる時間を与えるために、初めは強く圧迫しても、ゆっくりと力をゆるめていけばよいのです。ほかにも、傷口を心臓よりも高く上げておけば、漏れ出る圧を減らすことができますし、針穴の少し手前を押さえておけば、血流が滞って、その間に傷口に血栓が形成されることになります（図7-2）。

■■■ 先生！注射器に空気の泡が！！ ■■■

　注射のときに、シリンジ（注射筒）にある空気の泡が気になったことはありませんか？　点滴の管に泡を見つけたときも同じだと思います。「血管の中に空気が入ると大変なことになる」ということを聞いたことがあるからですね。では、血管に空気が入ると、どんなことが起きるのでしょう？

大循環と小循環（7-3）

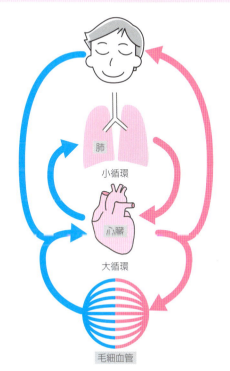

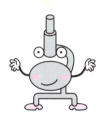

左心室→全身の臓器→右心房を大循環、右心室→肺→左心房を小循環といいます。正常ではお互いの血液が混りあうことはないから、静脈内の塞栓はすべて肺に流れ着き、動脈内の塞栓は末梢の毛細血管に流れ着きます。ちなみに、大循環と小循環を流れる血液の量は等しいのはわかりますか？

7-1 注射で学ぶ循環障害の基礎知識

> **Column** 　**痛い注射と痛くない注射**

　病理学と解剖学の知識を使えば、痛くない注射をすることができます。針を刺せば誰でも痛みを感じますが、痛覚は皮下に分布する知覚神経終末が感じています。神経の末端の一部は表皮にも入り込みます。この神経終末（痛点）をたくさん刺激すると、痛い！ということになります。ツベルクリンの**皮内注射**や予防接種の**皮下注射**は、痛点が豊富にある領域に薬液を注入するので、痛いのは避けられません。痛点のある領域には、毛細血管もたくさん分布しているので、薬液の吸収が期待されるのです。薬液を多量に注入する場合に用いられる**筋肉注射**は、筋肉には神経の分布が少ないため、皮下注射よりはマシなはずです。さて、**静脈注射**でも、痛い場合とそうでない場合がありませんか？

　これは針の刺し方によるのです。針を皮膚と平行に近い状態に刺すと、痛点のたくさん集まった層を針が進むことになるので、痛みが多いのです。逆に、針を皮膚と直角に刺すと、刺激される痛点の数が少なくなるので、痛みは少なくなります。注射の上手なお医者さんは、静脈の上の皮膚をちょっと引っぱって横にずらし、なるべく鋭角に皮膚を貫きます。皮膚を引っ張るのは、一気に針を刺しても静脈を貫かないようにするためです。針が痛点より下の層に達したら、もう針を横にしても痛みは少ないので、皮膚の引っぱりを戻して、静脈に針を進めればよいのです。

　入院患者さんたちにとって、毎日受ける点滴の注射は一大イベントです。昔、私が胸部外科にいた頃、とくに女性部屋で「あの先生は点滴が上手」というウワサがたちました。通常はその日の点滴当番の先生が、回診時に次々と点滴を刺していくのですが、何度も刺し直したり、痛かったりする先生がやってくると、「ちょっとトイレに行きたいので後にして下さい」と患者さんがいっせいに逃げ出してしまうのです。その後に「点滴をお願いします」とご指名を受けるのが私でした。

　血管が見つかりにくい患者さんは、失敗されることが多いので、とくに神経質になります。このような患者さんの場合は、いかに上手にうっ血を作るかが勝負のポイントです。ベッドの横に座ってリラックスしてもらうようにいろいろな話をしながら、良さそうな血管を捜して十分なうっ血状態をつくります。ここでいくら時間がかかっても、患者さんは痛くありませんから「ヘタクソ」とは思いません。

　また、針を刺す回数を少なくすることも大切です。一回でうまく静脈内に入らなかった場合は、静脈周囲の神経が刺激されて静脈が収縮してしまいます。ここでがんばっても失敗するだけ。痛いのは針を刺すときだけで、痛点のある領域を刺激しなければ、針が刺さっていても痛みは強くありません。血管を傷つけて出血していない限り、針を刺したままで駆血帯を一度外し、ちょっと時間を置いてうっ血をつくる工夫をこらして、あらためてトライすることもできるのです。患者さんは痛くなければつき合ってくれます。

　以上、自慢話ではなく、「知識は使うためのあるのですよ」というお話でした。

7-1 注射で学ぶ循環障害の基礎知識

痛い注射と痛くない注射（7-4）

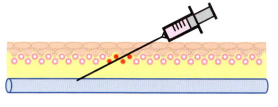
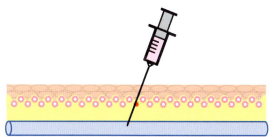
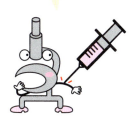

　血管に空気などの異物が入ると、異物は先に運ばれていき、末梢のどこかに詰まります。血液に溶けない異物を**塞栓**（**塞栓物**）といい、末梢で塞栓が詰まった状態を**塞栓症**といいます。静脈に空気の泡が入ると、この空気の塞栓は心臓を通過して肺に流れ着き、肺の塞栓症となります（図7-3）。

　肺はガス交換をするための臓器で、スポンジのような肺胞のまわりを毛細血管が取り巻いた構造をしています。全身を巡った血液はすべて肺に流れ込み、肺で炭酸ガスと酸素を交換したのち、再び全身を流れます。つまり肺を流れる血液量は、全身を巡る血液量と同じなのです。そのような豊富な毛細血管網に、わずかな空気の泡が入り込んで、ごく局所の塞栓症となったとしても、実はまったく影響はありません。どこかに詰まっても、その先には別のルートから血液が流れ込むし、詰まった泡はやがて吸収されてしまうからです。もっとも、あまりにたくさん空気が入れば問題になることもあります。

　では、針を刺したまま点滴ビンが空になったら？　これもふつうは心配いりません。通常、静脈には大気圧よりも高い**静脈圧**があるからです。点滴の管の液面にかかる大気圧と、点滴の管に残った液の高さによる圧（水柱圧）の和が静脈中の圧と等しくなった時点で、液面は停止するはずです。

7-2 心筋梗塞は究極の循環障害だ！

前節では、身近な静脈注射の話の中で、循環障害のいろいろな用語が出てきました。本節では、「究極の循環障害」ともいえる心筋梗塞について考えていきましょう。

■■■ 狭心症と心筋梗塞は何が違うの？ ■■■

狭心症と**心筋梗塞**は、いずれも心臓を栄養する血液の不足が原因となる病気で、心臓（左前胸部）に締めつけられるような強い痛みを感ずるのが共通する特徴です。しかし、両者には大きな違いがあります。一般的な狭心症（労作性狭心症）は、運動時などに左胸が締めつけられるように痛み、数分休んでいれば治まります。これに対して心筋梗塞は、運動時に限らず痛みが生じ、ガマンしていても治まらず、放っておくと命に関わる状態となります。

心臓を栄養する血液が不足するのは、**動脈硬化**によって**冠動脈**（心臓を栄養する血管）が狭くなり、血液の流れが悪くなるためです。このようにして、組織に血液が来なくなってしまった状態を**虚血**といいます。狭心症も心筋梗塞も原因は心筋の虚血であって、症状も共通しています。では、なぜ先の運命が異なるのでしょうか？

狭心症と心筋梗塞の違いは、心筋細胞の**壊死**が見られるかどうかです。心筋梗塞では急激に血管が詰まって、その血管により養われている心筋細胞が壊死してしまいますが、狭心症ではまとまった心筋細胞の壊死は見られません。では、狭心症では血管が狭くなるだけで、詰まっているわけではないのでしょうか？　いいえ、不思議なことに、血管がほとんど詰まって閉塞しているにもかかわらず、心筋梗塞ではなく狭心症を起こすことがマレではありません。

そうすると、狭心症と心筋梗塞との違いのカギは、心筋梗塞では「急激に」血管が詰まるということになりそうですね。それでは、まず狭心症から、どのような状態のときに起こるかを見ていきましょう。

7-2 心筋梗塞は究極の循環障害だ！

終動脈と側副循環路のある動脈（7-5）

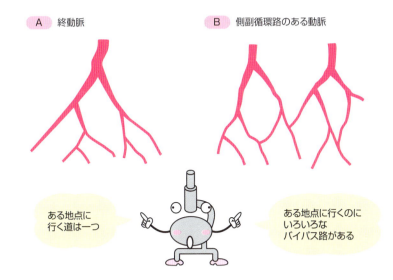

身体を動かすと胸に痛みを感ずる労作性狭心症

動脈硬化によって血管の壁が厚くなると、血管の内腔はドンドン狭くなります。心臓は休むことなく動き続ける必要があるので、常に酸素と栄養を必要としていますが、それを運ぶ血管の径が細くなってしまうのです。

私たちが運動をすると、身体のあちこちで酸素が必要になります。すると、酸素をたくさん送り届けるために、心臓は一回に押し出す血液量を増やし、拍動回数も上げて対応します。こうして心臓はたくさん働くので、心臓自身もたくさんの酸素が必要となります。ところが、心臓に酸素を運ぶ血管が細くなっていたらどうでしょう？　水をたくさん飲みたいのに、蛇口をいっぱいに開けないような状態ですね。こうして心臓が酸素不足になって、アップアップしてしまうのが狭心症です。

狭心症は言ってみれば、心臓が息をほぼ止めたまま動き続けて、「苦しい！」と痛みの信号を発しているような状態です。そこで運動をやめてじっとしていれば、蛇口をしぼった血液でも何とかなるようになって、一息つける（痛みがなくなる）というわけです。

狭心症では**ニトログリセリン**の入った薬を舐める、という話を聞いたことがありませんか？　ニトログリセリンには、冠動脈をリラックスさせて広げる（拡張させる）作用があるのです。

労作性狭心症（7-6）

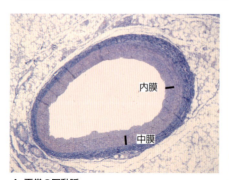

A. 正常の冠動脈
胃癌で死亡した20代女性の冠動脈。軽度の内膜の肥厚を見るのみで、ほぼ正常所見。（マッソン染色）

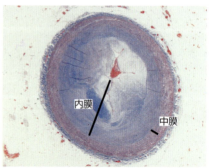

B. 高度の内腔狭窄を示す冠動脈
動脈硬化で、内腔は90％以上狭窄している。膀胱癌で死亡した50代男性の冠動脈で、心筋梗塞は認めなかった。（マッソン染色）

■■ 冠動脈が閉塞しても心筋梗塞にならない？ ■■

　動脈硬化では、冠動脈がドンドン狭くなっていって、ついには99％狭窄してしまうことがあります。しかし、こうなってしまっても、必ずしも心筋梗塞を起こすとは限りません。それは閉塞した冠動脈の枝が養っていた領域に、他の枝からバイパス路ができるからです。このようなバイパス路を**側副循環**といいます。

　側副循環のできかたは、各臓器の血管分布のしかたによって異なります（図7-5）。たとえば腎臓のように、1本の動脈から樹木のように枝分かれしている場合は、その臓器の「ある部分」を栄養する血管は1本の枝であり、栄養を受け取るのは枝分かれの終点ということになります。このような分布を示す動脈を**終動脈**といいます。終動脈では、どこかの枝が閉塞してしまうと、その先の組織にはどこからも血液が行かないため、組織は死んでしまいます。血流が途絶えて組織が死ぬことを**虚血性梗塞**といいます。

　これに対し小腸や大腸のように、枝分かれした動脈同士がつながった網目状の構造をもつものがあります。この場合は、どこか1本の動脈の枝が閉塞しても、その先へは別のルートから血液が流れ込むので、組織が死んでしまうことはありません。もともと側副循環の経路を持っているわけですね。

　問題としている心臓は、**機能的終動脈**で養われています。機能的終動脈とは、通常は終動脈だけれども、側副循環を形成する余地のある血管分布です。基本的には、ある領域を栄養する枝は1本と決まっていますが、最も末梢では心筋細胞1つに対して1本の毛細血管が分布するほど毛細血管網が発達しています。言うなれば、毛細血管の網目の間に

7-2 心筋梗塞は究極の循環障害だ!

心筋細胞が分布している状態であり、毛細血管レベルでは側副循環路はとても豊富にあるのです。このような毛細血管の網目では、血液の流れる方向も一方通行とは限らず、どこかの流れが悪くなれば、反対側から血液が流れ込む (逆方向に血流を生ずる) こともあります。

■ ■ ジワジワと進む冠動脈閉塞 ■ ■

　心臓は機能的終動脈という血管分布をもつことがわかりました。次に、心臓の比較的太い冠動脈に狭窄が起こり、それが進んでいく状態を考えてみましょう。

　動脈硬化が進むにつれて、血管の内膜は厚くなり、ゆっくりと内腔が狭まっていきます。こうして末梢に血液が流れ込まなくなってくると、次第に狭窄のない別の枝から血液が流れてくるようになり、その別の枝のルートが太くなっていきます。こうして、最終的に元の枝がほとんど閉塞してしまったときには、別の枝による立派な側副循環路ができ上がっているというわけです。

　ただし、もともと2本の血管で栄養していた領域を1本で栄養することになる上に、回り込んで側副循環が形成されるので、酸素や栄養の供給は十分ではありません。細々とであっても血流は確保されているので心筋梗塞は起こりませんが、酸素や栄養の需要と供給のバランスは狂いやすく、運動などにより需要が増えると、供給が間に合わなくなって狭心症を発症することになります。

■ ■ 心筋梗塞が起きるメカニズムとは? ■ ■

　心筋梗塞とは、心臓を栄養する血管 (**冠動脈**) が詰まることにより、その先に**虚血**が起きて、心筋が**壊死**してしまう病気です。これは、側副循環が発達するヒマがないほど急激に冠動脈が閉塞する結果、生ずるものと考えられます。心筋梗塞の患者さんは世の中にたくさんいますが、皆それほど急激に動脈硬化が進行したのでしょうか?

　動脈硬化というのは、血管の壁で起こる脂質代謝異常であり、血液中のコレステロールが血管壁に浸み込んで溜まっていくことが主な原因です。ですから、急激に血管を閉塞するほどのスピードで進行するものではありません。突然の血管の閉塞には、動脈硬化による血管の狭窄ばかりでなく**血栓**の形成が関与します。

　6-2節で動脈硬化には**硬い動脈硬化**と**軟らかい動脈硬化**があるというお話をしました。心筋梗塞を起こすのは、軟らかい動脈硬化の方と考えられています。軟らかい動脈硬化とは、ひと言でいうと、血管の壁に脂質の塊 (**粥腫**) があって、この塊を薄い線維性の被膜

が覆っている状態です。この被膜は脆いため、何らかの要因で容易に壊れます。すると注射の穴と同じように、壊れたところに血栓が付着します。注射の穴よりも大きな領域で内膜が崩れますから、付着する血栓も大きく、それが残っていた血管の内腔を閉塞してしまいます。これのように、冠動脈の粥腫の崩れにより、急激に血栓が形成された結果として生じる一連の病気を**急性冠症候群**といいます。**急性心筋梗塞**は急性冠症候群の一つです。

■■ 急性冠症候群って聞いたことはありますか？ ■■

　急性冠症候群は、冠動脈に形成された動脈硬化の粥腫が崩れ、血栓が形成されることによって発症する疾患群です。臨床的には急性心筋梗塞のほかに、**虚血性の心臓突然死**と**不安定狭心症**がこの疾患群に含まれます。

　急性冠症候群の中で最も重症となるのは、心臓の大部分を養っている太い冠動脈がほとんど完全に閉塞してしまう場合です。その結果が虚血性の心臓突然死です。心筋細胞が壊死に至る（心筋梗塞となる）前に、心臓が止まってしまうのです。心臓が停止するのは、酸素を受け取れなくなった心筋細胞が異常な電気刺激を発生し、これが**心室細動**を引き起こすからと考えられます。

　一方、冠動脈の粥腫が崩れて血栓が形成されても、血栓が小さいため内腔全部を塞がない場合は、狭心症の症状を起こすことがあります。これが不安定狭心症です。不安定狭心症は通常の狭心症（労作性狭心症）と違い、安静時にも発症しますし、側副循環の形成が悪いため、血栓が大きくなれば心筋梗塞に移行する可能性が高いので注意が必要です。臨床的には、「急に発作を起こすようになり、発作を繰り返す」「だんだん症状が重くなる」「労作と関係なく発作が起きる」「ニトログリセリンなどの薬が効きにくい」などの特徴が見られます。血管病変の違いを考えれば納得できますね。

■■ 冠動脈に血栓のない心筋梗塞ってあるの？ ■■

　これまでの説明によれば、心筋梗塞を起こした人の冠動脈には、必ず血栓による血管閉塞があるはずです。ところが病理解剖で調べても、血栓が見つからない症例があります。解剖した病理医の腕が悪くて、血栓が見つけられないのでしょうか？　それとも、解剖するまでの間に、血栓が溶けてしまったのでしょうか？　たしかに、そのようなこともありうるかもしれません。しかし、こうした理由のほかに、太い冠動脈が詰まるのではなく、末梢の細い血管が障害されることによって起こる心筋梗塞があるのではないかと考えられています。

7-2 心筋梗塞は究極の循環障害だ！

急性冠症候群（7-7）

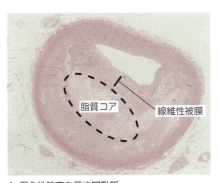

A. 偏心性狭窄を示す冠動脈
色の薄い部分が脂質に富む粥腫で、80％程度狭窄した内腔との間には、線維性被膜が見られる。

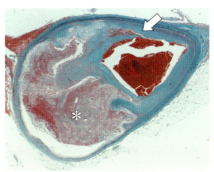

B. 急性冠症候群
線維性被膜の一部が崩れ（→）、そこから内腔に新鮮な血栓が形成されている。粥腫内にも出血が見られる（＊）。（EMG染色）

プラークの構造と破綻（7-8）

A　プラークの構造

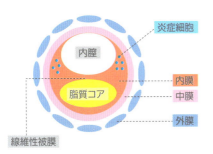

B　プラークの破綻

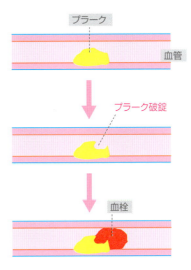

冠動脈プラークとは、動脈硬化による壁の盛り上がりです。脂質コア（粥腫）が大きくて線維性被膜が薄く破綻しやすいものを不安定プラークとよび、逆に線維性被膜が厚いものを安定プラークとよびます。

7-2 心筋梗塞は究極の循環障害だ！

　血管壁には、血管の太さを変えて流れを調節するための筋肉があります。この筋肉が痙攣すると、細い血管では血液が流れなくなってしまうことがあります。冠動脈の比較的に太い領域に痙攣が起こると、広い範囲に虚血を生じますが、痙攣が取れれば回復するので、狭心症となります（この場合、労作時ではなく安静時に発作を起こすことが多いので、**異型狭心症**と呼ばれます）。他方、末梢の細い領域に起こると、痙攣したりそれが解けたりすることで、虚血と再灌流が繰り返されます。虚血による心筋梗塞に加え、血流が再開するときには、**フリーラジカル**を始めとした障害物質が産生されるため、これがさらに心筋細胞にダメージを与え心筋梗塞に至る可能性が考えられています（**虚血再灌流障害**）。

　推論をさらに進めると、末梢の痙攣によって血流が悪くなるために血管の内圧が上がり、冠動脈入口部付近の粥腫が機械的に破壊されて、二次的に血栓が形成される可能性も考えられます。「循環生理学的に一番圧が上がる領域は冠動脈の入口付近であり、そこを丹念に観察すると、まさに血栓を生じるような内膜障害や、血漿成分が内皮細胞下に浸み込んでいる像がある」として、心筋梗塞における血栓形成二次説を唱えたのは、私の恩師である故 矢島権八 日本医科大学名誉教授でした。

　先に病気があって、後から理論づけをするのですから、いろいろな説が考えられるわけです。したがって、現在正しいと考えられていることが、将来ひっくり返る可能性もあります。こうしたことも、病理学の面白さの例ではないかと思います。

> ## Column 　　心室細動
>
> 　心筋細胞はどの細胞も、細胞内外のナトリウム、カリウム、カルシウムの濃度差によって電気を発生する力を持っています。しかし通常は、**刺激伝導系**と呼ばれる電気を発生しやすい特殊な心筋細胞があって、この細胞がいち早く電気を伝達し、その刺激によって心筋細胞は足並みを揃えて収縮と拡張を繰り返しています。
>
> 　ところが虚血で苦しくなると、虚血に陥った心筋細胞は刺激を受け取る前に、勝手に電気を発生してしまうのです。この電気が周囲の心筋に伝わると、心筋細胞の足並みは乱れ、ついにはそれぞれの心筋細胞が勝手に収縮を始めてしまいます。
>
> 　心室の心筋がこのようになった状態が**心室細動**です。心室細動では、心筋がまとまって収縮しないため、血液は送り出されません。

7-3 大量出血のあとで輸血しても助からないわけ

「ケガで大量出血して輸血を受けたが、数日後に亡くなった」という話を聞きます。輸血をしたのに、なぜ助からないのでしょう？「輸血が間に合わなかった」と説明されますが、間に合わなかったら、その場で死んでしまうのではないでしょうか？ なぜ、数日後なのでしょう？

■■ 医学的なショックは精神的ショックとは違う！ ■■

大量に出血すると、血液不足となって、各臓器に十分な血液が行き渡らなくなることは容易に想像がつきます。血圧が下がって、**ショック**状態となるわけです。「ショック」という言葉は、一般用語では「カレシに別のカノジョがいるのがわかってショック……」などと使われますね。医学用語ではちょっと意味が異なります。定義をすると、「急激に発生する循環不全のために、生命維持に必須である臓器や細胞に対して、その生存・代謝に必要な血流供給が充分に確保されなくなった状態」です。つまり、極端に血の巡りが悪くなった状態ということです。

ショックの症状と分類（7-9）

A　臨床症状、所見

血圧低下（多くは最高血圧 90mm/Hg 以下）
冷たく湿潤な皮膚
乏尿、無尿（20ml/hrml 以下）
不穏・興奮から嗜眠・昏睡に至る種々の意識レベルの低下
代謝性アシドーシス、乳酸アシドーシス

B　分類

①乏血性ショック	外傷、出血、火傷、下痢・嘔吐など消化管よりの体液喪失、腸管閉塞、水分摂取不足、過度の利尿、など
②心原生ショック	心筋梗塞、致死的不整脈、重症心不全、心臓粘液腫などによる心腔内血流閉塞、肺塞栓、心タンポナーデ、など
③敗血症性ショック	グラム陰性菌感染、その他の感染症（この場合は体温上昇＝ warm shock）
④神経原性ショック	脊髄損傷、麻酔、など
⑤アナフィラキシー性ショック	即時型抗原抗体反応

7

血の巡りが悪くなる「循環障害」

7-3 大量出血のあとで輸血しても助からないわけ

　ショックに陥る原因は、表のように分類されています (図7-9) 。共通するのは「早急に治療しないと死に至る病態」ということです。さて、なぜ死に至るかですね。

　血の巡りが悪くなると、各臓器は傷害を受けます。ショックから回復して血圧が元に戻ったとしても、ショック状態の間に受けた臓器の傷害が元に戻らないほど強い (**非可逆性**) 場合は、結局は死に至るのです。それでは、臓器ごとにショックによる傷害像を見ていきましょう。

■ ■ ショックで肺に硝子様の膜ができる ■ ■

　ヒトは片肺でも生きられますが、ショック状態に陥ると、両方の肺が傷害を受けて呼吸不全を生じます。肺の血の巡りが悪くなると、肺に**うっ血**が起きて、その結果、**浮腫 (むくみ)** が生じます。肺の浮腫は、肺胞毛細血管から肺胞腔内に浮腫液が浸み出した状態です。ショックではさらに、毛細血管壁 (内皮細胞) が傷害されて透過性 (物質の浸み出しやすさ) が亢進するので、水分だけでなくタンパク成分も浸み出します。肺胞の毛細血管の外側にはわずかな間質組織があり、浸み出した浮腫液はその組織内に溜まります。ところがショックでは、肺胞の内側をおおっている肺胞上皮細胞もダメージを受けるので、タンパク成分に富む浮腫液がそのまま肺胞の中にまで出て行ってしまいます。

　本来は空気の入る肺胞にタンパクに富んだ液が入ると、この液が肺胞の壁を覆って膜を作ります。こうしてできた膜は、標本では色のついたガラスのように見えるので**硝子膜**と呼ばれます (図7-10A) 。硝子膜に覆われた肺胞は、酸素と炭酸ガスのやりとりがうまくできなくなります。

　肺の広い範囲で、肺胞が硝子膜に覆われてしまう状態を**びまん性肺胞傷害**と呼びます。びまん性肺胞傷害は様々な病態で発生しますが、ショックはその原因の一つです。このような状態になると、肺は充分な酸素を取り込めないために、全身の臓器が酸素不足にさらされ、傷害されることになります。

　ショックにより発生したびまん性肺胞傷害の状態は、ショック肺とも呼ばれます。ショック肺の患者さんには、気管内挿管をして人工呼吸器につなぎ、機能が悪化した肺からでも血中に十分な酸素を送り込めるよう高濃度の酸素を与えます。ところが、高濃度の酸素は肺胞上皮を傷害する因子なので、これを与えるほど肺がダメージを受けるという悪循環に陥ります。つまり、人工呼吸器による治療も難しい状態なのです。

　一方、生体内では硝子膜を吸収しようと**肉芽組織**が入り込みます。この場合、完全に硝子膜が吸収されて肉芽が消失するまで治ればよいのですが、肉芽が器質化して残ってしま

7-3 大量出血のあとで輸血しても助からないわけ

びまん性肺胞傷害(7-10)

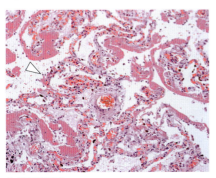

A. 硝子膜形成
濃いピンク色に見えるのが硝子膜で、肺胞壁（△：中を流れる赤血球が、赤い小さな点に見える）と空気（白い部分）の間を隔ててしまう。

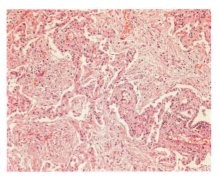

B. 器質化肺炎
淡いピンクに見えるのが、肺胞内を埋めつくす肉芽。硝子膜を片付けるために増生したはずが、空気が入るスペースをなくしてしまっている。

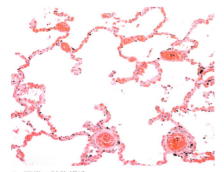

C. 正常の肺胞構造
スポンジのような網目構造をとる袋の中に空気が入っている。A、Bでもよく見ると背景にこの構造が見える（血管がわかりやすいように、少しうっ血のある両機を選んでいる）。

「びまん性」とは広い範囲に比較的均一に広がっている状態で、「局所性」と逆の意味です。びまん性肺胞傷害は病理所見の名前であり、このような所見を示す病態を臨床的には急性呼吸促進症候群（acute respiratory distress syndrome: ARDS）とよびます。

うと、肺胞構造が改築されて壁の厚い肺胞ができ上がったり、肺胞の中が線維で埋め尽くされたりします（図7-10B）。これがびまん性肺胞傷害の器質化期で、肺胞の壁が厚いために充分なガス交換ができなくなり、結局、肺の機能は低下したままで、回復の難しい状況に陥ります。肺の機能が低下すれば、全身は酸素不足となり、各臓器の傷害はますます進むことになります。

■■ ショックで肝臓に出血が起きる ■■

肝臓は代謝をつかさどる重要な臓器です。ショックにより肝臓に十分な血液が送られな

7-3 大量出血のあとで輸血しても助からないわけ

くなると、まず傷害されるのは**中心静脈**の周囲です。その理由は肝臓の組織構造を考えてみるとわかります。

　酸素を十分に含んだ肝動脈の血液と、消化管から栄養を運んできた門脈の血液は、一緒にグリソン鞘から肝細胞索の間の類洞に流れ込み、中心静脈へと向かいます。その間に肝細胞は血液から酸素や様々な物質を受け取り、それらを代謝したり解毒したりします。したがって、一番末梢である中心静脈の周囲の肝細胞は、酸素や栄養物が吸収され尽くした残りカスのような血液を受け取っていることになります。そのため血の巡りが悪くなると、グリソン鞘の周囲の肝細胞が先に酸素や栄養を吸収してしまうので、中心静脈周囲の肝細胞はこれらが不足してしまうというわけです（図5-21）。

　循環がさらに悪くなると、血液の流れが停滞します。ショックでは酸素や栄養不足でダメージを受けた中心静脈周囲にうっ血が起き、肝細胞が壊死して崩れてしまいます。この状態をショック肝（**小葉中心性出血壊死**）といいます（図7-11）。出血によるショックでは、全身の貧血（**虚血**）が起きます。貧血は血が足りない状態ですから、静脈に血液が溜まるうっ血は起こらないように思われますが、ショックにより心臓が血圧を保てないほど弱ったときは、静脈側に血液が停滞することになり、やはりうっ血が起きるのです。

　肝臓は再生力が強いのですが、すべての中心静脈周囲に壊死が起きると、簡単には修復できません。ショックの間にそのレベルまで傷害が進むと、傷害は治りきらずに残ることになります。そうなると、ショックの間に傷害された他の臓器を治すためのタンパク質も十分に作ることができず、解毒もできないという状態に陥ります。つまり、ショック肝による肝機能障害も、ショック肺による全身の酸素不足と同様に、他の臓器の足を引っぱることになるわけです。

■■ ショックで腎臓に貧血とうっ血が同時に起きる ■■

　腎臓で尿を濾し出すためには、**糸球体**という毛細血管に高い圧が加わる必要があります。ショックで血圧が下がれば、この圧が維持できず、尿を濾し出せなくなります。尿量が維持されているかどうかは、ショック状態が疑われる患者さんにとって、臨床的に大切な指標となります。

　血圧が低下すると、身体は血管を収縮させて圧を維持しようとします。血管が収縮すれば、腎臓にいく血流量は減少し、腎血流量が減少すれば、身体は水分やナトリウム（Na）の尿への排泄を減らして、腎血流量の維持と回復に努めます。結果として、尿量は減り（乏尿・無尿）、尿は濃くなって、尿中へのナトリウムの排泄が低下します。

ショック肝（7-11）

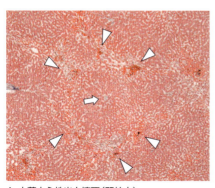 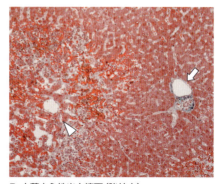

A. 小葉中心性出血壊死（弱拡大）
赤く見える出血（△）が円形に分布している。その真中に見られるのがグリソン鞘（→）。もともとうっ血のある症例では、この出血がもっとひどくなり、にくずく肝の所見となる（図1-3参照）。（EMG染色）

B. 小葉中心性出血壊死（強拡大）
強拡大で見ると、出血は中心静脈（△）の周囲に見られ、グリソン鞘（→）周囲は保たれていることがわかる。

　ショックにより十分な血液が来なくなる（虚血）ことは、組織を保つ栄養や酸素が運ばれて来なくなることを意味します。こうなっても、糸球体は基本的に毛細血管の塊なので、構築は比較的最後まで保たれます。ところが、**尿細管**はエネルギーを使って物質を再吸収する上皮細胞からなっているため、栄養や酸素不足に弱く、壊死してしまいます。これが**急性尿細管壊死**と呼ばれる状態であり、ショック腎の病理所見の一つです（図7-12）。

　ショックを起こしてすぐに亡くなると、皮質は高度の貧血、髄質は高度のうっ血を示すという、腎臓中の血液分布の異常のみが見られるタイプになります（図7-12A）。ショックによってもっと高度の循環障害が起きていれば、尿細管だけでなく糸球体も含めて腎臓の皮質全体が壊死する**腎皮質壊死**というタイプの所見が見られます。

　急性尿細管壊死の場合、壊死した上皮細胞が尿細管の表面から剥がれ落ちて、下流にある下部尿細管や集合管に詰まります。管が完全に詰まると、尿を流せないため、詰まった手前が拡張します。管が完全に詰まっていなければ、尿は流れますが、上皮細胞が壊死してしまっているため、必要な栄養成分の再吸収ができません。このような場合、ショック状態から回復して、尿量が戻ったとしても安心はできません。必要な水分、電解質、栄養成分がジャジャ漏れ状態の可能性があるからです。

ショック腎(7-12)

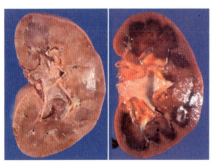
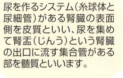
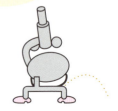

尿を作るシステム(糸球体と尿細管)がある腎臓の表面側を皮質といい、尿を集めて腎盂(じんう)という腎臓の出口に流す集合管がある部を髄質といいます。

A. ショック腎(肉眼所見)
左の正常に比べると、右の腎臓ではショックによる血液分布の異常で、皮質(表面側)に貧血、髄質(内側)にうっ血をきたしている。

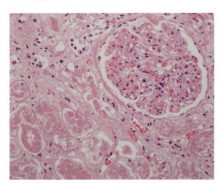
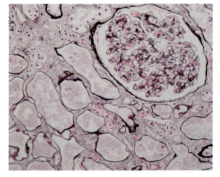

B. 急性尿細管壊死(H-E染色)
右上の糸球体には紫色の核が見られるが、左下の尿細管では上皮細胞が壊死して核が消失している。

C. 急性尿細管壊死(PAM染色)
PAM染色で見ると、尿細管の基底膜(黒い縁取り)は保たれているのがわかる。生き延びると、これを足場に上皮は再生してくる。

ショックにより壊死した尿細管上皮は、やがて細胞分裂によって修復されます。それまでの間、人工透析で持ちこたえることができれば、少なくとも急性尿細管壊死からの回復は可能です。ただし、ショックというのは全身に影響を及ぼしますから、治療が簡単ではないことはおわかりいただけると思います。

■■ ショックで膵臓が溶けてしまう ■■

膵臓もショック状態により傷害を受けます。それは病理組織で見ると、膵臓周囲の脂肪壊死という状態で捉えられます。なぜ周囲の脂肪が壊死するのでしょう？

膵脂肪壊死（7-13）

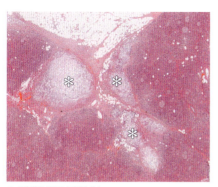

A. 膵脂肪壊死（弱拡大）
ピンク色の膵組織の辺縁に、くすんだ色の領域が見られる（＊）。

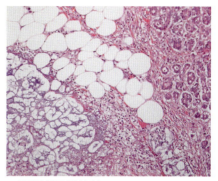

B. 膵脂肪壊死（強拡大）
右上が膵組織、中央〜左上が正常の脂肪、左下が壊死した脂肪。壊死して溶けた脂肪は紫色がかって見える。

　膵臓は二つの機能をもつ組織が一緒になっています。一つはインスリンなどのホルモンを分泌する機能を持つ**内分泌腺**です。内分泌腺は**ランゲルハンス島**という細胞の塊がその基本構造です。ここで作られたホルモンは、血液中に分泌されて、全身に運ばれます。もう一つは、膵液を分泌する機能を持つ**外分泌腺**です。膵液はアミラーゼなどの強い消化酵素を含んでおり、膵管を通して十二指腸内へと分泌されます。

　さて、ショックによって膵臓の細胞が傷害されて壊死に至ると、細胞を包んでいる細胞膜が破れます。すると、とくに外分泌腺の細胞内で作られていた分泌液が流れ出て、強い消化酵素が周囲の組織を溶かしてしまいます。

　膵臓はお腹の後側（後腹膜）にあって、周囲を脂肪で囲まれているので、結果として膵臓と脂肪が壊死する状態になります（**膵脂肪壊死**）（図7-13）。これは急性膵炎と同じ状態で、重症の場合はそれだけで死に至ります。軽症の場合は、消化液が十分に出なくても、たとえば点滴で栄養を与えられていれば、簡単には死にません。しかし、壊死は内分泌腺にも及びますから、その結果インスリンなどが分泌されなくなれば、糖尿病の状態になってしまいます。また、傷害を受けた膵臓からは、心臓の機能を抑制するホルモン（myocardial depressant factor）が分泌されるといわれており、心不全をもたらして全身障害にひと役買う結果となります。

■■ ショックで血が固まらなくなる ■■

　ショックでは、臓器障害のほかに、血液凝固能に異常をきたすことがあります。高度の循環障害に陥ると、全身の低酸素症により様々な細胞が傷害を受けますが、この細胞傷害に対応して血中の血小板や**凝固因子**が活性化されます。つまり、血液が固まりやすくなるわけです。ところが困ったことに、無秩序に固まりやすくなるため、流れている血液の中に微小な血の塊（**血栓**）が形成されてしまうのです。このように、必要もないのに、流血中に勝手に血栓が形成されてしまう状態を**播種性血管内凝固症候群**（DIC）といいます（図7-14）。

　こうしてできた血栓が、塞栓となって臓器や組織の毛細血管を塞ぐと、そこに小さな梗塞巣がたくさんできることになります。そのための臓器障害も重要ではありますが、DICではもっと困ることが起こります。それは血液中の血小板や凝固因子が使い果たされてしまうことです。凝固因子は本来、傷ができたときに止血をする役割のものです。流血中に血栓ができるほど凝固が亢進しているにも関わらず、傷ができたときにそれを止血する材料がないという状況になるわけです。

　DICをきたした患者さんでは、静脈注射のあとの針穴からも出血が続き、ガーゼを当てて包帯を巻いておいても、それが血液でグッショリと濡れてしまうことがあります。同じような出血が、傷ついた臓器や組織でも起こるわけですから、ますます臓器障害が進む結果となります。

DIC（7-14）

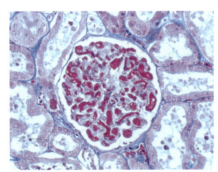

腎臓糸球体内のフィブリン血栓
マッソン染色で赤く見えるのが、糸球体の毛細血管に詰まったフィブリン血栓。

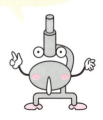

血栓は微小で死後に溶けて消えてしまうことも多く、剖検でこのような所見が捉えられるケースは稀です。

7-3 大量出血のあとで輸血しても助からないわけ

　DICはショックだけでなく、末期がんや敗血症を始めとする、多くの重篤な疾患で発症することがあります。しかし、ダラダラと出血が続くからといって止血剤を使うと、それにより、流血中の血栓の形成が促進されて、凝固因子がますます足りなくなるという悪循環を形成します。そこで治療では、出血をきたしているにも関わらず、血液を固まりにくくする薬を使って、この悪循環を断ち切るようにします。

■ ■ たくさんの臓器が巻き込まれる「多臓器不全」 ■ ■

　ショックでは、これまで見てきた肺、肝臓、腎臓、膵臓などのほかに、大元である心臓の働きも悪いわけですし、一番肝心な脳に傷害が及んでしまう場合も少なくありません。このように複数の臓器や組織の機能が障害される状態を**多臓器不全**といいます。一つの臓器不全、たとえば腎臓の不全であれば、人工透析のような補助手段を使って助けることができるようになってきました。しかし、複数の臓器に重篤な障害を生じた場合は、これを補って修復させるのは非常に難しくなります。ちなみに、多臓器不全はショックに限らず、たとえばがんの全身転移などでも起こりえます。

　さらに、一つの臓器障害から連鎖的に他の臓器に障害が及んでいくこともあります。たとえば、①「肝臓の状態が悪くなって黄疸が進行すると、それによって腎臓が障害を受ける肝腎症候群」、②「腎臓の機能が悪くなってむくみが全身に出るのと一緒に、肺のむくみ（肺水腫）から呼吸障害を生ずる腎性肺浮腫」、③「肺の障害によって肺動脈圧が上がり、右心室に負担がかかることによって右心不全を生ずる肺性心」など、枚挙にいとまがありません。このように、「1つの臓器の障害が、特定の機序によって別のある臓器に障害を及ぼす」あるいは「2つの臓器の間でお互いの障害が影響し合って、さらに障害が進んでいく」というのが**臓器相関**に基づく障害です。臓器相関の視点から患者さんを診ていると、ある臓器が障害されたときに、次にどの臓器にどのような障害が発生してくる可能性があるのかを予測し、障害の連鎖を断ち切る手段を講ずることもできるはずです。さまざまな病態で起こる臓器相関による障害のしくみを解き明かすのも、病理学の大切な役割の一つなのです。

　ショックに陥ると、その間に重要な臓器に傷害が及び、さらに一つの臓器の機能障害によって関連するほかの臓器に傷害が波及していきます。急性期のショック状態を乗り切っても、命を落とすことが少なくないことが、おわかりいただけると思います。

7-4 なぜ起きる？エコノミークラス症候群

エコノミークラス症候群とは、長時間のフライトの後、空港に降り立ったときに、突然倒れて命を落とすこともある病気です。これも循環障害に基づく疾患なのです。

■■■ エコノミークラス症候群って何だ？ ■■■

エコノミークラス症候群（**肺動脈血栓塞栓症**）は、下肢の深部静脈に血栓（凝血塊）ができて（**深部静脈血栓症**）、それが塞栓物となって肺動脈の本幹部分を詰まらせてしまうものです。ではなぜ、エコノミークラスの座席に座っていると、足の深い所にある静脈に血栓ができてしまうのでしょうか？　それには次の3つが関係しています。

❶**長時間、同じ姿勢で座っていることにより、下肢に血液がうっ滞する**

エコノミークラスの座席は狭いため、長時間、同じ姿勢で座り続けることになります。血液は重いので、足を下にして座っていれば、下肢に溜まりやすい状態になります。

また、座った姿勢は股関節と膝関節をそれぞれ曲げた状態になりますが、血管も曲がった状態になるために圧迫を受けます。さらに、お腹の臓器の重さも足から下腹部へ上がってくる静脈を圧迫するし、シートベルトをきつく締めすぎれば、お腹の圧迫から静脈を圧迫することになります。血液が溜まった状態で、静脈を圧迫するわけですから、うっ血が起こり足の血流が悪くなります。

足の静脈の流れ（7-15）

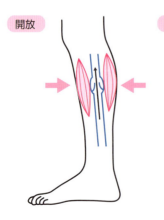
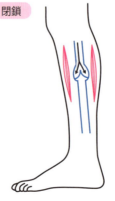
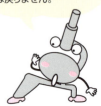

足の深部にある静脈では、周囲の筋肉が収縮することによって血管が揉まれ、血液が上がっていきます。静脈には弁があるので、送られた血液は弁にせき止められて、下には戻りません。

❷足を動かさないために、下肢にうっ滞した血液が先に送られにくい

動脈より送られた血液は、毛細血管を通って静脈に集まります。下肢の静脈にたまった血液は、足を下げた状態では、順次上の階に押し上げられるようにして、お腹を通り心臓の右心房へ戻っていきます。静脈には一定の間隔で**弁**があり、そこで血液がせき止められて、元に戻らないようになっています。このとき足を動かすと、静脈は足の筋肉の収縮により揉まれて、血液はより上に押し上げられます。しかし、座ったまま足を動かさなければ、血液は停滞します（**図**7-15）。

❶、❷の要因で血液の流れが滞れば、血液が早く順調に流れているときよりもずっと、血液の塊ができやすくなります。

❸飛行機内の環境が、血液を粘稠にする

機内の湿度は、結露を防ぐために、通常20％程度と低く保たれています。この湿度では、皮膚から奪われる水分（**不感蒸泄**）の量が増え、気がつかないうちに脱水となります。つまり、循環する血液が濃くなり（**血液粘稠度**の増加）、それだけ血液が固まりやすくなるのです。また、機内でアルコールを飲む人も多いようですが、アルコールも脱水をもたらします。血中のアルコールやその代謝産物であるアセトアルデヒドを薄めるために、細胞から水が移動するからです。アルコールには抗利尿ホルモンを抑えて、利尿を促す働きもあります。

こうして見ると、エコノミークラスの座席で長時間の飛行をするという状況は、下肢の深部静脈に血栓ができやすい条件が揃っていることになります。深部静脈血栓を予防するために、①「アルコールは控えめにして、水分を十分に摂取すること」、②「同じ姿勢を続けずに、適度に身体を動かすこと」、③「下肢（とくにふくらはぎ）の筋肉の収縮と弛緩を繰り返すような運動をすること」などが勧められる意味もわかりますね。

下腿の静脈に血栓ができただけでは、身体に大きな影響はありません。しかし、エコノミークラス症候群では、空港について歩き始めると、いきなり具合が悪くなり、場合によっては急死してしまうのです。これは下肢の深部静脈にできた血栓が、歩き始めて筋肉に揉まれることで壁からはがれ、塞栓となって肺動脈に詰まってしまうからです。これを急性の**肺動脈血栓塞栓症**といいます。

エコノミークラス症候群は、エコノミークラスの乗客だけではなく、ファーストクラスの乗客でも、夜行バスの乗客でも、タクシーの運転手でも、安静を強いられる入院患者でも、長時間水分を取らずに動かない状態にいる人ならば誰にでも起こりえます。

7-4 なぜ起きる？ エコノミークラス症候群

■ ■ 深部静脈に血栓ができるさまざまな要因 ■ ■

血栓ができる要因は、ほかにもあります。一つは血管壁の変化です。有名なサッカー選手がエコノミークラス症候群を起こしましたが、これはサッカーの試合や練習により足の静脈が傷んで、血栓が形成されやすくなっていたためと思われます。

また、ベッドに寝たきりになる入院患者さんは、血液の流れがゆっくりになる上に、寝ていて足を動かさないので、血栓ができやすくなります。さらに、手術やお産の後などでは、傷からの出血を止めようとして様々な凝固因子が働きます。こうして血液の中の凝固因子が増えることも、血栓ができやすくなる要因となります。

そのほか、点滴用に入れた長い管（カテーテル）が血栓形成に影響する場合もあります。食事が十分に摂れない入院患者さんには、末梢の静脈から心臓の近くまで細い管を入れて点滴を流す**中心静脈栄養**がよく用いられます。血管が太くて血流の早い心臓の近くに点滴液を流すことで、高濃度の栄養分を点滴できるメリットがあるからです。しかし、病理解剖で見ると、数日間挿入されていた管の周りには、大抵の場合、血栓が形成されています。血管壁の傷害に「管」という異物が加わると、より血栓が形成されやすくなるわけです。

こうして見ると、入院患者さんは常に「肺動脈血栓塞栓症」を起こす危険にさらされていることがわかります。そこで、病院ではさまざまな予防法を講じています。

血栓の形成条件（7-16）

血流速度の低下	血液性状の変化
静脈瘤、動脈瘤、長期臥床など	血小板の増加（手術、出産後など） 血液粘稠度の増加（多血症、脱水など） 凝固因子の増加 抗凝固物質 heparin の減少 線溶活性の低下
血管壁の変化	
内皮の損傷（切傷、炎症、硬化症など）で、 内皮下の結合織が血液と接触 　→血小板の集合、粘着 　→凝固因子の活性化	

■ ■ 実はまだあるエコノミークラス症候群の「なぜ？」 ■ ■

エコノミークラス症候群がどうして起こるのか、おわかりいただけたと思います。でも、これで納得してはいけません。ここまでわかったら、かえって謎が増えるはずです。

7-4 なぜ起きる？ エコノミークラス症候群

❶ 足がむくむのは血栓のため？（浮腫の原理）

長時間のフライトでは、たいてい足がむくんで、靴がきつい感じになります。**むくみ**は深部静脈血栓ができた証拠なのでしょうか？

> **Column**　**むくみ**
>
> むくみは毛細血管からの浸み出す体液の量が、組織から引き戻される量よりも相対的に多いときに起こります。このような体液のやり取りは、基本的にどの組織でも同じです。
>
> 飛行機で長く座っていると足がむくみますが、腎臓が悪い場合などでは全身にむくみが見られることがあります。全身のむくみについて、その原因を分けて考えてみましょう。まず、静脈側の圧が上がって体液が引き戻せなくなるのは、心不全のために全身がうっ血する場合などが考えられます。他方、引き戻すための**膠質浸透圧**が下がってしまうのは、タンパク量が不足する場合、たとえば、腎臓からタンパクがどんどん出て行ってしまう場合や、肝臓で十分なタンパク合成ができない場合、飢餓の場合などが考えられます。他に、ホルモンの影響や血管の透過性の変化も、むくみの原因になります。
>
> ちなみに、身体の中で、毛細血管から体液が浸み出しては困る臓器と、浸み出しが必要な臓器とがあります。何だかわかりますか？ 体液が浸み出しては困るのは肺です。肺胞を巡る毛細血管は、呼吸する空気との間で酸素と炭酸ガスのやり取りをするだけであり、もし肺胞内に体液が浸み出してしまうと、自分の体液でおぼれ死んでしまうことになります。そのため、肺の毛細血管圧は8mmHg以下に抑えられています。逆に、浸み出しが必要なのは腎臓です。腎臓の糸球体は、尿を濾し出すために、57mmHg程度の高い圧を保っています。

●組織の環流

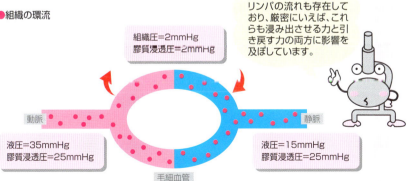

組織には他に組織間圧やリンパの流れも存在しており、厳密にいえば、これらも浸み出させる力と引き戻す力の両方に影響を及ぼしています。

組織圧=2mmHg
膠質浸透圧=2mmHg

動脈　　　　　　　静脈
液圧=35mmHg　　　　液圧=15mmHg
膠質浸透圧=25mmHg　膠質浸透圧=25mmHg
毛細血管

7-4 なぜ起きる？ エコノミークラス症候群

むくみ（**浮腫**）は、組織間に液体（組織間液）が貯留した状態です。**組織間液**は毛細血管の動脈側から浸み出し、組織に栄養や酸素を与えた後、毛細血管の静脈側に吸収されます。浸み出させる力は、「毛細血管の内圧」と「内膜の透過性」であり、引き戻す力は、血液の中に含まれる物質による「**膠質浸透圧**」です。静脈側が血栓で閉塞すれば、毛細血管の静脈側の圧が上がって、膠質浸透圧よりも高くなってしまい、液を引き戻せなくなって、むくみが出るはずですね。

ところが、エコノミークラス症候群では意外にもむくみは出ません。それはエコノミークラス症候群では、ふくらはぎにある**ひらめ静脈**という細い静脈に血栓ができるからです。こうした細い静脈は、お互いに繋がりネットワーク（**バイパス路**）が発達しているため、一つの静脈が閉塞しても、血液は他のルートを通って流れます。そのため、毛細血管の圧は上がらず、むくみにつながらないのです。

飛行機で足がむくむのは、単に長時間、足を下にした姿勢で座っているために、重力によって足全体の血液の戻りが悪くなり、足の静脈圧が上がってしまうのが原因といえるでしょう。もし深部静脈血栓がもっと太い足の静脈、たとえば大腿静脈や腸骨静脈にできた場合は、バイパスとなる路がほとんどないために、末梢側の足全体に強いむくみが出ます。

❷ 細い静脈にできた血の塊が、太い肺動脈を閉塞してしまうわけ

エコノミークラス症候群で問題になる血栓が形成されるのは、おもに下腿（ふくらはぎ）のひらめ静脈です。ひらめ静脈の太さは、大人でもせいぜい直径5〜6mm程度です。そんな細い静脈にできた血栓が、なぜ命にかかわるのでしょうか？

一つ目のポイントは、静脈にできた血栓が成長する（下流へと伸びていく）ことです。静脈の壁に血栓が付くと、静脈の流れは悪くなります。逆に、流れが悪くなると、血栓ができるという話はすでにしました。つまり血栓ができると、その末梢（この場合は中枢側：心臓に向かう方向）の流れが悪くなるので、血栓の先っぽに新しい血栓が付け加わっていくことになるのです。これが血栓の成長です。

もし血栓によって静脈が完全に閉塞してしまった場合は、流れの止まった血管の中で血栓は中枢側にも末梢側にも成長します。でも、この場合は流れがないので、血栓がちぎれて**塞栓**となることも、塞栓が流れていくこともありません。しかし、ひらめ静脈にできた血栓は、流れを完全に止めることは少なく、初めにできたところ（静脈の弁の部分に多い）に新たな血栓が加わりながら、細長いヒモやキノコのような形に伸びて行くのです（図7-17）。

202

長く伸びる血栓（7-17）

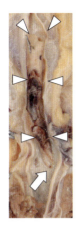 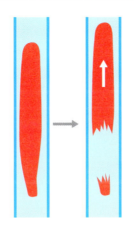 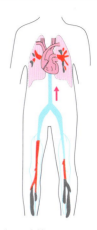

A. 静脈内の血栓（肉眼所見）
付着部（→）から上に向かって血栓（△）が長く伸びているのがわかる。

B. 模式図
細長いキノコのように伸びた血栓がちぎれると、先の方が細長い塞栓物になる。

C. 肺への塞栓
ちぎれた塞栓が折りたたまれて肺動脈に詰まる。

　こうして血管の中でブラブラしている血栓は、飛行機を降りて歩き始めると、筋肉に揉まれてちぎれます。ちぎれた塊は塞栓となり、血流に乗って下大静脈から右心房、右心室から肺動脈へと流れ着きます。

　細い血管からちぎれた物であっても、長さがあれば、折りたたまれて大きな塊になります。これが二つ目のポイントです。ニョロニョロと運ばれてきたヒモ状の塞栓は、その先がどこかに引っかかると、後ろの部分が血流に押されてクチャクチャに折りたたまれるわけです。こうなると、太い肺動脈の内腔でも閉塞してしまうことになります。

● 肺動脈を完全に塞がなくて、命が助かるということはないの？

　キノコのように伸びた血栓も、そのごく一部が剥がれて小さな塞栓となるなら、それは肺の末梢の血管に詰まるだけであって、エコノミークラス症候群にはなりません。顕微鏡レベルの局所の出来事では、何か症状が出ることはありません。

　ただしこのような場合、元の血栓部分が残っていて、そこから再び成長した血栓の一部が、また塞栓になる可能性があります。こうして繰り返しできる塞栓で細い肺動脈のあちこちが塞がれていくのが**慢性肺動脈血栓塞栓症**です。たくさんの細い肺動脈が閉塞すると、次第に肺の血管抵抗が高まって**肺高血圧症**をきたします。こうなると右心室は高い圧で血液を送り出さなければならなくなる一方、肺の中で血流が悪

7-4 なぜ起きる？ エコノミークラス症候群

くて酸素と炭酸ガスのやり取りに関与できない領域が増えてくるので、呼吸の効率が悪くなります。

慢性肺動脈血栓塞栓症は、先に示した血栓の形成条件を満たす人に、とくによく見られます。たとえば、寝たきりで十分な栄養や水分を摂っていない人は、深部静脈血栓ができやすく、これにより生じる慢性肺動脈血栓塞栓症が、全身状態の悪化に結びついていることが少なくありません。普通に生活している人でも、慢性肺動脈血栓塞栓症が動悸や息切れの原因となっていることがありますが、臨床的に診断されることはあまりありませんでした。最近は、慢性肺動脈血栓塞栓症による肺高血圧症が注目されるようになり、治療薬も出てきました。なお、そうした人が長時間、飛行機に乗った場合、慢性肺動脈血栓塞栓症の原因となっていた深部静脈血栓がフライトの間に成長して、大きな塞栓を生ずる危険は高くなります。

❹ なぜ「肺動脈 "血栓塞栓" 症」と 2 つ重ねて呼ぶの？

なぜ「肺動脈血栓塞栓症」と呼ぶのでしょう。深部静脈にできた血栓が塞栓となって肺動脈に詰ることから、肺動脈血栓 ⇒ 塞栓症という名前になったと思いますか？ 実はそうではなく、「血栓塞栓症」は、肺の側から見た病理診断に基づいた命名なのです。

血栓とは血管を流れている血液に塊（凝血塊）ができるもので、塞栓とはそれがちぎれて血流に乗って運ばれるものです。深部静脈の血栓が塞栓となって肺動脈に詰まるならば、それは「肺動脈塞栓症」のはずですね？

慢性肺動脈血栓塞栓症では、肺動脈の末梢に詰まった塞栓は異物と認識されてマクロファージが片づけ、片づけきれない塞栓の部分は肉芽組織に置き換えられます（**器質化**）。このような過程は、血栓でも、血栓からできた塞栓でも同様に進みます。したがって時間が経ってしまうと、もとが肺動脈にできた血栓症であったのか、深部静脈から流れ着いた塞栓症であったのか、病理組織で見ても区別がつかないのです。

もう一つ、解析を難しくするのは、時間の経過と病理所見の関係です。通常、血栓や塞栓の器質化は、時間をかけて進んでいきます。ところが、急性と考えられる肺動脈血栓塞栓症でも、血栓・塞栓の一部に器質化所見が見られることがあるのです。これは、深部静脈にできた血栓に器質化が始まった時期に、その器質化の見られる一部が剥がれて塞栓になったものと考えられます。その場にできた血栓ならば、器質化の進み具合で、できてからどのくらいの時間が経っているか推定できますが、肺動脈血栓塞栓症の場合には、この推測が成り立たないことになります。

肺動脈にできた血栓と、深部静脈に生じた血栓に由来する塞栓は、その組織だけを

見て区別することが難しいため、肺動脈に見られた「血栓症」または「塞栓症」という二つを合わせた意味で「肺動脈血栓塞栓症」と呼ばれているというわけです。

■■ 血栓と塞栓の知識を整理しよう！ ■■

本章では、あちこちで血栓や塞栓の話が出てきました。最後に簡単にまとめておきたいと思います。それぞれの機序については本文中で紹介しましたが、誌面の都合上すべてを詳しく紹介することはできないので、興味があればぜひ「なぜ？」をもう少し調べてみてください。

肺動脈血栓塞栓症（7-18）

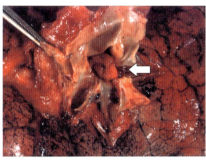 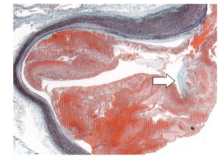

A. 肺門部の血栓塞栓（肉眼所見）
肺動脈左下葉枝の入り口の写真で、淡黄色に見えるのが肺動脈の内膜面。→の血栓塞栓により、血管の入り口が詰まっている。

B. 肺動脈血栓塞栓症（組織所見）
赤い塊が左上葉枝に見られた肺動脈血栓塞栓で、その中に緑色に染まる器質化した領域（→）が見られる。（EMG染色）

肺動脈末梢の血栓塞栓（7-19）

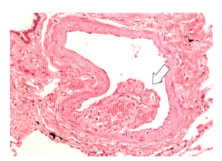 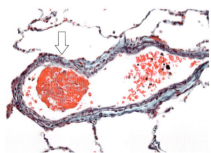

A. 血管壁に付着した血栓
器質化した血栓が肺動脈壁に付着している（→）。この部に形成された血栓なのか、流れ着いた塞栓が血管壁に付着して器質化が進んだのか、区別できない。

B. 肺動脈内の血栓塞栓
フィブリンと赤血球の塊（→）に、わずかに器質化が見られるが、器質化血栓の一部が塞栓となったものか、肺動脈に形成された血栓の一部かは判別困難。（EMG染色）

7-4 なぜ起きる？ エコノミークラス症候群

血栓と塞栓のまとめ（7-20）

血栓

❶ 血栓とは流血中にできる血の塊をいう。血管に傷がつけば、血栓がこれを塞ぐ。

❷ 血栓はフィブリンの網目と血小板の塊で、血液の中を流れている赤血球や白血球が網目に引っかかって大きくなる（新鮮血栓）。

❸ 血栓によって血流がせき止められると、流れの末梢の淀んだ領域では、血栓の上（先）に新しい血栓が付着し、次第に伸びて（成長して）いく。

❹ 血栓は血球の死骸を含んでおり、でき上がった後は身体にとって異物となる。したがって、ほかの異物に対する反応と同じことが起こる。すなわち、マクロファージが貪食し、肉芽組織が増生して、生きた身体の成分に置き換えていく。このように、血栓に限らず身体にとって異物となったものを肉芽組織（最終的には線維組織）に置き換えてしまうことを器質化といい、血栓も時間が経つと器質化する（血栓の器質化したものを「器質化血栓」と呼ぶ）。

❺ 血栓は肉芽に置き換えられ、線維組織になるに従って体積が縮小する。そして、肉芽中の毛細血管や、血栓と血管の間に残った毛細血管の内腔面積が広がっていく。この毛細血管同士が血栓の手前と先でつながれば、閉塞していた血管は再び開通（再疎通）する（図 5-25）。

塞栓

❶ 塞栓（物）とは、血液中を流れる溶けない物質の塊をいう。

❷ 血栓の一部がちぎれたものは塞栓（物）となるし、DIC のように血管壁にくっついていない血栓がドンドン作られて塞栓（物）となることもある。

❸ 血栓のほか、窒素（潜函病）、脂肪（多発外傷）、細菌や真菌（菌血症）、腫瘍（血行性転移）など、血液中に入る溶けない物質は、すべて塞栓（物）になりうる。

❹ 塞栓（物）は、流れて血管が細くなったところで詰る。静脈にできた塞栓（物）は原則としてすべて肺に行く。動脈にできた塞栓（物）は、その末梢に詰る。塞栓（物）が詰った状態を塞栓症という。

❺ 動脈の塞栓の場合、つまった先に、ほかの血管から血液の供給がない（バイパス路がない）場合には、その先の組織は梗塞になる。

❻ 血栓が塞栓（物）となった場合は、その後、血栓と同じように器質化が起こる。

206

chapter

8

ほとんどの病気は
「炎症」だ

炎症とは「刺激に対する生体の反応」を指す言葉です。病原菌の感染はもちろん、ケガやがんの増生なども生体にとっては刺激であり、生体はそれらに対して炎症という反応を起こします。したがって、すべての疾病には炎症が関連しているといってもよいかもしれません。炎症のメカニズムを知ることこそが、病気の症状を解明する手がかりになります。

8-1 炎症が起きるしくみ

循環障害や代謝障害は「障害」ですが、炎症は障害ではなく「反応」です。その違いはどこにあるのでしょう？

■■■ 炎症とは連鎖反応だ ■■■

炎症では、ある刺激が与えられると、それをきっかけに次々と反応が進んでいきます。ドミノ倒しをイメージしていただいても構いませんが、実際にはもう少し複雑です。映画のシーンか何かに「目覚ましが鳴るとスイッチが入って、ボールが転がったり矢が放たれたりと次々としかけが連鎖していき、最後にトースターのスイッチが入ってパンが焼け、ガスがついて目玉焼きができる……」というのがありました。炎症という反応はこれに似ているかもしれません。刺激によってスイッチが入ると、次々にいろいろな連鎖反応が起きていくのです。

身体を障害する要因が生じれば、それを取り除こうとするのは当然の反応です。そう考えると、炎症は「身体の防御システムのあらわれ」ともいえるでしょう。炎症は疾病の外因や内因に対して、それを排除しようと身体が戦いを挑む反応です。戦いに勝てなければ、身体に障害が残ることにもなります。

炎症反応は「機械じかけ」！？（8-1）

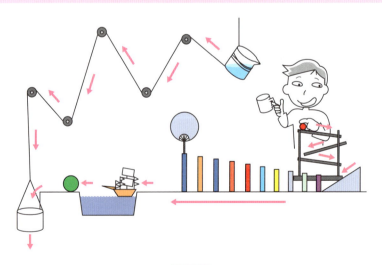

炎症という反応の結果どうなるかはさまざまです。刺激が取り除かれて反応が収まり、何ごともなかったかのように元通りになる場合もあるし、刺激に炎症反応も加わり組織が傷害される場合もあります。後者が「○○炎」と呼ばれる病気です。「○○炎」も修復されることになりますが、修復の過程そのものは炎症による傷害でも、循環障害や代謝障害による傷害でも共通です。

なお、ここであらためて注意しておいていただきたいのですが、病理学では病気のときに人間の身体に起きることを理解するために、いろいろな分類をします。しかし、それぞれが独立しているわけではありません。たとえば、炎症によって生ずる循環障害もあるし、炎症ががんに結びつくこともあります。分類は病気のしくみをひも解くための目次のようなものと考えてください。

■■ 炎症の症状ってなあに？ ■■

炎症の症状を考えるために、「蚊に刺される」という刺激を考えてみます。蚊に刺されると、刺された場所は、赤くなって熱をもって腫れ、強いかゆみが生じます。この症状が**炎症の4主徴**と呼ばれる**発赤**、**発熱**、**腫脹（しゅちょう）**、**疼痛（とうつう）**です。炎症が持続したりひどくなったりすると**機能障害**を伴うことがあり、これを合わせて**炎症の5主徴**と呼びます。といっても何のことはない、私たちが普通に経験していることをむずかしく述べたにすぎません。ただし、これらの主徴は、どのような臓器や組織のどのような種類の炎症であっても、多かれ少なかれ見られるということを覚えておいてください。

炎症の5主徴（8-2）

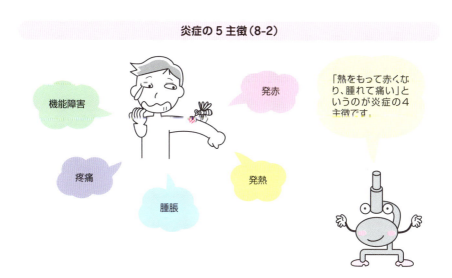

8-1 炎症が起きるしくみ

蚊に刺されると、なぜ赤くなって熱をもって腫れてくるの？

炎症では、どうして「赤くなって熱をもって腫れる」のでしょうか？ 蚊に刺された場合は、針に刺されたことよりも、蚊の唾液に入っている物質の方が刺激になります。

この物質に反応して、毛細血管が拡張し、酸素をたくさん含んだ動脈血が流れ込むので、刺された場所は赤くなります（**発赤**）。また、暖かい血液が流れ込むので、熱をもちます（**発熱**）。血管は血液が充満して膨らみ、さらに刺激も加わってものが浸み出しやすくなるため、白血球やタンパク質が局所に入り込んで腫れます（**腫脹**）。刺激に対して局所で放出される**ヒスタミン**などの物質は、血管を拡張させたり、血管の透過性を亢進させたりすると同時に、かゆみをもたらします。また、白血球はタンパク質分解酵素（**プロテアーゼ**）を放出し、これが疼痛や、場合によっては機能障害をもたらします。

何となく納得できましたか？ いえ、病理学は理屈を考える学問ですから、これで納得してしまってはいけません。「なぜ？」「どうして？」「どんなメカニズムで？」をもう少し考えてみましょう。

なぜ炎症という反応が起きるの？

刺激はどのようなものであれ、初めは局所に起こります。蚊の細い針で刺される程度の刺激ならば、局所で処理されてしまい、炎症反応の連鎖は起きません。しかし、蚊の唾液腺成分が注入されるという、もっと強い傷害刺激が加わると、防御システムが働くことになります。

局所で処理しきれない刺激が加わった場合は、刺激に対応する専門の助っ人を呼び集める必要があります。まず輸送路を確保して、次に局所に助っ人や必要な物資を集めて、刺激に対処させるのです。「輸送路を確保する」というのは、動脈を拡張させるという反応です。運ばれてきた助っ人や物資を局所にとどめて活動させるためには、静脈は収縮させておきます。刺激は血管の外にあるので、集められた助っ人や物資は、血管の外に運び出さなければなりません。そのために、血管の透過性を亢進させる（物質を浸み出しやすくする）という反応が起きるわけです。

こうして見ると、炎症という反応は、刺激をすばやく排除するために、目的に沿って起きていることがわかります。痛みの発生は困りますが、これは外敵をやっつけるための物質が神経を刺激してしまうためです。ただ、この刺激によって局所は安静を保たれ、さらに援軍が呼び集められることになるので、害ばかりとはいえません。

8-1 炎症が起きるしくみ

■ ■ ■ 炎症ではどうやって反応が進むの？ ■ ■ ■

　刺激の加わった局所において、血管が拡張したり、血管の透過性が亢進したり、白血球が集まって臨戦態勢を整えたりするという反応は、いろいろな化学物質の働きによって進みます。このような化学物質には、「血液の中を流れているもの」「細胞の中に含まれているもの」「細胞が新しく作り出すもの」などがあります。ここでは化学物質の詳しい名称はなるべく省いて、まずは反応が進むしくみを見てみましょう。

❶ 血液の中に含まれている化学物質

　炎症の反応を引き起こす化学物質が血液中を流れているならば、あちこちで炎症が起きてしまうのではないかと思いませんか？　こうした化学物質は、どうやって「働く時と場所」を決めているのでしょうか。

　血液中の化学物質は通常、前駆物質という形で存在しています。たとえて言うと、キャップをかぶせてあるような状態です。炎症を引き起こすような刺激を受けると、このキャップが外れて働き出す（**活性化**する）のです。ただし、刺激がいろいろな化学物質のキャップを外して回るわけではありません。化学物質の多くは**酵素**（タンパク質）です。刺激によって一部が外れるなど構造の変化が起こると、活性化して働き始めるのです。一つの酵素が活性化すると、その酵素の働きにより別の化学物質のキャップが外れる（活性化する）という連鎖反応が続いていき、最終的に活性化した物質が血管を拡張したり、血管の透過性を亢進させたりします。代表的な物質が**キニン**です。前駆物質であるキニノゲンがカリクレインという酵素の働きで血漿キニンに変化します。血漿キニンの中の**ブラジキニン**は、生体内で最も強い発痛物質といわれています。

　このしくみは複雑なようですが、刺激によって直接反応が起こるのとは違って、途中のステップで進行を抑制するなど調整を行う余地があります。とてもうまくできたしくみといえるのではないでしょうか。

❷ 細胞の中に蓄えられている化学物質

　粘膜のように常に外から刺激物質が入ってきて、初めに対処しなければならないような場所（環境）では、血液で運ばれてくる物質が複雑な反応経路をたどるしくみでは間に合いません。刺激物質にすぐに対処するためには、局所に常在する細胞が責務を果たすようなすばやい反応が必要です。つまり、刺激が加わると、細胞中に蓄えられた化学物質が吐き出されるというしくみです。代表は**肥満細胞**に蓄えられた**ヒスタミン**という**化学伝達物質**による反応です。

8
ほとんどの病気は「炎症」だ

8-1 炎症が起きるしくみ

メカニズムを簡単に見ておきましょう。たとえば花粉のような**抗原**が身体に入ってくると、それに対応する**抗体**（IgE）が作られて、肥満細胞の表面に結合します。抗原をカギとすると、それに合うカギ穴が肥満細胞に作られるわけです。そして2回目にカギ（抗原）が入ってくると、1回目で作成済みのカギ穴（抗体：IgE）がカギに結合します。普通のカギとカギ穴の関係とは違い、カギ穴がカギを捕まえに行きます。こうして結合した結果、細胞の門が開いて、肥満細胞の中にあるヒスタミンなどの化学伝達物質が周囲に吐き出されるというしくみです。

ヒスタミンは、粘膜に作用して涙や鼻水を増やしたり（**粘液分泌作用**）、血管に作用してさまざまな物質が血管の中から外に通り抜けやすくしたり（**血管透過性の亢進**）、神経を刺激してかゆみやくしゃみ反射を起こしたりします。花粉症の症状を抑える薬は、このヒスタミンの作用を抑える成分が主体で、「抗ヒスタミン剤」と呼ばれています。

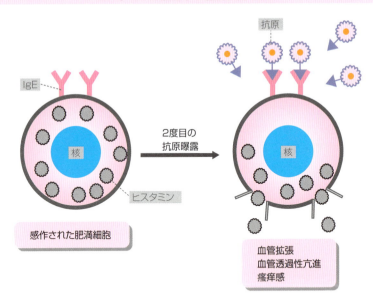

ヒスタミンを放出する肥満細胞（8-3）

❸ 新しく作られる化学物質

刺激によってタンパク合成を開始するスイッチが入り、新しく化学物質が作られるしくみもあります。作られた化学物質が発赤や腫れ、痛みを起こすのです。代表的な化学物質が**プロスタグランジン**です。

プロスタグランジンは身体のいろいろな組織や臓器で産生されるもので、さまざ

まな種類があります。ホルモンと似ているようですが、ホルモンが特定の臓器から血中に放出されて基本的に全身に影響を及ぼすのに対して、プロスタグランジンは必要に応じて必要な場所で産生されるところが違います。プロスタグランジンは種類によって正反対の働きを示すことがあり、そのバランスによって身体の状態はコントロールされています。

炎症では、白血球、血小板、血管内皮細胞などの細胞がプロスタグランジンを産生し、毛細血管を拡張させたり、血管の透過性を亢進させたり、痛みの元となる**ブラジキニン**という物質を助けて痛みを増幅させたりします。

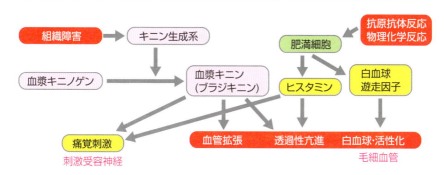

炎症の反応（8-4）

Column　サイトカインストーム

感染症や薬剤投与などが原因となって、血中の様々なサイトカインが異常に増えてしまうことがあります。

特に炎症反応を惹起するようなサイトカインが異常な量で血液中に放出されると、その作用は全身に及びます。結果として、好中球の活性化、血液凝固機構活性化、血管拡張などを介して、ショックや播種性血管内凝固症候群（DIC）、多臓器不全にまで進行するという病態がわかってきました。この状態を「サイトカインストーム」（cytokine storm：サイトカインの嵐 ⇒ 免疫の暴走）

といいます。

新型コロナウイルスの感染が重症化すると、急性呼吸窮迫症候群（病理所見はびまん性肺胞傷害）をきたしてしまうのは、このサイトカインストームが関わっていることが明らかにされています。また、ワクチン接種後に心筋炎で死亡した例は、サイトカインストームが原因ではないかと考えられています。その他、がんの悪液質や、自己免疫疾患の重症化に、このサイトカインストームが関与していることも報告されています。

8-2 急性炎症と慢性炎症は どこが違う？

「急性虫垂炎」とか「慢性胃炎」などという病名からわかるように、炎症には急性炎症と慢性炎症があります。その違いは何なのでしょう？

■ ■ 急性炎症と慢性炎症の関係は？ ■ ■

簡単にいうと、**急性炎症**は急激に起きて通常は持続時間も短い炎症で、**慢性炎症**はジワジワとあるいはダラダラと起きている炎症です。一般的には、急性炎症の経過は"時間"あるいは"日"の単位であり、慢性炎症では"月"あるいは"年"の単位ですが、明確な定義はありません。

では、急性炎症が治らないと、慢性炎症になっていくのでしょうか？ それとも、両者の原因は違うもので、急性炎症を経ずに初めから慢性炎症を起こすことがあるのでしょうか？ 答えは「どちらの場合もある」です。以下、具体例をいくつか見ていきましょう。

■ ■ 手術適応となるのは急性炎？ 慢性炎？―虫垂炎と扁桃炎 ■ ■

世間一般に「盲腸を手術した」というのは、**急性虫垂炎**に対する虫垂切除術をいいます。慢性虫垂炎に対する手術というのは耳にしません。一方、「扁桃腺を手術した」というのは、**慢性扁桃炎**に対する手術をいいます。急性扁桃腺炎で手術することはありません。

虫垂は、小腸から大腸に入る盲腸という領域から、腸が細長く突出した部分です。硬い便などによりこの虫垂の入口が詰まると、中の圧力が増して、壁が圧迫されて血行が悪くなります。そうなると、大腸菌などの腸内常在菌が悪さをして急性炎症を起こすのです。これが虫垂炎の主な原因と考えられています。炎症は初め虫垂の中だけで起きますが、これが虫垂の壁に広がると腹膜炎を併発することになり、場合によっては壁が炎症で破れてしまう**穿孔**を起こします。そのため手術によって急性炎症に陥った虫垂を切除するのです（図8-5）。

扁桃腺は、のどを取り巻くように存在するリンパ組織で、口や鼻から侵入する細菌やウィルスに抵抗するために働いています。扁桃炎というと一般に、のどちんこ（口蓋垂）の両側にある口蓋扁桃の炎症を指します。急性の炎症では、のどの痛みとともに高熱が出ますが、多くは適切な薬を飲めば数日で治ります。したがって、手術する必要はありません。

8-2 急性炎症と慢性炎症はどこが違う？

急性虫垂炎（8-5）

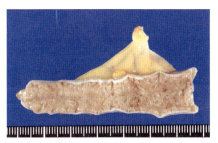

A. 軽度の虫垂炎（肉眼所見）
虫垂を開いたところ。粘膜の色はきれいで、肉眼的には正常に近い所見。

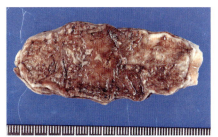

B. 壊疽性虫垂炎（肉眼所見）
正常に比べて粘膜は充血や出血とともに腫れて、きたなく混濁しており、ところどころに白色調の膿のたまりも見られる。

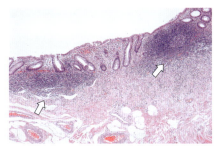

C. ほぼ正常の虫垂（組織所見）
虫垂にはリンパ組織（→）が発達している。

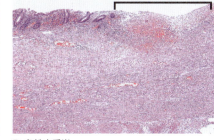

D. 急性虫垂炎
粘膜の一部がびらん（浅い潰瘍）となり、炎症反応を起こしている。

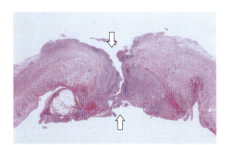

E. 壊疽性虫垂炎による穿孔
強い炎症で、壁が壊死して、穿孔をきたした例。上が内腔側、下が外側（漿膜側）で、孔が繋がっている。

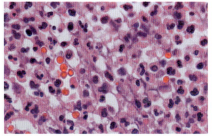

F. 膿瘍部の強拡大
穿孔の周囲の薄紫の領域が膿瘍。壊死組織の中にたくさんの好中球が見られる。この好中球が壊死したものが「うみ」である。

Column　慢性虫垂炎ってあるの？

　慢性扁桃炎の例から考えると、慢性虫垂炎とは「急性虫垂炎の症状を繰り返すもの」といえそうです。でも病理では慢性虫垂炎という診断名はほとんど使いません。それはなぜでしょう？

　一般的に、組織にリンパ球や形質球が増えていると、慢性炎症を疑います。ところが虫垂には、正常でもリンパ球や形質球がたくさん存在しています。そのため、リンパ球や形質球があっても、それらが炎症によるものかどうか判断がつきません。虫垂はリンパ組織が発達しており、扁桃と似た働きをしている可能性があるといわれているほどなのです。慢性扁桃炎では、扁桃組織の中に細菌が住み着き、扁桃が肥大して障害をもたらしますが、虫垂炎では、細菌が巣食うこともなく、障害となるほどの肥大も起きません。

　また、炎症を繰り返すことによって形成される瘢痕組織も、慢性炎症の指標とされます。ところが虫垂は、正常でも年をとるに従って萎縮していき、瘢痕組織のようになることがあります。そのため、瘢痕組織があっても、それが炎症の結果であるかどうか判断がつきません。

　急性炎症を繰り返した慢性虫垂炎であったとしても、病理で明らかに確認できるのは、切除のきっかけとなった急性炎症の所見だけであることが多いのです。そのため、結果的には、「急性虫垂炎」という病理診断になります。ちなみに、臨床的に虫垂炎と診断されて切除された虫垂を調べると、その20％程度には病理組織学的に明らかな炎症所見が認められません。病理医は陰でappendicitis normalis（正常虫垂炎？）と呼んでいます。

これって慢性虫垂炎？（8-6）

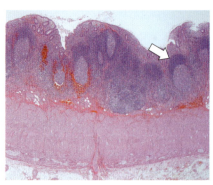

A. リンパ濾胞の増生
リンパ濾胞（中心が薄紫、周囲が紫に見えるリンパ組織→）がたくさん見られる10代男性の虫垂。虫垂はもともとリンパ組織が発達しているので、この所見から慢性炎症があるとは言いがたい。

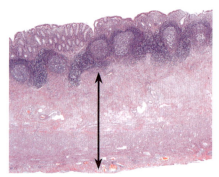

B. 虫垂壁の線維化
壁が線維に置き換わっているが、慢性炎症の結果なのか、加齢性の変化なのか判別は困難。本症例は20代の女性で、慢性炎症と思われる。

8-2 急性炎症と慢性炎症はどこが違う？

ところが年に何回も急性扁桃炎を繰り返す子供がいます。これは**習慣性扁桃炎**とか**反復性扁桃炎**といって、慢性扁桃炎に分類されます。慢性扁桃炎は多くの場合、扁桃組織の中に細菌が住み着いており、急性の炎症が治まってものどに違和感や軽い痛みを訴えます。このような扁桃は通常よりも大きくなり（**肥大**）、いびきの原因になったり、ものを飲み込むのに時間がかかったりします。それに、年に何回も発熱を繰り返していては生活にも支障をきたします。そのため、扁桃を取ってしまう手術が行われることがあるのです。

もう一つ、問題になる慢性扁桃炎に**扁桃病巣感染症**があります。これは扁桃炎が原因となって他の臓器に障害が出てくるもので、その代表は慢性糸球体腎炎の一つである**IgA腎症**です。扁桃はリンパ組織として抗体を産生しますが、炎症を起こした扁桃が作り出す異常な抗体（IgA）が抗原（細菌やウィルス）と結合し、これが腎臓の糸球体に流れ着いて沈着することで腎炎を引き起こすのです。扁桃炎の症状はほとんどなくても、扁桃を取ってしまう手術の適応になります。

慢性扁桃炎を見ると、慢性炎症の中には、急性炎症が完全に治癒せずに繰り返すものと、慢性的に病因が作用し続けるものがあるということがわかります。

■ ■ ■ 急性膀胱炎と慢性膀胱炎の違いは？ ■ ■ ■

膀胱炎も一般的な炎症です。急性膀胱炎は女性に多い病気ですが、それは尿道が短く外から細菌（とくに大腸菌）が膀胱に進入しやすいからなのです。膀胱に菌が入っても通常は尿で洗い流されてしまうはずですが、仕事の都合などで排尿をガマンしなければならない状況におかれると、膀胱の中で菌を培養してしまう結果になるわけです。

急性膀胱炎は、水分を多めに摂るだけで尿により膀胱が洗浄されて治る場合もありますし、適切な抗生物質によって多くは完全に治癒します。しかし扁桃炎と同じく、急性炎症を繰り返す（**再発性膀胱炎**）うちに、慢性化することがあります。

慢性化した膀胱炎では、大腸菌以外の弱毒菌の感染も多く見られます。「傷害性は弱いけれど、薬が効きにくい」といった菌に感染した場合に持続的な感染状態が起き、慢性化しやすいのです。原因となる菌の違いにより、急性炎症になったり、慢性炎症となったりする違いを生ずる場合があるわけですね。

慢性膀胱炎には他に**複雑性膀胱炎**と呼ばれるものもあります。前立腺肥大や膀胱結石、尿道狭窄といった尿の流れを悪くする原因があって、そのために感染が持続して起きる慢性膀胱炎です。この例では慢性炎症の中に、病気にかかる側に要因があって発症する場合があることがわかります。

217

8-2 急性炎症と慢性炎症はどこが違う？

■■■ 急性胃炎と慢性胃炎の違いは？ ■■■

急性胃炎の原因として最も多いのは暴飲暴食です。アルコールや強い香辛料などを大量に摂取すると、胃の粘膜に炎症が起こります。また、解熱鎮痛剤や抗生物質などの薬、精神的・肉体的ストレス、病原菌の感染、食べ物に対するアレルギーなども原因になります。原因を取り除いて適切な食事療法を行えば数日で軽快します。

慢性胃炎の原因はもう少し複雑です。そもそも慢性胃炎は分類すら定まっていません。慢性胃炎は多くの外因と内因が複雑にからみ合っているうえ、年齢などの要素も関与してくるからです。

慢性胃炎のキーワードの一つは、慢性扁桃炎や慢性膀胱炎と同様で「炎症の繰り返し」です。胃の中には食べ物を溶かす胃酸が分泌されていますが、胃袋が溶けてしまわないのは粘液を出して保護しているからです。急性胃炎を起こす因子の多くはこの粘液の分泌を弱めるものですが、こうした因子が繰り返し作用すると、炎症が治りきらない間にまた炎症を起こし、次第に元に戻らなくなっていくと考えられます。慢性炎症を考える上では、この「治りきらない」ということも重要です。慢性炎症では傷害と修復が同時に見られるのが一般的だからです。慢性胃炎では結果として、胃の上皮が腸の上皮に変わっていく**腸上皮化生**とともに、粘膜の萎縮に至ります（図8-7B）。

慢性胃炎のキーワードのもう一つは**ピロリ菌**です（図9-21）。ピロリ菌はサイトトキシンという毒素を産生して、胃の粘膜を直接傷害します。また、ピロリ菌はウレアーゼという酵素を産生して、胃粘液中の尿素をアンモニアと二酸化炭素に分解しますが、このアンモニアがフリーラジカル（活性酸素）の産生と結びついて胃の粘膜を傷害します。こうして粘膜が傷害され、粘液による防御システムが破壊されてしまうと考えられています。

ピロリ菌が強酸性の胃の中でも生息できるのは、アンモニアによって局所的に胃酸を中和して、自らの生息環境を保持しているからと考えられます。ピロリ菌のたくさんいる胃の粘膜上皮を顕微鏡で見ると、慢性炎症の指標であるリンパ球や形質球に加えて、好中球も浸潤しています。これは慢性炎症に急性炎症の所見が加わっている像で**慢性活動性胃炎**と呼ばれます。胃酸の中でピロリ菌が生き続けて、持続的に傷害を及ぼしている状態です（図8-7C、D）。

8-2 急性炎症と慢性炎症はどこが違う？

胃炎（8-7）

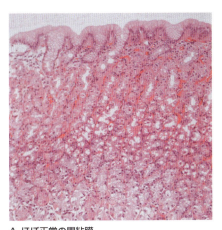

A. ほぼ正常の胃粘膜
胃酸や消化酵素を分泌する胃底腺領域の胃粘膜。

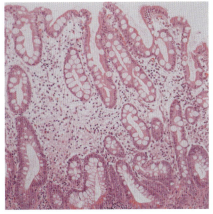

B. 慢性胃炎（腸上皮化生）
慢性胃炎の結果、胃の粘膜が腸の粘膜へと変わっている。

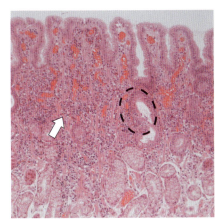

C. 慢性活動性胃炎
粘膜内にたくさんの炎症細胞（→無数の、紫の小さな粒に見える）が浸潤している。

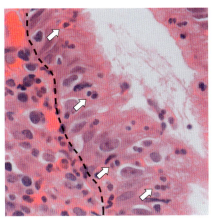

D. 慢性活動性胃炎（Cの○付近の強拡大）
腺管を形成する上皮（点線より右に並ぶ細胞）の中にも、たくさんの好中球（核が小さく2つに分かれて見える細胞）が浸潤している（→）。

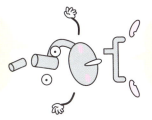

浸潤とは、一般的には、液体が周囲に浸み込むことを指しますが、医学用語の浸潤は「細胞が周囲に水が浸み込むように入り込む、あるいは広がること」を意味します。

炎症性細胞の浸潤とは、好中球やリンパ球が炎症の起きた組織に分布している状態で、がんの浸潤とは、がん細胞が周囲の組織へと入り込み、広がっていく状態です。

8 ほとんどの病気は「炎症」だ

8-2 急性炎症と慢性炎症はどこが違う？

> **Column** アニサキス
>
> アジ、サバ、イカなどの生食によって、**アニサキス**という寄生虫が胃や十二指腸の粘膜に入り込むことがあります。激烈な腹痛を発症しますが、内視鏡で虫体を見つけて摘出すれば快方に向かいます。
>
> 図8-8は十二指腸の粘膜に食いついたアニサキスで、救命救急センターに搬送され、診断がつかずに手術となった症例です。内視鏡技術が発達した現在は、内視鏡的にアニサキスを見つけて取り除いてしまうので、手術される症例はほとんどなくなりました。今では入手し難い貴重な写真といえます。

アニサキス（8-8）

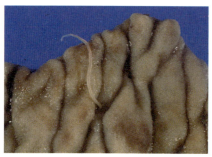

A. アニサキスの虫体
十二指腸粘膜に食い込んでいる。

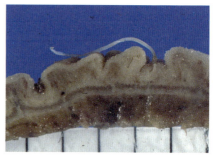

B. 粘膜の断面
虫体の頭が粘膜の表層に食い入っている。

■■ 急性ウィルス性肝炎と慢性ウィルス性肝炎の関係 ■■

ウィルス性肝炎は現在、少なくともA～E型までの5種類が知られていますが、ここではA型、B型、C型について説明します。

❶ A型肝炎

A型肝炎は、A型肝炎ウィルスに糞便を介して汚染された食べ物や飲料水などから経口感染します。食べ物では生ガキやシジミが有名ですね。急性肝炎は多くの場合、症状は軽いかほとんどなく、気がつかない間に完治してしまいます。一度かかると免疫ができるため、繰り返すこともありません。したがって慢性肝炎にはなりません。

❷ B型肝炎

免疫状態が正常な成人は、B型肝炎ウィルスに感染して急性肝炎を発症しても、抗

体が作られてウィルスが排除されるので完全に治癒します。ところが、免疫機能が十分に発達していない幼小児は、感染しても抗体が作られないため、持続的に感染している**キャリア**という状態になります。

キャリアの幼小児が成人すると、抗体が作られて、抗体がウィルスを攻撃し始めます。つまり、肝炎を発症するわけです。ただ、多くの人はその症状は軽く、肝障害が進行することも少ないので、症状のないキャリアのまま一生を過ごします。慢性肝炎となるのは10％ほどで、成人で感染したときのように十分な抗体の量を作ることができず、ウィルスが排除されないため、炎症が持続する慢性肝炎になるわけです。

キャリアの母親から生まれた赤ちゃんは、胎盤を通し、あるいは出産時に産道の血液を介し、B型肝炎ウィルスに感染してキャリアになります。現在は、赤ちゃんにウィルスをやっつける抗体やワクチンを接種する**母子感染**防止策がとられるようになり、新たな母子感染はほとんどなくなりました。

なお、B型肝炎にかかって抗体がつくられ、完全に治癒したと考えられる人でも、身体の中にB型肝炎ウィルスのDNAが残っています。通常は、たとえウイルスが増え始めても、すぐに免疫が働くので大事には至りません。ところが免疫を抑制するような治療（抗がん剤やステロイド）を行うと、B型肝炎ウイルスの再活性化が起き、場合によっては命に関わることになります。このため、免疫抑制となる治療を行う際には必ずB型肝炎ウイルスの既往感染がないかどうかをチェックし、既往感染がある場合には対応策が講じられます。

❸ C型肝炎

C型肝炎は難治性であり、自然治癒は1％以下とされています。C型急性肝炎は症状が軽いので気づかれないことも多いのですが、70〜75％は慢性化します。つまり、気がついたときは、C型慢性肝炎の状態というわけです。

C型慢性肝炎が続くと、10〜20年で高率に肝硬変から肝癌へ進むとされています。年余にわたる小競り合いの中で、突然エイリアンのような異端児が生まれて、戦場を破壊し尽くしてしまうような状況といえます。

急性ウィルス性肝炎と慢性ウィルス性肝炎の関係として、①「ウィルスの種類によっては、急性炎症しか起こさない場合がある」、②「急性肝炎の症状が出ない（軽い）と、初めから慢性肝炎として見つかる場合がある」、③「ウィルスの種類が同じでも、宿主側の条件によって、急性肝炎になったり慢性肝炎になったりする場合がある」ことがわかります。

8-2 急性炎症と慢性炎症はどこが違う？

■ ■ ■ 急性甲状腺炎と慢性甲状腺炎、亜急性甲状腺炎の違いは？ ■ ■ ■

　甲状腺はのど仏のやや下にある臓器で、全身の代謝を調節する**甲状腺ホルモン**を分泌しています。甲状腺ホルモンが過剰になると、代謝が亢進して脈が速くなったり手先が震えたりします。簡単に言えば、身体が興奮状態になってしまうのです。

　急性甲状腺炎というのは、めったに起きません。甲状腺は扁桃のように外界に面しているわけではなく、また外からものを直接取り込むこともないため、細菌が入り込むルートがほとんどないからです。

　一方、慢性甲状腺炎（別名「橋本病」）は中年女性に多い病気として有名です。簡単に病原体が入り込めないはずの甲状腺に、なぜ慢性炎症が起きるのか不思議ですね。理由は、自分自身の免疫が甲状腺をダメージしてしまうからです。これは**自己免疫疾患**といって、自分の身体の一部であるはずの臓器や組織成分を外界から侵入した敵とみなし、抗体を作って破壊してしまうやっかいな病気です（8-5節）。免疫に関与するリンパ球が甲状腺に集まり、慢性の炎症反応が持続することになります。慢性炎症の中には、自己免疫が原因になるものもあるわけですね。

　甲状腺の炎症には、ほかに**亜急性甲状腺炎**と呼ばれるものがあります。亜急性とは急性に次ぐ、「急性ほど経過が早くないが、慢性のようにゆっくりでもない」ものを指す言葉です。原因は不明ですが、ウィルスが考えられており、一般的には一過性で自然治癒します。急性でも慢性でもなく、原因も別の炎症があるというわけですね（図8-9）。

> ### Column　　　炎症の病理判定
>
> 　病理医は患者さんに会わず、症状も聞かず、組織を顕微鏡で見るだけで、急性炎症か慢性炎症かを判定できます。組織に集まってきた細胞の種類を見ればわかるのです。
>
> 　刺激に対してすぐに反応し、局所に集まってくるのは、白血球のうちの好中球です。ヒスタミンやプロスタグランジンといった様な化学物質が好中球を呼び集めて、刺激に対処させるのです。したがって、組織に好中球がたくさんいれば、急性炎症が起きていると
>
> 判定できるわけです。
>
> 　炎症が持続したり繰り返されたときに反応するのは、白血球のうちのリンパ球や形質球です。これらは、後述しますが免疫反応をつかさどる細胞です。組織にリンパ球や形質球がたくさん浸潤していれば、慢性炎症が起きていると判定します。また、アレルギー反応に際に出現するのは、白血球のうちの好酸球です。好酸球が多い場合は、アレルギー性の炎症を考えます。

■■ 特異性炎ってなあに？ ■■

　病原体の毒性（傷害性）が弱いために、急性炎症は起こさずに、慢性炎症となる一連の病気があります。**特異性炎**あるいは**肉芽腫性炎**と呼ばれ、結核、ハンセン病、梅毒がその代表です。身体はこうした病原菌を排除しきれなければ、牢屋を作って閉じ込めようとします。この牢屋が**肉芽腫**と呼ばれる構造物です。肉芽腫を形成するような慢性炎症は、特異性炎として他の炎症と区別できます（図5-26）。

甲状腺の病気（8-9）

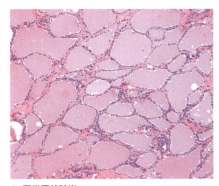

A. 正常甲状腺炎
紫の粒（甲状腺細胞の核がそう見える）に縁取りされた袋が甲状腺濾胞で、中に入っているピンク色の液が、甲状腺ホルモンの材料となるコロイドという物質。

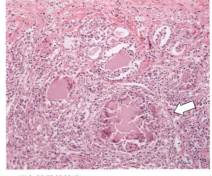

B. 亜急性甲状腺炎
正常の濾胞構造は見られず、全体に見られる小さな紫の粒は炎症細胞。残ったコロイド（→）の周囲を大きな細胞（紫の核が見える）が取り囲んでいる。これは壊れた濾胞のコロイドを貪食する異物巨細胞というマクロファージの一種。

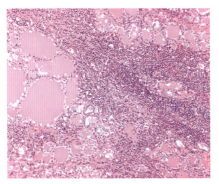

C. 橋本病
右から左上に紫色の顆粒の集まりに見えるのが浸潤するリンパ球。自己免疫性の慢性甲状腺炎の所見で、多くの部で甲状腺濾胞が消失してしまい、甲状腺機能が低下する。

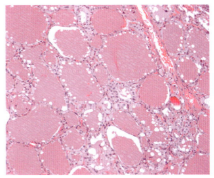

D. バセドウ病
大きさが不揃いの甲状腺濾胞が増生している。辺縁部の細胞に沿って見える細かな泡状の抜けは、濾胞内のコロイドが吸収された所見（吸収空胞）。たくさんのホルモンが作られる結果、甲状腺機能亢進症となる。

8-2 急性炎症と慢性炎症はどこが違う？

ただし結核の場合、身体の抵抗力が落ちていれば急性炎症を起こして死に至ることもあるので、必ずしも慢性炎症とは限りません（図5-26）。

■ ■ 慢性炎症となる要因をまとめると ■ ■

いろいろな臓器や組織について、急性炎症と慢性炎症の違いを見てきました。急性炎症は刺激に対してすぐに反応が起きたときの状態でしたが、慢性炎症にはいろいろな要因がありました。ここでまとめておきましょう。

❶ 急性炎症を繰り返す場合

急性炎症の治癒過程で再び急性炎症が起こり、次第に組織が改築されていく状態です。組織には、慢性炎症像と急性炎症像が混在して観察されます。

❷ 傷害性は弱いが、炎症刺激が持続する場合

急性炎症を起こすほどの毒性はないけれど、持続感染で傷害をもたらす状態です。特異性炎が代表です。

❸ ウィルス感染の遷延化

遷延とは、延び延びになること、長引くことを指します。ウィルスが身体からいなくならずに炎症が続く状態で、❷に分類してもよいかもしれません。急性肝炎から慢性肝炎に移行する場合などがあげられます。

❹ 自己免疫疾患

慢性甲状腺炎の原因として触れました。自己免疫については、本章の後半でもう少し詳しく説明します。

❺ 潜在的に毒性を有する物質への暴露

たとえば塵肺症のように、体内で分解できない金属などを吸入すると、それが刺激になって慢性炎症を引き起こします。炎症は刺激に対する反応ですから、細菌やウィルスといった病原微生物ばかりではなく、放射線・温熱・電気などの物理的な刺激や、有機溶剤・無機物などの化学的な刺激など、さまざまなものが原因となります。

8-3 免疫は身体の防御機構

身体は有害な炎症を起こすような刺激から自らを守る必要があります。そのシステムこそが免疫、すなわち「疫から免れるしくみ」です。

■■ 免疫システムとは身体の「防衛軍」だ ■■

身体は常にさまざまな刺激から自らを防衛しています。外敵から身を守る戦いです。これを担当するしくみは、よく"防衛軍"にたとえられます。この戦いでは、身体の外に撃って出ることを考える必要はありません。戦場も身体の中と決まっています。さて、効果的な防衛を展開するにはどんな部隊が必要でしょうか?

まずは、外壁を固めて、敵を攻め込みにくくする必要があります。その上で、見張りを置いて、いち早く敵を発見できるようにします。外壁の内側は常に兵備して、万一壁を破られたときでもすぐ反応できるようにする必要もあるでしょう。強い敵が現れて戦線を突破されないように、常にパトロールしている精鋭の兵士がいれば理想的です。戦いが始まったら、敵が来たことを本部へ連絡し、要請された機動部隊が派遣されます。このとき、機動部隊の補給路の確保も重要です。戦いが終わったら、戦地は清掃して元通りにする必要も出てきますね。これらは、どのような敵に対しても同じような機構で防衛するシステムであり、**自然免疫**と呼ばれます。

また、戦いが始まったら、敵に関する情報も伝える必要があるでしょう。交戦中は後方に作戦指令本部を設営して、戦闘の開始から終結まで、司令官の下に統率の取れた作戦を考えなければなりません。敵の性格に合わせて訓練した特殊部隊を編制して派遣したり、特定の敵にのみ標準を合わせることのできる小型ミサイルを製造して投入したりと、かなり高度な戦略がとられます。特定の敵に対する部隊や武器は、同じ敵が現れたときにすぐにまた使えるように記録を保管しておきます。これらは、敵の性格を知り、その敵に対して専門的な武器で防御にあたるシステムであり、**獲得免疫**と呼ばれます。

■■ 初期防衛システムと後期防衛システム ■■

どんな敵に対しても素早く反応してやっつける**自然免疫**は、いわば初期防衛システムであり、私たちが生まれつき備えているものです。それに対して、以前の敵を覚えておいて、同じ敵が再度あらわれたときに専用の武器を用いてやっつける**獲得免疫**は、主に初期防

8-3 免疫は身体の防御機構

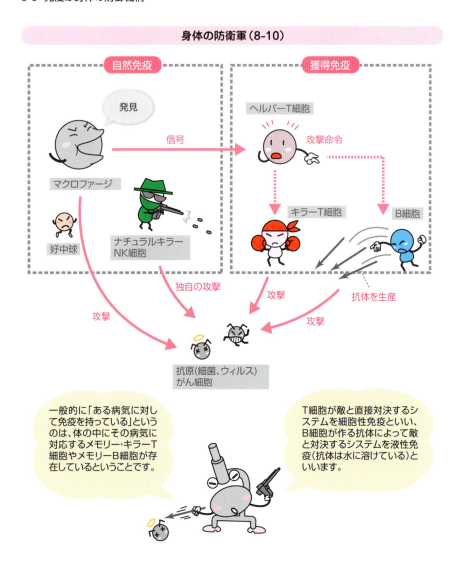

身体の防衛軍（8-10）

衛システムで撃退できなかったときに働く、後期防衛システムといえるでしょう。獲得免疫の中には、敵（**抗原**）に対して専用の**抗体**という武器を作って対応する**液性免疫**と、敵を覚えているリンパ球が攻撃殺傷にあたる**細胞性免疫**があります。どちらも経験と教育、育成が必要なシステムといえます。

　自然免疫と獲得免疫という二つの免疫系が状況に応じて的確に働いて外敵から身を守るのが、人が持っている免疫システムなのです。

防衛軍のメンバーをご紹介しましょう

❶ 皮膚や粘膜のバリア

　皮膚や粘膜は外から入り込もうとする敵に対する強いバリアとなっています。しかもただの壁ではなく、汗や鼻水、涙、粘液などによって、敵を洗い流したり、唾液や胃酸などのように殺菌したりする機構も備えています。さらに、菌が増殖しにくいような環境整備もしています。

❷ マクロファージ

　マクロファージはこれまでにも本書のあちこちに登場しました。それは免疫システムの中でも、とくにさまざまな役割を演じる多機能な細胞だからです。マクロファージの機能をざっと挙げると、「見張りをして外敵を見つける（**非自己の認識**）」「見つけると食べて溶かしてしまう（**貪食**）」「外敵侵入の情報を本部に知らせる（ヘルパーＴ細胞への**情報伝達**、サイトカインの放出、ＮＫ細胞の活性化）」「食べた相手の情報を取り出し、どんな敵かを明らかにする（**抗原提示**）」「戦場となった場所の死骸や瓦礫を食べて片づける（**清掃**）」です。

❸ 好中球

　好中球は外敵進入の連絡（**サイトカイン**）を受けると、すぐに駆けつけて、相手を食べて殺す役割を担っています。マクロファージは酵素で溶かすのですが、好中球は**活性酸素**も使います。

　好中球は骨髄で作られ、血管で運ばれて、血管から組織間に出て働きます。そのために輸送路が確保されるわけです。大群で押し寄せて戦闘を繰り広げて、相手を食べて殺した後は自分も死んでしまいます。そもそも血液内での寿命は10時間程度しかありません。戦場は細菌と好中球の死骸の山となりますが、これこそが膿の成分です。戦場の後片づけはマクロファージ任せということになります。

　好中球と同じ顆粒球と呼ばれる仲間に、**好酸球**と**好塩基球**があります。好酸球はアレルギーで大きな役割を演じるほか、寄生虫に対しても反応します。好塩基球もアレルギーに関連するといわれていますが、詳しい役割についてはまだよくわかっていません。

8-3 免疫は身体の防御機構

❹ ナチュラル・キラー細胞

リンパ球には後述するＴ細胞とＢ細胞のほか、ナチュラル・キラー細胞（NK細胞）というメンバーがいます。NK細胞はその名前の通り生まれついての殺し屋です。身体を巡回して敵を発見次第に殺す、自然免疫システムの中で最強の戦士といえます。殺傷力が高く、細菌だけでなく、ウィルスに感染している細胞や、がん細胞も単独で直接破壊してしまいます。

❺ 樹状細胞

樹状細胞は聞きなれない名前かもしれませんが、自然免疫と獲得免疫の間を取りもつ重要な細胞です。通常はマクロファージのように前線で見張りについて、敵が侵入すれば捕まえます。そして敵（抗原）の情報を解読し、作戦本部（脾臓など）に出向いて、獲得免疫チームに伝えます（**抗原提示**）。つまり、"教育係"でもあるといえます。

ちなみに、樹状細胞にがん細胞のもつ特別な抗原を覚えさせ、その抗原をもつがん細胞を攻撃する特別免疫チームを組織させようというのが、樹状細胞を用いた**がんの免疫療法**です。

❻ Ｔ細胞

リンパ球の一つであるＴ細胞は、感染した細胞を見つけて排除する仕事をします。Ｔ細胞の中にはヘルパーＴ細胞、キラーＴ細胞、サプレッサーＴ細胞の主に3種類の仲間がいます。

ヘルパーＴ細胞は、免疫システムの司令官です。マクロファージから外敵侵入の知らせとともに、敵の情報（抗原提示）も受け、特殊部隊としてキラーＴ細胞を戦闘に向かわせます。一方で、Ｂ細胞に特殊ミサイル（抗体）の産生を命じます。

キラーＴ細胞は、訓練された殺しを専門とする特殊部隊です。ヘルパーＴ細胞から指令を受けて増員し、活性を増した状態で動員されます。抗体に捕まえられた敵を破壊するだけでなく、敵に乗っ取られた細胞も外敵もろとも破壊します。一方で、その一部は**メモリー・キラーＴ細胞**となって敵を記憶し、次に同じ敵が現れたときに備えます。

サプレッサーＴ細胞は、指令本部のメンバーです。キラーＴ細胞とＢ細胞に攻撃中止命令を出して、過剰な攻撃や武器の産生を抑えたり、戦闘を終結させたりします。

228

Column 膣の中に住む細菌

「膣の中にはデーデルライン桿菌という細菌がウヨウヨいる」といったら、顔をしかめる人もいるでしょうか。でも、それが正常な状態なのです。

ばい菌と聞くと感染症や病気が思い浮かびますが、細菌の中には乳酸菌のような善玉菌もいることを思い出してください。実はデーデルライン桿菌も善玉菌で、膣粘膜で作られたグリコーゲンを分解して乳酸を作ります。この乳酸によって膣内は酸性に保たれ、ほかの有害な悪玉菌の増殖が抑えられているのです。これは「膣の自浄作用」と呼ばれています。

膣粘膜のグリコーゲン産生は女性ホルモンの働きにより促されているので、更年期以降は減ってきます。また、寝不足、過労、栄養バランスの崩れ、喫煙、多量の飲酒などの不健康な状態では、デーデルライン桿菌の働きが弱まります。むやみな抗生物質の服用では、デーデルライン桿菌が死滅してしまうこともあります。

膣の自浄作用がうまく働かなくなると、カンジダなどによる膣炎が起こりやすくなります。人間の身体の中でも「環境破壊」は問題になるわけですね。

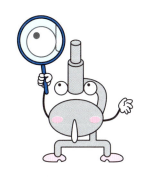

膣の中に住む細菌 (8-11)

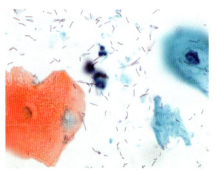

A. デーデルライン桿菌（膣頸部の細胞診標本）
細かな糸状にたくさん見えるのが、デーデルライン桿菌（細長い細菌）で、この菌が膣内をきれいに保っている。左右に見られる細胞の説明はBを参照。（パパニコロウ染色）

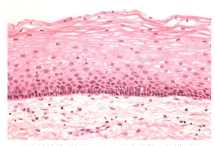

B. 細胞診検体が採取される子宮頸部の組織所見
上が表面で、このような重層扁平上皮から細胞を擦り取る。表面に近い細胞はA左のようにオレンジに染まり、やや深い所から採れた細胞はA右端に見えるようにライトグリーンに染まる。

8-3 免疫は身体の防御機構

❼ B 細胞

B細胞は**抗体**という特殊な武器を産生する細胞です。抗体は特定の敵だけを無力化する"矢"もしくは"ミサイル"のようなものです。特定の相手にしか作用せず、周囲を巻き込むことはないので、理想の攻撃ともいえるでしょう。

B細胞の中の一部は、**メモリー B 細胞**となって敵の形を記憶し、同じ敵が現れるとすぐに同じ抗体を産生できるように体制を整えます。

Column　日和見感染

日和見主義とは、天気を見てから行動を決めるように、情勢を見て有利な方に付こうとする考え方です。日和見感染の"日和見"も同じ語源のはずですが、意味はちょっと違ってしまっています。日和見感染は、健康者では病気にならないような弱い細菌やウィルスが原因で発症する感染症をいいます。

日和見感染を起こすのは、菌が強いからではなく免疫力が弱っているからです。たとえば、AIDSのように免疫力が低下する病気にかかっているときや、臓器移植のために免疫を抑制する薬を使っているとき、加齢や重症な病気のために免疫力が低下しているときなどに発症します。

日和見感染は皮膚や粘膜に常在する菌が原因となる場合もあります。健康なときにはまったく問題にならないような菌にやられてしまうのです。常在菌は日ごろ使われる抗生物質や消毒薬に耐えて生き残っているので、一般的に薬に対する耐性があります。ですから、常在菌をすべて死滅させるような抗生物質というのは、かなり強力なものでなければならないことになります。つま

り、日和見感染はいったん発病すると、有効な薬剤が限られていることが大きな問題なのです。

また、日和見感染を起こすのは入院患者さんに多いことも重要です。原因となる菌は医療従事者の身体に付いている常在菌であったり、病院の中で生き残っている耐性菌であったりします。一人の患者さんに感染した菌が、同じ病室のほかの患者さんに感染したり、知らない間に医療従事者によって運ばれて別の患者さんにうつされたりという、いわゆる院内感染が問題となっています。

ちなみに、1960年代の大学闘争では、本来の主義主張を変えて日和見主義に陥ることを「日和る」と軽蔑しました。ここに感じられる「弱気になって、本来は耳を貸さないような相手の主張に取り込まれてしまう」というニュアンスから、日和見感染が名づけられたのかもしれません。学生紛争の闘士の中から医学界でリーダー的な存在になった人が、たくさん生まれていますから、もしかしたらそんな人が名づけ親なのかもしれませんね。

8-4 免疫があだとなる アレルギー

免疫は外敵に対する防御機構ですが、そのシステムは完璧ではありません。免疫があだとなる病気として、ここではアレルギーと自己免疫疾患をとりあげます。初めにお話しするアレルギーは、免疫反応が過剰に起きてしまうための障害です。

■ ■ 花粉症でお困りの方は？ ■ ■

多くの人が悩まされている花粉症は、主にスギやヒノキなどの花粉によって、くしゃみ、鼻水・鼻づまり、目の充血・かゆみなどが出るアレルギー疾患の一つです。さて、ここで本章の初めの方を思い出してください。鼻づまり（腫脹）、目の充血（発赤）、かゆみ（疼痛）は、炎症の症状ではありませんか？　そう、花粉症の症状は、肥満細胞から放出される**ヒスタミン**などの化学物質により引き起こされる炎症反応なのです。

花粉症の機序は、前節で紹介した免疫のしくみそのままです。目や鼻の粘膜に花粉が付くと、花粉がもつ特有のタンパク質（アレルゲン）が吸収されます。するとマクロファージがこれを食べ、外敵（異物）と認識して、ヘルパーT細胞に情報を伝えます。情報を受けたヘルパーT細胞は、B細胞に抗体（IgE）を作らせます。この抗体が防衛前線にいる肥満

> **Column** **アメリカに留学すれば、花粉症から解放される？**
>
> 私はワシントンDCに留学して初めて迎えた春、暖かい日だまりで、花の香りを満喫できる幸せに浸りました。日本で毎年苦しめられていた花粉症から解放されたのです。同じ病をもつ仲間とも「なんという幸せ。このまま一生米国に留まろうか」などと話したものです。
>
> ところが翌年、くしゃみ、鼻水、鼻づまりの春が戻ってきました。仲間もみな「ハックション」とやっています。原因はかぜではなく花粉症……。日本のスギ花粉とは異なっても、アメリカにもブタクサを始めたくさん
>
> の花粉があります。1年目はアメリカの花粉アレルゲンに対する抗体がなかったので発症はしなかったのですが、しっかり感作は成立しており、2年目に出会った花粉で症状が発現したという次第です。花粉症の人は別の花粉にも過敏な体質になるようです。
>
> ちなみに感作がいったん成立すると、原則としてそのアレルゲンによるアレルギーは自然治癒することはありません。身体がそのアレルゲンを"敵"と認識し、免疫システムに記憶してしまうからです。

8
ほとんどの病気は「炎症」だ

8-4 免疫があだとなるアレルギー

細胞の表面に結合します。肥満細胞に化学物質を放出する反応を起こさせるだけの十分な量のIgEが結合することを「**感作**が成立する」といいます。感作が成立すると、肥満細胞は抗原に反応して**ヒスタミン**を放出します（図8-3）。

　ヒスタミンは花粉を洗い流すために鼻水や涙を出す作用をするわけですが、花粉症ではこの作用が過剰に起きて鼻水や涙が止まらなくなるのです。しかしながら、肝心の「なぜ過剰反応が起きるのか」については、まだよくわかっていません。

■ ■ 他にもあるアレルギーのタイプ ■ ■

アレルギーはⅠ型からⅤ型まで分類されています。簡単に違いを説明しておきましょう。

❶ Ⅰ型

　花粉症は粘膜に常在する肥満細胞が引き起こすので、抗原が入ってきたときにすぐに発症する即時型の反応です。このようなものを**Ⅰ型アレルギー**といいます。

　花粉症の原因となるヒスタミンは、血管透過性の亢進や平滑筋の収縮も起こします。つまり、**蕁麻疹**、**気管支喘息**、**食物アレルギー**も、このⅠ型アレルギーによる症状です。アレルギー反応が激烈に起きるものは**アナフィラキシー・ショック**と呼ばれ、ショック状態から死に至ることもあります。食物アレルギーを有する児童が学校給食後にアナフィラキシー・ショックで亡くなるという事故を受けて、「ガイドライン」が見直されました。緊急時に教職員の誰もがエピペン（アドレナリンの自己注射薬）を使用できるよう、体制が整えられています。

❷ Ⅱ型

　Ⅱ型アレルギーは、主に**IgG**や**IgM**という種類の抗体が自分の身体の中の細胞を抗原として結合することにより起こります。これらの抗体に結合して活性化した**補体**（免疫反応を媒介する血中タンパク質）が細胞膜に穴を空けたり、抗体を目印に集まったマクロファージやNK細胞が細胞を貪食したり破壊したりして障害が起こるので、**細胞傷害型**とも呼ばれます。

　例としては、ABO型の**不適合輸血**があげられます。血液型がA型の人はA抗原を持ち、同時にB型に対する抗体をもちます。したがって、A型の人にB型の血液を輸血すると、B型に対する抗体が結合して、赤血球が破壊されてしまうのです。

232

8-4 免疫があだとなるアレルギー

❸ Ⅲ型

Ⅲ型アレルギーは、血中の抗原に抗体と補体が結合した免疫複合体が、血流に乗って流れ着いた先で周囲の組織を傷害するもので、**免疫複合型**とも呼ばれます。Ⅲ型のうち、免疫複合体による傷害が限られた臓器や組織にどどまるものを**アルサス型反応**と呼び、全身にわたるものを**血清病**と呼びます。

例としては、**溶連菌感染後糸球体腎炎**があげられます。溶血性連鎖球菌に感染すると、菌体の一部を抗原とした抗体が作られ、この抗体と抗原、補体が組み合わさった免疫複合体ができます。そして、この免疫複合体が腎臓に流れ着いて、血液から尿を濾し出す糸球体に沈着して炎症を起こすのです。

❹ Ⅳ型

Ⅰ〜Ⅲ型アレルギーは液性免疫、すなわち抗体が主体となって起こす過剰な免疫反応ですが、**Ⅳ型アレルギー**は細胞性免疫、すなわちT細胞が起こす過剰な免疫反応です。抗体が関与する反応に比べて時間がかかるので、**遅延型アレルギー反応**とも呼ばれます。

結核の検査である**ツベルクリン反応**は、Ⅳ型アレルギー反応を利用した検査です。結核から作った抗原（ツベルクリン）を注射すると、結核にかかったことのある人はそれを覚えているので、反応するT細胞の免疫系が働いて炎症反応が起きるわけです。また、**接触性皮膚炎**はその原因となる物質の多くが通常、抗体が作られるのではなく、T細胞が反応するので、Ⅳ型のアレルギー反応に分類されます。

❺ Ⅴ型

Ⅴ型アレルギーは、自分の細胞に対する抗体が作られるところはⅡ型と同じですが、少し特殊です。作られた抗体に細胞膜にある受容体が反応して、細胞の機能が異常に進んだり低下したりするのです。

例としては、**バセドウ病**という甲状腺機能亢進症があげられます（**図8-9D**）。甲状腺ホルモンの分泌量は通常、脳下垂体から分泌されるTSHという刺激ホルモンによって調整されています。ところが、甲状腺の細胞表面にあるTSHの受容体に自己抗体が勝手にくっついて、この受容体を刺激してしまうため、甲状腺ホルモンが異常に産生されてしまうのです。

233

いろいろなアレルギー（8-12）

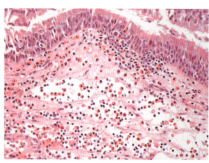

A. I型：アレルギー性鼻炎による鼻茸
著しい数の好酸球（深紅に染まっている細胞）が鼻粘膜に浸潤している。

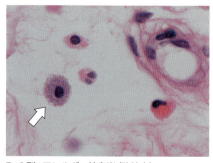

B. I型：アレルギー性鼻炎（強拡大）
胞体が薄紫の顆粒状に見える肥満細胞（→）からヒスタミンが放出され、I型アレルギー反応が起こる。右には好酸球が見られる。

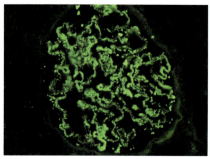

C. III型：膜性腎症
IgGに対する蛍光抗体法で、緑色の蛍光を発しているのが、糸球体血管基底膜に沈着したIgGを含む免疫複合体。

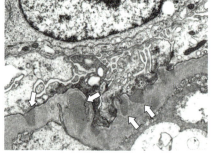

D. III型：糸球体の電子顕微鏡写真
血管の基底膜に濃い黒色の沈着物（→）が認められる。この免疫複合物の沈着によって、ネフローゼ症候群という病態を生ずる。

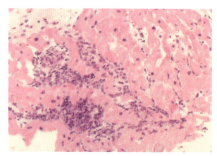

E. IV型：心移植後の拒絶反応
心筋細胞の間に見える小さな紫色の核が、移植心を外敵とみなして攻撃するT細胞。

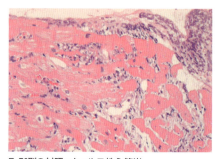

F. IV型の対照：ウィルス性心筋炎
Eと同じように小型リンパ球の浸潤を認める。臨床情報がないと、標本だけ見ても区別は不可能。

8-5 免疫のしくみで起こる 自己免疫疾患

免疫という防御システムの第一歩は、相手が敵（非自己）か味方（自己）かを認識することです。自己免疫疾患は、この一番基礎的な段階で間違いが起こり、自分の身体の一部を敵と間違えて、免疫のしくみで攻撃してしまう病気です。

■■■ 自己免疫疾患、膠原病、難病、特定疾病の違いは？ ■■■

自己免疫疾患に関連して、「膠原病」「難病」「特定疾病」といった言葉をよく聞きます。まずはそれぞれの違いを整理しておきましょう。

自己免疫疾患は、自分の身体に対して免疫反応を起こしてしまう病気です。全身に影響が及ぶ**全身性自己免疫疾患**と、特定の臓器だけが影響を受ける**臓器特異性自己免疫疾患**の2種類に分けられます。免疫反応の相手が全身に広く分布する組織である場合は全身性となり、特定の臓器にしかない細胞である場合はその臓器のみが障害される臓器特異性となるわけです。

膠原病は病気の名前ではなく、全身性の自己免疫疾患に含まれる疾患群の名前です。そもそもはクレンペラー（Klemperer）という病理学者が、多数の臓器が同時に障害され、どの臓器が病変の中心であるのかを特定することができない病気があることに気づいたことがきっかけでした。「心臓の病気」とか「肝臓の病気」といった、特定の臓器に関連した病理学では解決できない病気です。彼はこうした病気の症例を詳しく調べた結果、全身に分布する膠原線維（結合組織）に**フィブリノイド変性**という病理組織学的変化が共通して見られることを発見して、このような疾患群を膠原病（Collagen Disease）と命名しました。膠原病は全身に炎症症状が出て多臓器が障害を受ける慢性の疾患で、いまだに病気が起きる原因は不明であり、その多くが難病の中に含まれています。

難病も病気の名前ではなく、一般的に「不治の病」を指す言葉として使われてきました。厚生労働省の定義によると、難病は「発病の機構が明らかでなく、治療方法が確立していない希少な疾患であって、長期の療養を必要とするもの」とされています。患者数などで限定せず、他の政策体系が確立されていない疾病を幅広く対象として、調査研究・患者支援を推進することを目的としています。ちなみに、悪性腫瘍は「がん対策基本法」で体系的な施策の対象になっているので、難病には含まれません。

難病の中で、医療費助成の対象となるのが「指定難病」です。これは、①「患者数が本

8-5 免疫のしくみで起こる自己免疫疾患

邦において一定の人数に達しないこと」、②「客観的は診断基準（又はそれに準ずるもの）が確立していること」という要件を満たす難病の中で、患者の置かれている状況からみて良質かつ適切な医療の確保を図る必要性が高いものを、厚生科学審議会の意見を聴いて厚生労働大臣が指定します。令和6年4月では341疾病が指定難病となっており、その中には多くの自己免疫疾患が含まれています。

■ ■ 自己免疫疾患の「診断基準」ってどんなもの？ ■ ■

一般的に、微熱やだるさなどで、「かぜだと思うけれど、身体の調子がすぐれない」といって病院を訪れる人の中に自己免疫疾患の人が混じっています。そのため「かぜ薬でも直らない」「何だかいつまでも不調が続く」という外来の患者さんについては、鑑別対象として念のために自己免疫疾患を含めて考えます。また、皮疹や関節痛など、他の原因でも生ずることのある症状が主である場合も、鑑別対象としていくつかの自己免疫疾患を頭に浮かべます。さらに、腎臓や肺などの臓器に障害が出れば、患者さんはその臓器を専門とする臨床科を受診することになりますが、その際も自己免疫疾患の可能性を考えてお

Column　　　**膠原病？ 高原病？ 抗原病？**

医者にとって膠原病は、学生時代にイヤというほど試験に出るので、たとえ患者さんにお目にかかったことがなくても意外と身近に感じます。「熱が出る」とか「節々が痛い」といった一般的によく見られる症状を呈する人の中に、膠原病の人が混じっていることがあり、見逃されたりなかなか診断がつかなかったりすることがあることや、多くの膠原病は診断基準が決まっており、それを覚えてチェックすることで診断が確定することなどから、医者として「知らなかった」では済まされない重要な疾患群であり、試験に出しやすいのです。

そこで患者さんにも「膠原病の疑いがあるので、詳しく検査しましょう」などとお話しするのですが、「コウゲンビョウ」という名前を聞いて、「高原」の字を思い浮かべたり、

免疫異常の説明から「抗原」を思い浮かべたりする方も多いようです。膠原病の「膠原」は、膠原線維という線維組織の名前に由来しています。膠は動物の皮革や骨髄から作る強力な糊で、主成分はコラーゲンです。膠原線維はこのコラーゲンの線維で、細胞と細胞、組織と組織をくっつける**結合組織**の主成分になっています。

膠原病はコラーゲンのフィブリノイド変性による病気と考えられ、英語でもcollagen diseaseと命名されました。しかしその後、病気の本質は自己免疫による結合組織を主体とした組織や細胞の傷害であることが明らかとなり、欧米では**結合組織疾患**（connective tissue disease）という呼び方が一般的になっています。

かねばなりません。つまり、何科の医者であれ、自己免疫疾患は常に心に留めておく必要がある病気なのです。

　自己免疫疾患の診断が難しいのは、このように特徴的な症状が少なく、どのような病気でも見られる症状や所見が組み合わさっただけだからです。そこで、早く診断して治療を始められるよう、各種の自己免疫疾患に**診断基準**が定められています。この診断基準は、その病気でほかに起こりうる症状や障害、検査所見などをチェックするためにも役立てられます。

　図8-13は**全身性エリテマトーデス**（SLE）の診断基準です。全身性エリテマトーデスは代表的な自己免疫疾患の一つで、自己抗体（とくに抗DNA抗体）が過剰に産生され、これが抗原（DNA）と結合した免疫複合体が組織に沈着し、補体の活性化が加わって、全

全身性エリテマトーデス（systemic lupus erythematosus：SLE）の診断基準（8-13）

＜診断基準＞：Definite を対象とする（カッコ内の数字が点数）
エントリー基準：抗核抗体80倍以上（HEp-2細胞を用いるか、同等の検査）

臨床所見
①全身症状：38.3℃をこえる発熱（2）
②皮膚粘膜：非瘢痕性脱毛（2）、口腔内潰瘍（2）、亜急性皮膚ループスや円板状ループス（4）、急性皮膚ループス（蝶形紅斑や斑状丘疹状丘疹）（6）
③筋骨格:関節症状（2個以上の滑膜炎もしくは関節圧痛と30分以上の朝のこわばり）（6）
④精神神経：せん妄（2）、精神障害（3）、痙攣（5）
⑤漿膜：胸水または心嚢液（5）、急性心外膜炎（6）
⑥血液所見：$4000/mm^3$未満の白血球減少（3）、10万$/mm^3$未満の血小板減少（4）、自己免疫性溶血（4）
⑦腎臓：0.5g/日以上の尿蛋白（4）、腎生検でクラスⅡまたはⅤのループス腎炎（8）、クラスⅢまたはⅣのループス腎炎（10）

免疫所見
特異抗体：抗dsDNA抗体または抗Sm抗体（6）
補体：C3またはC4の低下（3）或いはC3及びC4の低下（4）
抗リン脂質抗体：抗カルジオリピン抗体、抗β2GPI抗体またはループスアンチコアグラント陽性を認める（2）

＜診断のカテゴリー＞
Definite：エントリー基準を満たし、臨床所見と免疫所見の陽性項目の点数の合計が**10点以上の場合**

※SLEよりもそれらしい解釈があれば、その項目の点数は計上しない。
　同じ項目内で複数の小項目が陽性の場合は最も高い点数のみを加算する。
　臨床所見は経過中に1項目以上の陽性化が必要である。
　各項目は同時期に出現する必要はなく、経過中に1回出現すれば当該項目を加算する。

8-5 免疫のしくみで起こる自己免疫疾患

身に炎症性病変を生ずる病気です。SLEはsystemic lupus eryhtematosusの略ですが、lupusはラテン語で狼を意味します。狼に噛まれた痕のように赤い発疹が皮膚に見られることからこのように名づけられました。全身性という病名の通り、全身のさまざまな臓器や組織に多彩な症状を引き起こします。発熱や全身倦怠感のほか、関節、皮膚・粘膜、腎臓、心血管、肺、消化器、造血器、中枢神経などのさまざまな症状が重なって、あるいは次々と起こってきて、治療によって軽快しても再び悪化するような慢性の経過を取ることが多い疾患です。

診断基準では、各項目の後ろに記載されている点数の合計が10点以上で、かつ抗核抗体が80倍以上であれば確定できることになっています。しかし、「高熱が出て関節痛を訴え、調べてみたら蛋白尿が認められた」などという患者はたくさん居そうですね。それだけの臨床症状から、SLEを疑って抗核抗体を調べてみなければ、診断基準を満たすかどうかはわからないのです。そう考えると、診断基準が定められていても、実際に診断するのは決してやさしくないことがおわかりいただけると思います。

■ ■ 自己免疫で侵された組織を顕微鏡でみると？ ■ ■

自己免疫疾患では免疫反応で傷害されるので、臓器に見られる所見は炎症と組織破壊です。いろいろな自己免疫疾患について、具体的な像を見てみましょう。

❶ 橋本病

慢性甲状腺炎は、甲状腺に対して自己免疫が働いてしまう病気で、甲状腺成分に対するさまざまな自己抗体が検出されます。組織では甲状腺内にリンパ濾胞がたくさん見られるほか、リンパ球が甲状腺上皮を傷害する像が認められます（図8-9C）。

❷ 高安動脈炎

高安動脈炎は、大動脈や大動脈から分かれている大きな血管に炎症が生じ、血管が狭窄したり閉塞したりして、脳や心臓、腎臓といった重要な臓器に傷害を生ずる原因不明の血管炎です。かぜ症状の後で発病することが多いので、何らかのウィルス感染が引き金になる可能性があることと、主に若い女性に発症するので、女性ホルモンが病気の進展に関係していることが推察されています。組織では動脈の中膜が慢性炎症によって線維化に陥り、内腔が狭窄しているのが確認されます。図8-14はその初期像で、中膜に肉芽腫を形成するような炎症が認められます。

高安動脈炎（8-14）

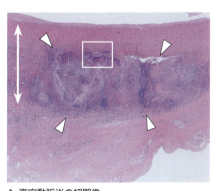

A. 高安動脈炎の初期像
大動脈の中膜（⇔）の外側寄りに見られる領域（△）に、炎症性細胞（リンパ球・形質球）が浸潤している（写真の弱拡大では、集まった無数の細胞の核で紫色に見える）。上が動脈内腔側。

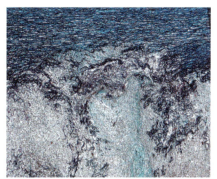

B. 中膜弾性版の破壊（左写真の□付近の強拡大）
黒く染まる弾性版が断裂し、消失している。（初期像）この後に線維化が進んで、大動脈は狭窄していく。（EMG染色）

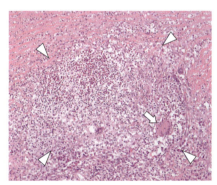

C. 中膜の肉芽腫（強拡大）
拡大すると、炎症細胞のほかに多核巨細胞（→）やマクロファージおよび線維芽細胞の集まり（肉芽腫△）が形成されていることがわかる。

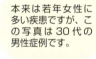

本来は若年女性に多い疾患ですが、この写真は30代の男性症例です。

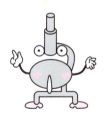

③ 原発性胆汁性胆管炎

　細胆管は肝臓の中にあって、肝臓で作られた胆汁が流れる細い管です。原発性胆汁性胆管炎は、この細胆管が慢性炎症により壊されて胆汁が流れにくくなり、肝臓内に胆汁が停滞する疾患です（図8-15）。状態が長年続くことによって肝硬変に至ります。病気の原因は不明ですが、抗ミトコンドリア抗体という自己抗体が陽性であり、他の自己免疫疾患の合併も多いことなどから、自己免疫疾患の一つと考えられています。

8-5 免疫のしくみで起こる自己免疫疾患

原発性胆汁性胆管炎（8-15）

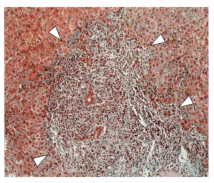

A. 原発性胆汁性胆管炎（初期像）
△が浸潤したたくさんのリンパ球や形質球を含むグリソン鞘で、正常よりも面積が拡大している。（EMG染色）

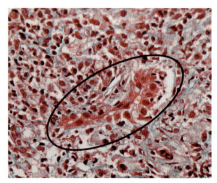

B. グリソン鞘の強拡大
リンパ球の浸潤で破壊された細胆管（○）で、本来は細胞が管のように並ぶはずの構造が壊れている。周囲にたくさん見える茶～黒丸は炎症性細胞の核。（EMG染色）

慢性関節リウマチ（8-16）

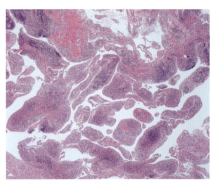

A. 慢性関節リウマチ
紫色の楕円形から細長い棒状に見えるのが、絨毛状（毛のような細かな突起）に増生している滑膜。本来の滑膜は関節の内面を覆っている平たい膜で、このような毛羽立ちはない。

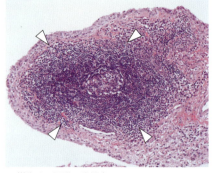

B. 増生する滑膜の強拡大
中心が薄紫、周囲が濃い紫に見えるのがリンパ球が集まって形成されるリンパ濾胞（△）。Aで見られる紫色は、著しいリンパ球浸潤であることがわかる。このような慢性炎症で、関節が破壊されていく。

❹ 関節リウマチ

　　関節リウマチは、主に関節を包む袋（滑膜）が自己免疫のしくみで傷害されるために起こる疾患です（図8-16）。滑膜炎によって関節の痛みや腫れが起こり（多発性関節炎）、次第に関節全体が破壊されて変形し、ついには固まって動かなくなる（関節

8-5　免疫のしくみで起こる自己免疫疾患

破壊）のが主な症状です。また、他の臓器（血液、皮膚、眼、肺臓、腎臓、神経など）に炎症が起こることもあります。

　免疫グロブリンのIgGに対する自己抗体（**リウマトイド因子**）が陽性になることで知られていますが、リウマトイド因子は他の自己免疫疾患や慢性感染症、肝硬変、悪性腫瘍などでも陽性になるので、「リウマトイド因子陽性＝関節リウマチ」とはいえません。

❺ 結節性多発動脈炎

　結節性多発動脈炎は、中等大の動脈に炎症が起きるもので、自己免疫疾患の一つと考えられています。ただし、特有の検査所見は見つかっていません。症状としては、炎症による全身症状と、血管の障害によるさまざまな臓器や組織の血流障害（虚血や梗塞）が見られます。

　結節性多発動脈炎（PN：polyarteritis Nodosa）は、periarteritis（動脈周囲炎）であり、polyarteritis（多発動脈炎）であり、panarteritis（動脈全層炎）でもあるのが病理学的な特徴であり、侵された血管には**フィブリノイド壊死**という所見が見られます。

■ ■ ■ 自分の身体を免疫システムが攻撃するわけは？ ■ ■ ■

　自己免疫疾患がなぜ起こるのかは、現在はまだ不明といわざるを得ません。しかし少しずつ解明されてきたこともあります。

　これまで述べてきたとおり、病気の原因は**内因**と**外因**に分けられますが、多くの病気はその両方がからみ合って発症します。自己免疫疾患についてもこれに罹りやすい遺伝子の異常があり、異常の起こりやすい人（感受性が高い人）に特定の外因が加わると発症する傾向があるようです。同じ人に複数の自己免疫疾患が合併して発病してくるのは、このような内因に原因があるものと思われます。家族で同じ自己免疫疾患を発症する報告も少なくないことをみると、内因は遺伝する可能性があります。

　また自己免疫疾患は、疾患によって「若い女性に多い」「中年の男性に多い」など年齢や性別に特徴的な発症傾向があります。そのため、内因としてホルモンも影響すると考えられています。一方、外因としては、細菌やウィルスなどの感染のほか、紫外線や放射線などさまざまなものがあげられています。

　それでは、自分の身体に対して免疫システムが形成されてしまうしくみを具体的に見てみましょう。

8-5 免疫のしくみで起こる自己免疫疾患

❶ 組織が崩れて、身体の一部が異物として認識される

組織が壊れてその一部が血液中に流れ込むと、それが"異物"と判断されて免疫反応が起こることがあります。たとえば、眼球にはぶどう膜という色素に富んだ組織があります。この組織がケガで損傷を受けると、色素を含んだ細胞が血液中に入り、これに対する免疫反応が起こって、もう一方のケガを負っていない目に炎症が起きるのです。これは**交感性眼炎**という目に起こる自己免疫による病気です。

ほかにも、肺と腎臓の基底膜（上皮と間質の間にある膜）に共通する抗原に対して抗体ができ、免疫反応（Ⅱ型アレルギー）によって、喀血と糸球体腎炎を起こす**グッドパスチャー（Goodpasture）症候群**があります。これは喫煙やウィルス感染などによって肺胞の基底膜が露出してしまうことがきっかけとなり、遺伝的に感受性の強い人に発症する自己免疫疾患と考えられています。

❷ 身体のタンパク構造が異物のものと似ているために免疫反応で攻撃される

免疫機構そのものは正常であっても、たまたま身体の一部が外敵（抗原）のタンパク構造と似ているために、抗体がその身体の一部を攻撃してしまうものです。

リウマチ熱（関節リウマチとは別の病気）は心臓の弁膜にリウマチ性弁膜症という障害を及ぼすもので、40年くらい前までは心臓外科で扱う弁膜疾患のほとんどがこれだったというぐらい有名な病気でした。子供の頃にリウマチ熱に罹患した人に慢性の弁膜炎が起こり、中年過ぎには弁膜が動かなくなってしまうのです（図8-17）。

リウマチ性弁膜症は、A群β溶連菌の菌体成分と、心筋や心臓弁膜、関節滑膜などにあるタンパク質に共通した抗原性があるために、A群β溶連菌に感染すると、後に関節炎や心筋炎、心臓弁膜症などの障害をきたす自己免疫疾患であることがわかりました。そこで、溶連菌感染症を起こした人を早めに抗生物質で治療することにより、日本では新たな発生はほとんどなくなりました。大元の原因が解明されたことによって予防が可能になった、数少ない自己免疫疾患の一つです。

❸ 身体の一部が紫外線やウィルス、薬などの影響によって変化してしまい、「異物」と認識されて免疫反応が起こる

降圧剤の一つであるα-メチルドーパ（アルドメット）という薬の副作用による自己免疫疾患が知られています。この薬は赤血球表面にある抗原を修飾してしまうため、この抗原が異物（外来抗原）と認識されて、抗体によって赤血球が壊されてしまうことがあるのです。薬の副作用として起こる、特殊な自己免疫性溶血性貧血です。

8-5 免疫のしくみで起こる自己免疫疾患

リウマチ弁（8-17）

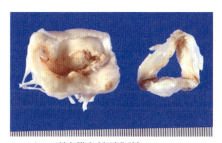

A. リウマチ性弁膜症（弁流入路）
僧帽弁（左）、大動脈弁（右）ともに肥厚して、硬くなっている。十分に開くことも閉じることもできない（狭窄兼閉鎖不全）。

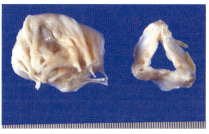

B. リウマチ性弁膜症（弁流入路）
僧帽弁（左）は腱索も太くなって癒合している。大動脈弁は魚の口（fish mouth）のような形で固まっている。（弁置換手術例）

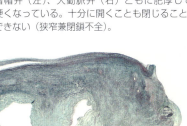

C. リウマチ性弁膜症（組織所見）
炎症による傷害と修復を繰り返す結果、弁膜が肥厚している。（EMG染色）

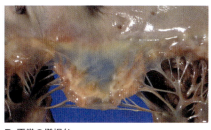

D. 正常の僧帽弁
本来の僧帽弁は光が通るほど薄く、パラシュートのように弁膜を引っ張っている腱索は糸のように細い。（剖検例）

❹ 免疫システムの異常

　B細胞が勝手に自己抗体を産生し始めたり、サプレッサーT細胞が働かずに免疫反応の中止命令が出されなかったり、T細胞が自分の身体の細胞を攻撃するように教育されてしまったりといった、免疫システムそのものの異常も自己免疫の原因として考えられています。

　免疫系を混乱させる要因の中には、**スーパー抗原**という、抗原提示細胞とT細胞を無理やり結合させてしまう抗原があります。これによりたくさんのT細胞が一斉に活性化して免疫系が撹乱され、自己の成分を攻撃し始めてしまうのです。

　シェーグレン（Sjögren）症候群は、涙腺の障害によるドライアイ、唾液腺の障害による口内乾燥症を特徴とする病気として見つかりました。その後、涙腺や唾液腺以外の外分泌腺にも、慢性の炎症が見られることがわかりました。この病気は現在、リウマトイド因子やリボ核タンパクに対する自己抗体が検出される自己免疫疾患であ

8-5 免疫のしくみで起こる自己免疫疾患

り、他の自己免疫疾患の合併も非常に多いことがわかっています。原因はまだ不明ですが、B細胞の過剰な活性化が関係していると推察されています（図8-18）。

シェーグレン症候群（8-18）

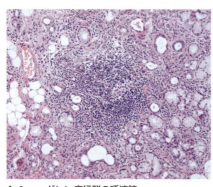

A. シェーグレン症候群の唾液腺
中央の紫色がリンパ球の塊。周囲もリンパ球浸潤によって唾液腺が破壊されている。これにより唾液量が減少して、口内乾燥が起きる。

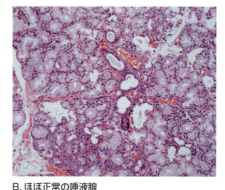

B. ほぼ正常の唾液腺
薄紫の胞体をもつ細胞からなる漿液腺、明るい胞体をもつ細胞からなる粘液腺と、中が白く抜けた導管が密に分布している。

Column　がんの免疫療法

　免疫の働きによってがん細胞をやっつけようというのが、がんの免疫療法です。免疫細胞の中で、T細胞ががん細胞を攻撃して、排除する働きをしています。そこで、T細胞の攻撃力を増してやるのが一つの方法ですが、効果が認められている方法はまだわずかです。

　一方で、がんがT細胞の働きを抑えて、攻撃を回避している場合があることがわかってきました。T細胞の表面には、敵ではないものを攻撃してしまったり、過剰に活性化したりしないようにする安全装置として、活動の制御命令を受ける受容体が存在しています。このように、T細胞の働きに制御（ブレーキ）がかかる仕組みを「免疫チェックポイント」といいます。

　ある種のがん細胞は、この免疫チェックポイントに自分の生み出したタンパクを結合させ、T細胞ががん細胞を攻撃しないよう命令を送ることにより、がん細胞自身が排除されるのを免れていることがわかってきました。そこで、がん細胞からの制御命令をブロックする「免疫チェックポイント阻害薬」により、免疫ががん細胞を攻撃する力を保とうというのが、近年注目されている免疫療法の一つです。

　実用化された免疫チェックポイント阻害剤は、まだわずかであり、それぞれ効果を示すがんの種類も限られています。しかし、従来の抗がん剤とは機序の異なる治療方法であり、今後、新たな免疫チェックポイント阻害剤の開発が期待されています。

8-6 すべての病気は炎症だ！？

　循環障害、代謝障害、腫瘍と病気を分類しますが、そのすべての原因は炎症にあるといったら驚きますか？

■ ■ ■ 「刺激」に反応するのは免疫チーム ■ ■ ■

　炎症とは刺激に対する反応です。言い換えれば、病気を引き起こすような刺激が加わると、身体は炎症反応で対応するのです。

　人間の身体を構成する多くの細胞は、それぞれに割り振られた仕事を効率よくこなすよう、能力も姿かたちも特化しています。だから工場で生産の仕事をしている細胞に、いきなり「外敵と戦え！」といってもムリな話なのです。身体の異常事態に対応するのは、免疫システムであり、それを担当している細胞たちです。

　そう考えると、「すべての病気には炎症が関連している、炎症反応が起きる」というのは納得できるでしょう。ただし、そのような広い意味でいうならば、「炎症反応に伴って必ず循環障害に分類される変化も起きているし、修復というしくみも働いている」と反論できます。たしかに、病気の発生や進展には、病理学総論に出てくるさまざまな項目が複雑にからみ合っているといえるでしょう。

　そこで本節では、もう少し狭い意味の「炎症」がいろいろな病気の原因になっていることがわかってきた、というお話をしたいと思います。

■ ■ ■ 動脈硬化は炎症性疾患だった！ ■ ■ ■

　第6章「代謝障害」で説明した動脈硬化について、炎症の視点から見直してみましょう。脂質を貪食するマクロファージ、そこから放出されるサイトカイン──。これはまさしく脂質を異物と認識した炎症の反応ですね。動脈硬化は脂質の代謝障害として研究が進められてきましたが、現在では「炎症」の視点から見直されています。炎症反応を抑えることで、動脈硬化の進行を止められるかもしれないのです。

動脈硬化の始まり（8-19）

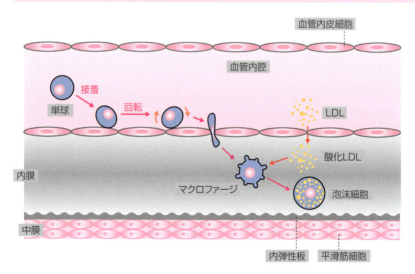

❶ 血管壁での炎症反応

　動脈硬化の始まりは、血管の内皮細胞のバリア機能が障害されることです。それによって脂質が血管壁の中に浸み込みやすくなります。一方で、動脈硬化の危険因子にさらされたり、浸み込んできた脂質（**酸化LDL**）に刺激を受けたりして、内皮細胞の**接着因子**が活性化します。するとそこに白血球のとくに**単球**が呼び寄せられ、ゆるやかに接着して内皮細胞の上を転がります。転がることで単球自身も活性化して強固にくっつくようになり、やがて内皮細胞の間を潜り抜けて血管の壁に入り込みます。壁に入った単球はマクロファージに変わり、血管壁に溜まった脂質を貪食します。脂質を腹いっぱい食べたマクロファージが集まったものが、血管壁に軟らかい動脈硬化をもたらす粥腫の主な成分というわけです。

　一方、マクロファージはサイトカインを出して、平滑筋細胞を呼び寄せ、線維を作らせます。また、血管壁にはT細胞も入り込んできて、脂質に対する炎症反応が進むのを免疫応答によって促進しています。こうして見ると、動脈硬化は免疫チームのメンバー、サイトカインなどの情報伝達システム、増殖因子などの関与により始まり進展していくわけで、まさに炎症性疾患と呼べます。

冠動脈に見られるリンパ球（8-20）

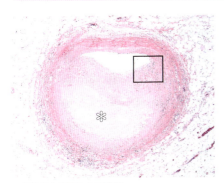

A. 偏心性に狭窄した冠動脈
この症例では外膜側にもリンパ球浸潤が見られる。＊の明るく抜けた部分が脂質コア（粥腫）。

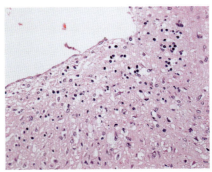

B. 強拡大（A「□」部分）
線維性被膜の肩の部分に、リンパ球（紫色の粒に見える）が浸潤している。この部の炎症反応が、線維性被膜の崩れをもたらし、急性冠症候群の発症に関連するのではないかと考えられている。

❷ 動脈壁から見つかったクラミジア

　もっと狭い意味での「炎症」として、動脈硬化に感染症が関わっている可能性が報告されています。さまざまなウィルスや細菌が研究されていますが、中でも**クラミジア**の関与が考えられています。クラミジアは性感染症の原因となる菌として有名ですが、ここで疑われているのは呼吸器感染症を引き起こす**肺炎クラミジア**という種類です。

　肺炎クラミジアに感染すると、かぜとほとんど同じような症状をきたしますが、咳がやや長く続く傾向があるといわれています。免疫力が低下したときに肺炎クラミジアに感染すると、クラミジアは肺を経由して血管にまで忍び込み、そこで慢性炎症を引き起こして、動脈硬化を進展させているようなのです。生きたクラミジアが血管の動脈硬化部分から見つかったことや、肺炎クラミジアの抗体をもつ人は、もたない人の2〜4倍も心筋梗塞や脳卒中の発症率が高いことなどからも、動脈硬化との関連が示唆されています。しかしどのような機序で、どの程度関係しているのか、まだ詳細は明らかではありません。

　ちなみに、クラミジアの抗体には感染を防御する機能がなく、抗体が身体にあっても繰り返して感染する可能性があります。ただし、有効な抗菌薬（マクロライド）があるので、肺炎クラミジアが動脈硬化と関連が高いとすれば、リウマチ熱のように抗菌薬で動脈硬化を予防することも可能になるかもしれません。

8-6 すべての病気は炎症だ！？

❸ 急性冠症候群の発症と炎症

第7章「循環障害」で説明した心筋梗塞も、炎症と関係があるといわれています。急性心筋梗塞は、その原因が粥腫の破綻による冠動脈の血栓性閉塞であり、急性冠症候群と呼ばれていることはお話しした通りです。

粥腫の構成成分は脂質を含んだマクロファージですが、粥腫の表面をおおう線維性被膜にはＴ細胞が認められます。このＴ細胞は、平滑筋細胞にシグナルを送って、膠原線維の元になるコラーゲンの産生を抑え、またマクロファージにシグナルを送って、コラーゲンを分解する酵素の産生を促します。これは炎症反応の一つであり、結果として粥腫をおおう線維性被膜が薄くなり、破綻に結びつくと考えられます（図8-20）。

またマクロファージは、Ｔ細胞の指令により血栓形成の引き金となる**組織因子**という因子を産生し、粥腫の破綻後の血栓形成にも重要な役割を果たします。動脈硬化部には樹状細胞も存在するようで、それがＴ細胞を呼び集めている可能性も考えられています。急性冠症候群は、まさしく炎症反応によって起きているといえますね。

■ ■ メタボリックシンドロームと炎症 ■ ■

メタボリックシンドロームは、内臓脂肪型肥満に高血糖・高血圧・高脂血症のうち2つ以上を合併した状態をいい、動脈硬化性疾患を高率に発症することが問題となります。代謝異常の典型と考えられるメタボリックシンドロームですが、炎症がどのように関係しているのでしょうか？

❶ 脂肪組織は内分泌臓器

脂肪組織は単なるエネルギーの貯蔵庫と考えられていましたが、実は重要な内分泌臓器であることがわかってきました。脂肪細胞が分泌するタンパク質は**アディポサイトカイン**と総称されていますが、中でもとくに脂肪細胞に最も高頻度に、かつ特異的に発現する遺伝子の産物として注目されているのが**アディポネクチン**です。

アディポネクチンは傷害された血管壁に集積して、血管壁への単球の接着、マクロファージの泡沫化、平滑筋細胞の遊走および増殖を抑制することが報告されています。つまり、動脈硬化における炎症反応を抑えて、動脈硬化を防ぐ働きをするのです。

さらに、骨格筋や肝臓で脂肪酸を完全燃焼させる作用、糖の取り込みを促進する作用、インスリンへの感受性を高める抗糖尿病作用、高中性脂肪血症の改善作用があることも報告されています。研究が進めば、アディポネクチンによって動脈硬化の治療や予防ができると期待されます。

8-6 すべての病気は炎症だ！？

❷ では、がんばって脂肪を増やした方が良い？

脂肪が分泌するアディポネクチンが動脈硬化や糖尿病を抑えるなら、脂肪をどんどん増やしたほうが身体に良いように思えませんか？　内臓脂肪の蓄積によるメタボリックシンドロームが、動脈硬化や糖尿病と密接に結びついているという事実と矛盾するようですね。この「なぜ？」を解き明かすのも、病の理屈を考えるということです。

実は、アディポネクチンはあまり脂肪をたくわえていない小型脂肪細胞が分泌します。多くの脂肪をたくわえて肥大した肥満細胞は、アディポネクチンを産生する遺伝子が抑制され、その分泌が低下することが報告されています。実際にアディポネクチンの血中濃度は、肥満が進むとともに低値を示します。

アディポネクチンの産生が低下すると脂肪細胞自身にもストレスがかかり、脂肪細胞はマクロファージを呼び集めます。このマクロファージと肥大した脂肪細胞が起こす炎症反応によって、アディポネクチンと逆の作用を示す悪玉アディポサイトカインが増えて、メタボリックシンドロームに陥るものと考えられています。つまり、ここでも"炎症"が重要なキーワードになっているわけです。

■ ■ ■ 炎症から生まれるがん ■ ■ ■

感染症と発がんの関係は、C型肝炎ウィルスと肝細胞癌、ピロリ菌と胃癌、ヒト・パピローマ・ウィルスと子宮頸癌など、枚挙に暇がありません。炎症が発がんへと結びつくしくみを簡単に見てみましょう。

❶ 慢性炎症の影響

慢性炎症では、炎症による傷害とその修復が繰り返されます。修復過程で起きる再生には細胞増殖が必要ですが、細胞分裂が増えれば、DNAを複製する際にエラーが生じる可能性も増えることになります。

また、炎症の原因となる刺激により**活性酸素**が発生するほか、白血球が病原体をやっつける武器として活性酸素を使うこともあります。炎症反応ではこうして多くの活性酸素が生み出されますが、この活性酸素が遺伝子を傷害する原因になります。

慢性的に炎症性刺激にさらされる場所では、**アポトーシス**がどんどん起きることは好ましくありません。修復した細胞がすぐにアポトーシスに陥ってしまうと困るからです。そのためこのような場所では、必要な細胞がアポトーシスを起こさないように抑制するしくみが働いていると考えられています。一方、身体には、がん細胞が

8

ほとんどの病気は「炎症」だ

249

8-6 すべての病気は炎症だ！？

慢性炎症とがんの関係（8-21）

たび重なる食道粘膜障害（中東：熱いヤギの乳）	食道癌（熱い中華料理も）
ピロリ菌感染	胃癌、胃リンパ腫
潰瘍性大腸炎	大腸癌
慢性甲状腺炎（橋本病）	甲状腺悪性リンパ腫
ビルハルツ住血虫（膀胱感染）	膀胱癌（エジプト）

物理的刺激や活性
酸素による遺伝子
傷害を介して発癌。

生まれると、これをアポトーシスに導いて排除するしくみが備わっています。このア
ポトーシスが抑制されてしまうと、生まれたがん細胞が生き残って、増殖を続けるこ
とになってしまいます。

　慢性的な炎症性刺激により、傷ついた遺伝子ができる可能性が高まること、傷つい
た遺伝子をもつ細胞を取り除くシステムが働きにくくなることが、発がんに結びつ
くものと考えられます。

❷ 病原体による遺伝子の修飾

　炎症が発がんへと結びつくしくみとしてもう一つ、ウィルスや細菌などの微生物
が細胞に直接作用して、異常増殖を起こさせる経路があります。

　たとえば、感染細胞の遺伝子に、ウィルスの遺伝子が組み込まれることによって、
突然変異が起きることがあります。そして、突然変異を起こした遺伝子により産生さ
れたタンパク質によって、細胞の増殖が促進したり、がん化を抑制する遺伝子が働か
なくなったりするのです。

　ウィルスが発がんに結びつく例としては、B型やC型の肝炎ウィルス感染による肝
細胞癌、ヒト・パピローマ・ウィルス感染による子宮頸癌、成人型T細胞性白血病ウィ
ルス感染による成人型T細胞性白血病などがよく知られています。

250

chapter

9

病理診断の
主な対象は「腫瘍」

　がんはわが国における死亡原因の第1位であり、患者さんは年々増加の一途をたどっている——。そういわれても、聞き慣れてしまってあまり驚かれないかもしれません。しかし、「2019年のデータで、生涯にわたるがんの累積罹患リスク（がんに罹患する確率）は、男性が65.5%、女性が51.2%もある」といわれれば、いかにがんが身近であるかがわかるのではないでしょうか。

9-1 そもそも腫瘍って何だ？

がんについては、さまざまな情報があふれています。ここでは、がんの情報を正しく理解するために必要な基本的なことをまとめておきたいと思います。

■ ■ がんの定義を知っていますか？ ■ ■

がんとは、身体の細胞が勝手に（自律的に）、身体の制御を受けずに（無秩序に）、限りなく増殖を続けるものです。さらに、周りの臓器や組織に食い込むように発育（**浸潤**）し、他の場所に飛び火（**転移**）して、増殖を続ける性格をもっています。がんの特徴としては、図9-1の6つが挙げられています。

がんが命に関わる理由は、がん細胞の増殖に栄養を奪われてしまうことや、がんによる圧迫や浸潤や破壊などによりがんに侵された臓器の機能が障害されてしまうこと、がんの転移により転移先の臓器が機能不全に陥ってしまうこと（**多臓器不全**）などです。

■ ■ 「がん」「ガン」「癌」「肉腫」どこが違う？ ■ ■

病理の世界では「がん≠癌である」といったら混乱しますか？　白血病は「血液のがん」ということはあっても、「白血球癌」とはいいませんね。骨肉腫のことを「骨癌」とは誰もい

がんの6つの特徴（9-1）

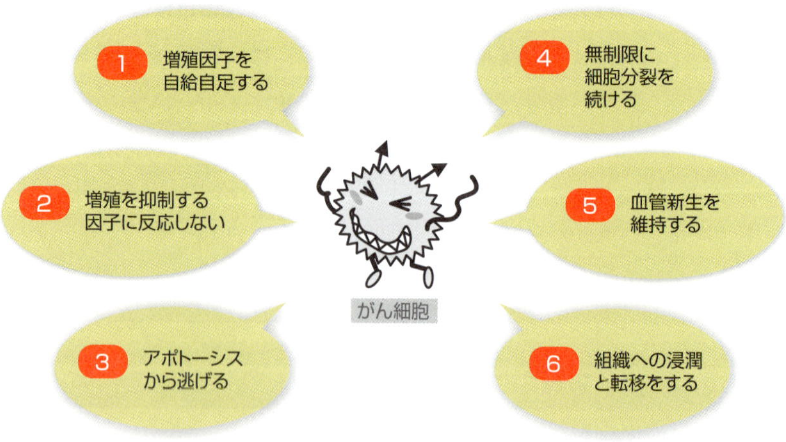

1 増殖因子を自給自足する

4 無制限に細胞分裂を続ける

2 増殖を抑制する因子に反応しない

5 血管新生を維持する

がん細胞

3 アポトーシスから逃げる

6 組織への浸潤と転移をする

9-1 そもそも腫瘍って何だ？

いません。ひらがなの**がん**（時にカタカナの**ガン**も）は悪性腫瘍あるいは悪性新生物を総称しますが、**癌**はもう少し狭いものを指しているのです。

がん（悪性腫瘍、悪性新生物）は、どのような組織や臓器からでも発生します。このうち上皮から発生するものを**癌**と呼び、上皮以外の組織から発生するものを**肉腫**と呼んでいます。このように区別する理由は、癌と肉腫では性格や効果的な治療方法がいろいろと異なるからです。

ここではまずは簡単に、"がん"はすべての悪性腫瘍を含めて指す言葉であり、がんの中には大きく分けて"癌"と"肉腫"があると考えてください。

■■■ 「悪性腫瘍」と「悪性新生物」の区別はあるの？ ■■■

がん（ガン）、悪性腫瘍、悪性新生物は、一般的にほぼ同じ意味で使われますが、言葉の由来が異なります。

腫瘍は「腫＝はれる」「瘍＝できもの」ですから、「はれたできもの」を意味することになります。欧米語（tumor[英]、Tumor[独]）では、「腫瘤」とか「腫脹」という意味も含んでいるので、本来は「外から見てわかるもの」を指す言葉だったと思われます。したがって、

| Column | 非上皮性悪性腫瘍＝肉腫？ |

造血臓器由来の白血病・悪性リンパ腫・多発性骨髄腫や、中皮（外とつながらないスペース、すなわち胸腔、腹腔、心嚢の表面をおおっている細胞）由来の悪性中皮腫は、上皮以外の組織から発生するけれど"肉腫"とは呼びません。これらの腫瘍は「肉からできた腫瘍」とはいえないので、「白血球肉腫」などとは呼ばれないのです。

また、中枢神経系由来の悪性の脳腫瘍も、上皮以外の組織から発生するけれど、やはり"肉腫"とは呼びません。中枢神経系の神経細胞やその間を埋めるグリア細胞は、もともとは皮膚と同じ外胚葉系の細胞から分化するのですが、癌とは言い難く、また特殊な腫瘍のため悪性の定義も難しいの

で、通常は癌や肉腫の分類には含めずに別に扱うのです。

さらに、癌と肉腫が混ざった悪性腫瘍（悪性混合腫瘍や未熟奇形腫）とか、どちらに分類すべきかわからない未分化腫瘍などもあります。

つまり、「上皮性悪性腫瘍＝癌」は正しいけれど、「非上皮性悪性腫瘍＝肉腫」は正しくなく、本来「非上皮性悪性腫瘍＝肉腫＋その他の腫瘍」というべきかもしれません。ところが、一般的に「非上皮性悪性腫瘍＝肉腫」とされ、教科書にもそう書いてあります。先にある病気を後から分類しようとしても、うまく当てはまらないものが出てくるのは当然かもしれません。

9-1 そもそも腫瘍って何だ？

細かいことをいえば、白血病などは外から見てもわからない（目に見える塊（かたまり）を作らない）ので「腫瘍と呼べるか？」ということになりますが、通常は塊を作らないものも腫瘍の仲間に入れています。単に「腫瘍」といった場合は悪性も良性も含まれますから、「臓器名＋腫瘍」は一般的にその臓器にできる悪性腫瘍と良性腫瘍の総称ということになります。「悪性腫瘍か、良性腫瘍か」がすなわち「がんか、がんではないか」ということであり、「悪性腫瘍＝がん＝癌＋肉腫（＋α）」というわけです。

悪性新生物は英語の malignant neoplasm（malignant：悪性の、neo：新しく、plasm：形成されたもの）の訳語です。この言葉は医療現場で使われることはあまりなく、通常は死因統計などの分野で使われています。また、"良性新生物"という使い方はあまりされず、もっぱら"悪性新生物（＝がん）"として用いられます。

■ ■ ■ 「癌」と「肉腫」をもう少し詳しく見ると…… ■ ■ ■

癌の発生母地である**上皮**とは、細胞同士がお互いに手をつないで（接着して）表面を覆ったり、臓器を形成したりする組織です。身体の中にあっても、たどると外界とつながっている成分と言い換えることもできます。ですから、身体の表面から"一筆書き"で書けるものはすべて上皮となります。たとえば、食道、胃、小腸、大腸といった消化管は、表面の皮膚から図9-2のようにつながりますね。肺も気管から空気の出入りする袋（肺胞）まで、外からつながっています。肝臓でつくられる胆汁、膵臓でつくられる膵液は、いずれも十二指腸に出てきますから、その管は外につながっているのです。実はこれらの臓器は、発生の過程で身体の内側にくびれこんだ管から枝のように袋が出て、その袋がさらに細かく分かれて形成されていきます。だから複雑な形であっても、元をただせば一筆書きで書けるはずなのです。

それに対して、肉腫の発生母地は、筋肉、脂肪、骨、線維など、外とは絶対につながらない組織です。これらは**間葉系組織**（かんようけい）や**支持組織**と呼ばれ、上皮の裏打ちをしたり、上皮と上皮を結びつけたり（結合組織）、上皮組織の間を埋める組織成分が含まれています。このような組織には上皮成分がないので、たとえば骨には肉腫（骨肉腫）はできても、癌（骨癌）は絶対に発生しません。

では、胃はどうでしょう。胃には癌（胃癌）も肉腫（胃の肉腫）も発生しますが、理解できますか？　胃の粘膜を覆う上皮から発生するがんは胃癌で、胃の壁にある平滑筋や脂肪組織から発生するがんは胃の肉腫（通常は「胃の平滑筋肉腫」とか「胃の脂肪肉腫」と呼ばれる）です。さらに、胃の粘膜にはリンパ装置があるので、胃から悪性リンパ腫が発生することもあります。少し頭の整理ができましたか？

9-1 そもそも腫瘍って何だ？

上皮から発生するのが癌（9-2）

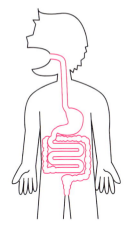
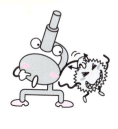

身体の表面から一筆書きで書けるのが上皮、その上皮から発生するのが癌です。

■■■ がんの命名法と分類のしかた ■■■

　がんは、「○○がん」のように「がん」にいろいろな言葉を足した名前を付けられて、細かく分類されます。この分類に基づいて、それぞれに共通する原因（関係する発がん物質など）や性格（発育のしかたや転移しやすい場所など）、予後などの特徴が明らかにされ、有効な治療方法などが研究されて、統計資料として蓄積されていくわけです。

　がんの名前として一般的なのは、「肺がん」「胃がん」「肝臓がん」など、発生した身体の部位を付けたものですね。これは解剖学的分類です。ただし、がんが育っている臓器は、必ずしもそのがんが発生した場所とは限りません。別の場所から飛び火（転移）した可能性もあります。飛び火したがんは**転移性肺がん**や**転移性肝臓がん**などと呼ばれ、原発性のものとは区別されます。ちなみに、原発巣（発生した臓器や組織）がわからないものは**原発不明がん**と呼ばれます。

　次に、病理組織学的な検索で決定される組織型に基づく分類があります。この分類方法によると、癌は腺細胞由来の**腺癌**と、重層扁平上皮出来の**扁平上皮癌**に大きく分けることができます。腺細胞とは、汗や消化液など何らかの液を分泌する能力をもつ細胞で、重層扁平上皮とは、皮膚や食道、子宮頸部など摩擦や刺激が加わる組織を覆う何層にも重なる性格をもった細胞です。ただし、組織型に基づく分類として厳密にはもう一つ、尿路上皮由来の尿路上皮癌（以前は移行上皮癌と呼ばれていた）があります。尿管や上皮とは、尿管や膀胱など尿の通り道を構成する組織です。なお、肉腫は「骨肉腫」「軟骨肉腫」「線維肉腫」「脂肪肉腫」など、身体の部位よりも組織型に基づく名前のほうが一般的です。

9　病理診断の主な対象は「腫瘍」

9-1 そもそも腫瘍って何だ？

■ ■ 見た目で付けられる腫瘍の名前 ■ ■

　癌や肉腫の中には、顕微鏡で見ただけでは由来がわからないものもあります。しかし、それらもどうにかしてグループに分類し、性格を調べてより有効な治療法を探らなければなりません。そこでこうした癌や肉腫を、構成する細胞の大きさや形、つまり「見た目」で分類する方法が用いられます。たとえば、「小細胞癌」「多形細胞癌」「紡錘形細胞肉腫」「類円形細胞肉腫」といった具合です。このような分類の中には、特定の性格をもつ細胞から発生したものもあるでしょうし、たまたま似た形態を示すだけのものもあるでしょう。研究の進展とともに、分類や命名も変わってくることが考えられます。

　この「見た目」の命名は、パッと見ただけではわからない腫瘍の病理診断でも時々使われます。標本を前にして病理医が何も答えずに何日も悩んでいては、診断を依頼した医者も患者さんも困ってしまいます。そこで、「診断が難しいけれど、少なくとも腫瘍が発生していますよ！」ということを伝えるために、**小円形細胞腫瘍** (small round cell tumor) などという診断名で第一報 (または暫定報告) を返すのです。その後、いろいろな染色をしたり、文献を調べたり、場合によっては専門家に標本を送ってコンサルテーションを求めたりして、最終診断にこぎつけるというわけです。

■ ■ がん細胞のもつ能力を考えてみよう ■ ■

　本節の最初で、がんの基本的な特徴について触れました。がんをよく知るために、ここは一つ、がん細胞の立場に立って、がんになるためにはどのような能力を身につける必要があるかを考えてみましょう。

　がん細胞もがんになる前は、他の細胞と同様に必要に応じて増えています。そこでまず、普通よりも余計に増える能力を持たなければなりません。身体は、細胞の補充が必要になると「補充が必要！」という指令を出し、補充されたら「もういいよ！」という指令を出します。「普通よりも余計に」というのは、このストップの指令を無視して増殖を続けるということです。まあ、そのくらいヤンチャなヤツ (細胞) は結構いそうです。あまり目立たなければ、許されることもあるでしょう。でも、さらにドンドン増殖するためには、ストップの指令を無視するだけでなく、「こんなに増殖し続けてもよいのだろうか？」という自制心も押さえつけることが必要になります。実は身体には、増殖し続けるとんでもないヤツには自爆のスイッチが入るしくみがあるのです。それを解除しなければ、生き延びて増殖し続けることはできません。

256

9-1 そもそも腫瘍って何だ？

Column	**多くの臓器に扁平上皮癌も腺癌も発生するのはなぜ？**

癌は一般的に、臓器を構成している上皮から発生します。そのため、たとえば腺上皮に覆われている臓器からは、腺癌だけが発生するはずです。ところが多くの臓器で、頻度の差はあっても、扁平上皮癌も腺癌も見られるのが一般的です。理由は大きく分けて次の3つが考えられます。

❶ **もともと扁平上皮も腺上皮ももつため**

食道を覆うのは重層扁平上皮ですから、食道に扁平上皮癌が発生するのはわかります。でも、食道に腺癌が発生することがあるのはどうしてでしょう？ それは、食道にも食道腺という粘液を分布する構造がわずかに存在するからです。ある臓器に扁平上皮癌も腺癌も発生するのは、このように両方の構成成分があるからというのが一つの理由です。

❷ **ある上皮が別の種類の上皮へと化生するため**

どの臓器にも腺上皮と重層扁平上皮が存在するわけではありません。たとえば、本来は重層扁平上皮が存在しない胃の粘膜から発生するのは腺癌のはずですが、まれに扁平上皮癌が生まれることがあります。これには化生の関与が考えられています。もっとも、胃に扁平上皮化生が起きるのはまれであり、したがって胃の扁平上皮癌もまれです。ちなみに、一般的な胃の腺上皮の化生は腸上皮化生なので、胃癌の腺癌の中には、胃型の腺癌と腸型の腺癌があります。

化生を起こすような刺激があるから、その刺激ががんの発生に結びつくのではないか、と考えたくなりますね。たしかに、たとえば子宮頸癌が発生するのは腺上皮と重層扁平上皮の境界領域であり、ここは腺上皮が重層扁平上皮化生を起こす部分です。そ

のため、子宮頸癌の原因について、パピローマ・ウィルス感染とともに、化生も重要な意味をもつと考えられています。

❸ **がん細胞が化生するため**

一つの臓器に扁平上皮癌も腺癌も発生する他の例として、肺癌を挙げましょう。肺癌は肺胞（空気を入れる袋）ではなく、気管支から発生するものがほとんどです。気管支は多列線毛上皮といって、線毛をもつ上皮に覆われていますが、咳などの刺激によって扁平上皮化生を起こします。また、気管支には気管支腺という腺組織も付属しています。そこで、肺からは扁平上皮癌も腺癌も発生することになります。つまり、肺では上の❶、❷ともに理由になって、扁平上皮癌も腺癌も発生します。

さて、肺癌の組織を観察していると、「ある場所には腺癌の顔つきをしている細胞の集まりがあり、別の場所には扁平上皮癌の顔つきをしている細胞の集まりがある」ということがあります。2つのがんが同時に発生する（腺扁平上皮癌）こともありますが、実はがん細胞も化生を起こすことが知られているのです。つまり、一つの組織型（たとえば腺癌）として発生したがん細胞が化生を起こして、別の組織型（たとえば扁平上皮癌）に変化するという具合です。先に述べた胃癌の例についても、胃の腺窩上皮から胃型の腺癌が発生し、腸上皮化生を起こした上皮から腸型の腺癌が発生しているのかと思ったら、実は初期の胃癌は胃型の腺癌細胞を主体として構成され、発育進展にともない腸型の腺癌細胞が出現することがわかってきました。う～ん、さすがにがんは一筋縄ではいきません。

9

病理診断の主な対象は「腫瘍」

9-1 そもそも腫瘍って何だ？

　こうしてうまく増殖し続ける能力を得たとしても、増えた細胞がただ塊を作っていたので
は、周りから閉じ込められてしまいます。そこで、周りの組織を食い破り、その中に入り
込んで成長を続けなければなりません。そのためには、周りの壁を壊したり（溶かした
り）、自分に都合のよいようにつくり変えたりする力が必要です。また、栄養補給のための
血管をつくったり、周りから栄養を奪い取ったりする力も必要になってきます。そんな傍若
無人なヤツには、当然ながら身体の防衛軍（免疫担当細胞）が襲いかかってきますが、う
まく隠れるか、打ち負かすか、いずれにしても対処が必要です。

　さらに、もし遠く離れた場所に行って増生することができれば、植民地のように陣地を
広げることができるでしょう。遠くに行くためには、通路となる血管やリンパ管に無理や
り入り込む能力が必要です。うまく入り込んでも、流れに乗って移動する間を生き延びる
能力や、血管やリンパ管の中にいる防衛軍（免疫担当細胞）に対処する能力が必要です。
目的地に着いたら、通路の外に出て周りの組織の中に入り込み、新たに増殖を始める能
力も必要になります。

　こうして見ると、がんの立場からすれば、がん細胞として成長し続ける細胞は、高度な
能力を備えたエリート中のエリート……。いやいや、ワル中のワルということになります
ね。

■■ 少しずつがん化していく「じわじわがん」！？ ■■

　がんの発生は遺伝子の異常によると考えられています。これについて私が医学を学ぶ前
にもっていたイメージは、「遺伝子の突然変異によって、ある日いきなり身体の中にがん細
胞が一つ生まれ、それが倍々に増えて行く」というものでした。このようなイメージをもつ
人も多いかもしれません。しかし、先に挙げたがんに求められる数々の能力を考えると、
一つの遺伝子の異常によって、がん細胞がポンッと誕生するとはとても思えませんね。

　がんは、がん化を促進する遺伝子の発現や、がん化を抑制する遺伝子の異常、がん化に
つながる遺伝子の異常を修復するシステムの異常などが組み合わさることによって発生し
てくると考えられています。これらが起きることには、生まれつきの体質のほか、発がん物
質やウィルス感染など、さまざまな環境因子が影響してきます。

　病理に提出される大腸ポリープは、数mmの小さなものは、顕微鏡で観ても周りと見
た目があまり変わらないものが多いのですが、5mm ～ 1cmくらいに大きくなったもの
は、周りとはやや違った形態で、細胞の密度の高い領域が見られます。さらに大きくなっ
たものは、周りとはかなり隔たりがある形態の領域が増えて、それが大部分を占めている

9-1 そもそも腫瘍って何だ？

ことが少なくありません（図9-11）。

　こうして多くの大腸ポリープの症例を観察した結果、初めに腺腫として芽を出した腫瘍がじわじわとがんに変わっていく**多段階発がん**というしくみが明らかになってきました。すなわち、ある遺伝子の異常により腺腫の芽となる細胞が生まれ、別の遺伝子の異常で成長が進み、また別の遺伝子の異常で永遠の増殖能力をもつようになり、さらに別の遺伝子の異常が加わって浸潤や転移の能力を獲得する……というわけです。これは、「細胞が分裂する過程で、新しい能力（遺伝子異常）をもつものが生まれる」、あるいは「小さな異常が積み重なっていくうちに、ちょっとだけタチの悪い細胞が増え始め、タチの悪さがより強く表れた細胞が次第に勢いを増して、増殖し始める」と言い換えてもよいと思います。

■ ■ 突然がんが発生する「いきなりがん」！？ ■ ■

　大腸ポリープ（腺腫）の中から大腸癌（腺癌）が発生する一方で、病理に提出される大腸癌はポリープの形をしているものばかりではありません。ポリープや"いぼ"のような盛り上がりがないものや、逆に潰瘍を形成しているものもあります。こうしたポリープの形をしていない癌の中には、いくら小さくても周りに腺腫を伴っていないものがあることがわかりました。腺腫からじわじわがんに成長してくるのではなく、いきなりがんとして生まれているのです。ちなみに「いきなりがん」は、医学用語では de novo（ラテン語で「初めから」「新たに」）癌といいます。

　「いきなりがん」も、いくつかの遺伝子異常が重なって発生しているものと考えられますが、それらが同時に起きるのか、それとも非常に短時間の間に次々に起きるのか、また、遺伝子異常の組み合わせに特別なものがあるのかなど、詳細はまだ明らかにされていません。炎症の原因がウィルスや細菌、放射線、温熱などさまざまであるのと同様に、がんの原因もさまざまです。関係する遺伝子の異常もいろいろですし、発生機序も異なります。ですから大雑把にいえば、「何か一つの説がすべてのがんに当てはまるとは限らない」と常に考えておかなければなりません。

9

病理診断の主な対象は「腫瘍」

9-2 意外に知らない 腫瘍にまつわる用語集

がんの状態を表わす言葉には、さまざまなものがあります。一般的にも使われている言葉が多いので、漠然としたイメージはあると思いますが、改まってそれぞれの意味することを問われると、案外わからないものが多いのではないでしょうか？

■ ■ ■ 前がん状態と早期癌の区別は？ ■ ■ ■

「じわじわがん」では、がんと判定される前の段階は**前がん状態**ということになります。臨床的には、そのまま観察していると、高い頻度でがんが発生してくる状態です。ただし、前がん状態は、病理学的に厳密な定義があるわけではありません。遺伝的にがんになりやすい背景をもっていたり、被爆していたりなど、「前がん病変は見られないけれど、がんの発生しやすい状態」を前がん状態と呼ぶ考え方もあります。通常は、がんの手前である前がん状態と考えられる病変を**前がん病変**と呼びます。

大腸については、腺腫が見つかった場合、根元から切除してしまうため、がんに育ってくるまで観察を続けることはあまりありません。しかし、子宮頸部については、前がん病変のである**異形成**（図9-12）と呼ばれる状態が見つかった場合、定期的に観察を続けて、がんの一歩手前あるいは早期癌になった段階で病変を切除することが一般的に行われています。

前がん状態がまだ癌でないのに対して、**早期癌**はすでに癌になっている状態で、かつ治療すればほぼ助かるという段階のものをいいます。「癌である」という診断が必要であることはわかりますが、「治療すればほぼ助かる」というところが微妙ですね。臓器によって癌のでき方や進行の仕方は違いますし、選択される治療方法によって助からない場合も出てくるでしょう。治療方法の進歩によっては助かる率も変わるはずです。したがって早期癌の定義は、臓器や組織によって異なりますし、これからの医学の進歩によって変わる可能性も十分にあります。

もう少し早期癌の定義を考えてみましょう。いろいろな臓器で、癌の治療は外科的な切除が第一とされていますから、早期癌とは、まずは「全部取りきれる段階の癌」ということになります。すると早期癌と診断するときに問題になるのは、大きさ、周囲への広がり方、転移の有無ですね。だから他の臓器への転移が考えられる場合は、早期癌と診断されないことになります。ただしリンパ節への転移は、たとえあっても確認できないことが少なく

ないので、リンパ節転移の有無は早期癌の定義の中には含まれていないのが一般的です。

　癌が転移する方法は、「血管やリンパ管などの中に入り込んで、流れに乗って遠くの組織まで行く（血行性転移・リンパ行性転移）」、胃や腸では「壁の外に出てお腹の中にばら撒かれる（播種性転移）」のどちらかです。したがって、癌が血管やリンパ管の分布が豊富な領域にまで浸潤していれば、少なくても転移の確率は上がります。とくに消化管には、粘膜の下（粘膜下層）に血管やリンパ管の集まりがあるので、この集まりよりも深くまで癌が浸潤しているかどうかが、早期癌かどうかを決めるカギとなります。血管やリンパ管の集まった粘膜下層を超える深さまで浸潤していれば、転移の可能性が高いと考えられ、早期癌とは診断されません。

　がん検診が普及している臓器の癌や、何かの症状で早期に見つかることの多い癌に比べて、大きくなるまで症状が出にくい癌は、"早期"の状態で見つけるのが難しいことも多く、早期癌を定義してもあまり意味のないことがあります。このように、早期癌の定義は臓器ごとに異なっており、早期癌の規定がない臓器もあります。なお、肉腫は血管やリンパ管の分布に偏りがない組織から発生するうえ、健診などで早期に見つけることも難しいので、早期がんという概念は適応されません。

潜在がんと微小がんって違うの？

　潜在がんとは、何も症状がないがんのことをいいます。症状がないので臨床的に発見できることはなく、病理組織診断（剖検も含む）によって初めて発見されるがんともいえます。潜在がんの定義では、転移の有無は問題にしません。

　潜在がんが最もよく見られるのは前立腺です。前立腺癌の中には、死ぬまで気づかれず、剖検で初めて見つかる潜在がん（**ラテント癌**）も少なくありません。前立腺癌にはタチの悪いものと良いものがあり、タチの悪いものは成長が早くあちこち転移して命を脅かしますが、タチの良いものは長年にわたって前立腺の中に潜み、何も症状を来さずに死ぬまでおとなしくしているのです。

　潜在がんが症状の有無で規定されるのに対して、**微小がん**は見つかったときの大きさで規定されるがんです。臓器によって多少の違いはありますが、だいたい最大径1cm以下を目安と考えてよいようです。たとえば甲状腺では、最大径1cm以下の甲状腺癌を微小癌と定義しています。症状がない状態でこれが見つかれば、「微小がんが潜在がんとして見つかった」ということになるわけです。

　早期癌という診断は、治療を前提とした定義です。治療前に早期癌と診断して大きな手

9

病理診断の主な対象は「腫瘍」

261

9-2 意外に知らない腫瘍にまつわる用語集

術を避けたり、術後の診断も加えて予後の予測を立てたり、追加治療の必要性を考えたりすることに役立てるための診断と言えます。

一方、潜在がんや微小がんという言葉は、見つかったときに治療すれば高い確率で助かるという意味では早期癌の仲間に入れてもよいでしょう。しかし、潜在がんや微小がんには、放っておいても長期間(場合によっては死ぬまで)ほとんど悪さをしないものが含まれていますから、果たして治療が必要かどうかという意味で、早期癌といえるかどうかが問題です。がんの定義によりますが、そもそも「がん」と呼ぶべきなのか、ということですね。

現在は、病理学的に見てがんの姿形をしていれば、「潜在がん」とか「微小がん」と呼ばれますが、実は現状では「がんのおとなしさ」を見抜けないのだと言ってよいでしょう。

■ ■ ■ 上皮内癌と微小浸潤癌の区別は意外なところに影響が！？ ■ ■ ■

「発生して増殖を始め、周りに浸潤して転移する」というがん細胞の経過を考えると、癌細胞の増殖が上皮内に留まっている段階が**上皮内癌**であり、**基底膜**(上皮と間質の間にある膜構造)を破って上皮よりわずかに外に浸潤を始めた段階が**微小浸潤癌**ということになります。"微小"の範囲は臓器によって違いますが、浸潤する範囲がだいたい2〜3mmまでと考えてよいと思います。多くの臓器では、一般的に微小浸潤癌までが早期癌とされています。

ここで「ちょっとおかしい」と思われた方もいるでしょう。がんの定義は「自律的に、無秩序に、限りなく増殖を続け、浸潤や転移をきたすもの」としたはずです。上皮内に留まっている浸潤のない状態をがんといってよいのでしょうか？ 実は、「浸潤していなければ、がんではない」という考え方と、「上皮内に留まっていても、すでにがんの性格をもった細胞が増生していれば、がんと診断すべき」という考え方の二つがあります。臓器によっても異なりますが、欧米では前者が一般的であり、日本では早期発見、早期治療のために後者をとるのが一般的なようです。

考え方が二つあると、いろいろ困ることが出てきます。まず、統計の発生率、発見率、治癒率などが変わってしまいます。上皮内癌を早期癌に含めれば、早期癌の数は増えますし、早期癌の治療率も(上皮内癌のうちに治療するわけですから)上がるでしょう。実際に、日本と欧米で早期癌の定義が異なる臓器については、論文に書かれた結果を単純に比較することができません。

また、がん保険についても問題が出てきます。上皮内癌は、これをがんと認めるなら保険料は支払われますが、そうでなければ支払われません。がん保険に入るときは、上皮内癌もカバーされるかどうか、保険約款をよく読んでおいた方がよいかもしれません。

Column　治療するかどうか、それが問題だ……

前立腺癌は血液中のPSA（Prostate Specific Antigen：前立腺特異抗原）を計測することによって、非常に早期のものも見つけることができるようになりました。乳癌もマンモグラフィーの発達によって、数mm以下の微小なものでも早期に見つけられる時代です。

しかし、このようにして見つけられるがんの中には、進行が遅く、潜在がんとして一生を終えるようなものも含まれています。結果的に必要がないものに治療を行えば、切除しなくてもよいものを切除したり、放射線療法や化学療法では副作用が出たりという弊害が生じます。そうなると、「検診は高いお金をかけて、治療する必要のない癌を見つけているだけではないか」という議論も起こるでしょう。欧米では事実、PSAによる前立腺癌の検診の進め方について、国により、また学会により見解が異なっています。

がんが見つかっても、必要性が低ければ「治療しない」という選択肢もあります。しかし「自分の身体にはがんがある」という不安が残りますし、通常は一生涯、定期的な検査を受け続けることになります。あるいは、せっかく早期に見つけたのに、結果的に手遅れになってしまったというケースも出てくるはずです。

患者さんの年齢によっては、治療を行うかどうかは、他の病気で死ぬ確率（寿命）とがんで死ぬ確率のどちらが高いかを比較して考える必要があります。生活の質（QOL：Quolity of life）をどう考えるか、ということも問題になります。

微小ながんを治療するかどうか——。残念ながら医学には不確実性がつきものであり、確率の問題であって、絶対といえる選択はありません。例えていうならば、100人の患者さんに手術を行ったことによって、結果として30人の患者さんの命が助かり、69人の患者さんには必要のなかった手術であり、1人の患者さんが手術で亡くなった（あるいは障害が残った）という調子なのです。まずは、見つかった早期癌のうち、治療すべきものとそうでないものを見分ける方法を探すことになりますが、見つけたとしてもそれはまた確率の話であって、「○○があれば、△△年の間に進行がんになる確率が□□%」というものとなります。

なお、そのような確率を求めるためには多くのデータが必要ですが、データになるのは現在病んでいる患者さんたちであり、その患者さんたちがデータの結果による恩恵を受けることはほとんどありません。このことは医学や医療が常に抱える問題といえます。

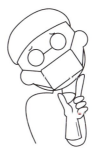

9-2 意外に知らない腫瘍にまつわる用語集

■ ■ 病期分類（ステージ分類）は統計のため！？ ■ ■

　がんの進行具合を、段階に分けたものが**病期分類**です。基本的にはがんの大きさと広がりによって分類しますが、早期癌の定義と同じように、臓器や組織によって分類方法に違いがあります。

　病期分類の代表的なものは、国際対がん連合の定めた**TNM分類**です。TNM分類は、「がんの大きさ（T：tumor）」「リンパ節への転移と広がり（N：node）」「他の臓器への転移の有無（M：metastasis）」の3つの要素を組み合わせて、0期〜Ⅳ期の5段階に分けるもので、Ⅳ期に近いほど進行しているがんということになります。

　世界中で、日本国内で、あるいは個々の病院で、TNM分類に従ってグループ分けした患者さんたちのさまざまなデータが集められ、報告されています。このデータを見ると、ある病期でがんが見つかった患者さんについて、そのまま何もしなかった場合の予後や、さまざまな治療を選択した場合の治療の効果や予後などがわかります。もっとも、あくまでも統計データですから、導き出せる数値は「○○期の××癌で、△△治療を選択した場合の□□年生存率は☆☆％」というような確率ですが、その時点での最も効果的と考えられる治療方法を選択したり、今後の経過や予後を予測したりするのに役立てることができます。

　病期分類は、がんが見つかって治療を始める前に判定されます。しかし、手術で切り取った臓器を調べた結果、画像診断では確認できなかった顕微鏡レベルのリンパ節転移が見つかったりして、判定が変ることもあります。このような場合、臨床的な（手術前の）病期を**cTNM**（clinical TNM）とし、病理結果による分類を**pTNM**（pathological TNM）として区別します。この両方が、術後の治療法の選択などに役立てられるのはもちろん、統計データとしても蓄積されて、次の世代の患者さんの診断や治療にも役立てられることにもなります。

■ ■ がん細胞と正常細胞の親子関係！？ ■ ■

　がん細胞は正常の細胞に遺伝子の異常がいくつか起こった結果、誕生したものです。したがって、がん細胞の親は正常な細胞といってもよいでしょう。図9-3、9-4、9-5の写真を見てください。それぞれ右下□の中は、細胞の強拡大を示しています。図9-3の4枚は正常な組織、図9-4の4枚と図9-5の2枚はがんの組織です。図9-4の4つのがんの親は、それぞれ図9-3のどれかわかりますか？　図9-5のがんの親はどれでしょう？

264

Column 分類の中のあいまいな部分 ―分類の目的を考えよう

病理の世界における分類には、あいまいさはどうしても避けられません。見た目の「判定」はもちろん、客観的と思われる「数値データ」にも、あいまいさは入ってくるからです。

たとえば、早期乳癌は2cm以下と定めていますが、1.9cmのものと2.1cmのものに違いはあるでしょうか? さらに、デコボコの形をした腫瘍は当然、計る場所によって誤差が出ます。触診による計測があやふやさから免れないのはもちろん、確かなイメージのある手術材料の病理診断も、計測は"切り出した断面"で行うわけで、切り出した面が変われば直径も簡単に変わってしまいます。

病理の世界に限らず、実は人間から得られるデータに絶対的なものは少ないのです。たとえば白血球の数は4000～8000/μlを基準値としていますが、9000/μlでも正常な人もいるはずです。ですから、検体検査結果の判読では、「結果はファジーなもの」ということを常に意識しなければなりません。

このように述べると、「分類はあてになるの?」と不安に感じる人もいるでしょう。分類の多くは治療方針を選択したり、予後を推測したりすることが目的ですが、このとき医者は誰しも分類を絶対とは考えず、参考データとしています。そのデータがどのくらいあてはまるかについては、患者さんごとに考慮する必要があることや、治療を選択する方法がフローチャートのように提示されていても、簡単にはレールに乗せられない場合があることを承知しているからです。

逆に、そのような了解がなければ、病理医はあいまいさの残る分類を安心して担当医に提示できません。

このように参考データとして使われる一方で、分類に基づいた集計によって、重要な統計データが示されることになります。統計のデータにする場合には、あいまいさがあっても必ず「どちらかに入れる」必要があります。「エイヤッ!」と分類したものがたくさん入ると、いいかげんな結果が導き出されてしまうのではないかと心配になりますが、総数が増えれば、統計上の有意差検定(偶然生じた差ではないという確認)には問題がないと考えられています。

「あいまい」という言葉を使うと、「例外があるから信じない」という人が出てきます。自分ががんとは信じたくないという思いから、「分類も実は違うかも知れない」という希望を持ちたくなるのはわかります。しかし、2段階飛び越えて分類が違うということは、まずありえません。自分の信じたい結果を求めて病院めぐりをしたり、民間療法に頼ったりする患者さんが出るのは不幸なことです。医療従事者は分類の意味を十分に理解してもらえるように、患者さんに説明することが大切だと思います。

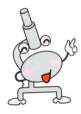

9-2 意外に知らない腫瘍にまつわる用語集

正常の組織—グループ①(9-3)

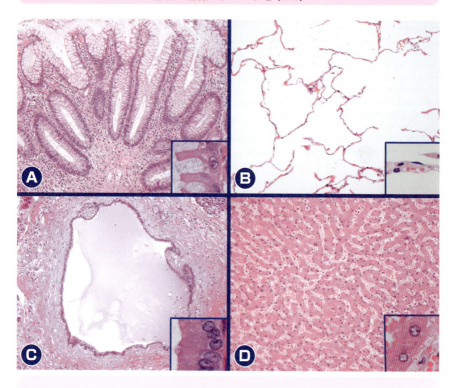

Column 「癌」や「Cancer」という言葉の由来

「癌」という漢字は、あまり見慣れないと思います。13世紀の宗(中国)の書物には「癌」の文字があるそうですが、病気の「癌」を指してはいなかったようです。日本では1666年の書物に「已すでに潰つぶれて深く陥おちいり岩の如ごときを癌と為なす」との記述があるそうです。

一方、1804年の花岡青洲による乳がん手術の記録には、「乳岩」「乳巖」と記載されているようです。「癌」という漢字の中にある「嵒」は「岩」の異体字で、岩のように硬い腫瘍を表していると推測されます。1825年の『瘍医新書』には、西洋医学の"Cancer"の訳語として「癌」が使用されています。「癌」という漢字が悪性腫瘍を指すものとして使われ始めたのは、どうやら日本のようです。

ドイツ語では癌のことを"Krebs"といいますが、この"Krebs"も英語の"Cancer"も「蟹(カニ)」を意味します。これは、癌がカニの手足のように周囲に浸潤する様から名づけられたと推測されます。日本では「岩のように硬い」、欧米では「カニのように周囲に広がる」というように、「触った感じ」や「見た目の感じ」が言葉の由来になっているのは、興味深いことだと思いませんか？

いろいろながん—グループ②(9-4)

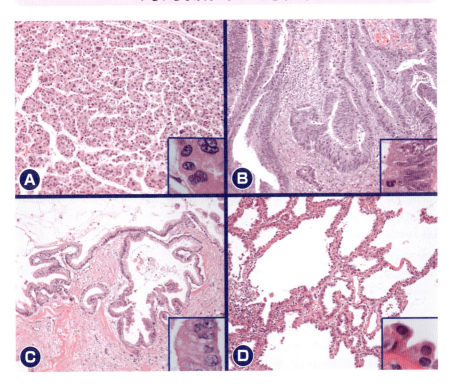

2つのがん—グループ③(9-5)

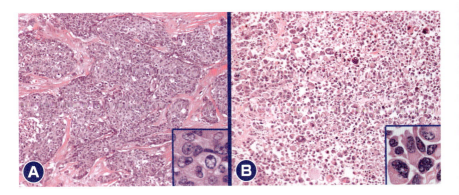

9-2 意外に知らない腫瘍にまつわる用語集

正解は次の通りです。

グループ②	A	➡	グループ①	D	肝細胞癌
	B	➡		A	大腸癌
	C	➡		C	膵臓粘液嚢胞癌
	D	➡		B	肺の気管支上皮癌
グループ③	A	➡		A	大腸の低分化腺癌
	B	➡		B	肺の多形癌

②のグループのがんの親はわりあい簡単に見つけられたのではないでしょうか？ それに対して、③のグループのがんの親は見当もつきませんね。

がんは姿形が親（正常組織）とよく似ているときは、性格も似ています。つまり、一般的には増殖する力はそれほど強くはなく、たとえば何かを分泌する能力を引き継いでいる場合でも、無制限にどんどん分泌してしまうような並外れたことはしません。これに対して、親にちっとも似ていないがんは、たいていはかなりのワルになっていると考えられます。周囲におかまいなく、人のものを奪ってドンドン増殖するし、浸潤・転移をする力も強くなっています。

この「どのくらい親に似ているか」を、病理では「どのくらい**分化**しているか」といいます。がんの分化度が高いということは、親に似ていて（正常に近い）性格はおとなしいことを意味します。分化度が高いというのは成熟していることであり、分化度が低いというのは未熟であることと言い換えることもできます。

人間の発生では、受精卵として誕生した1個の細胞が、細胞分裂を繰り返す中で皮膚や神経、肝臓や腎臓など、固有の形態と機能をもった細胞に変化していきます。これを**細胞分化**といいます。最終的に出来上がるのは、分化をとげた細胞です。分化した細胞は、再生が必要にならなければ細胞分裂はしませんし、中には細胞分裂の能力そのものを失っているものもあります。

これに対して、分化を果たす前の、まだ臓器や組織をつくっている未分化の段階では、たくさんの細胞分裂を繰り返す必要があります。未熟な段階の細胞ほど、細胞分裂する能力が高いわけです。ですから、がん細胞が親ではなく、その前の未熟な細胞に似ているほど（低分化、未分化であるほど）、増殖して生き延びる力が強いということになります。

268

9-3 がんはどのように病理診断されているの？

血液の腫瘍マーカーや、CT、MRI、PETなどを使った画像所見でがんの存在が疑われても、最終的な診断は組織の病理所見によって下されます。病理診断が「がんの最終診断」といわれる所以です。本節では、がんの病理診断がどのように下されるかを紹介しましょう。

■ ■ ■ 病理医はがんの何を見ているの？ ■ ■ ■

病理診断は基本的に、病理医が組織構造の乱れや細胞の顔つきを顕微鏡で観察することによって下します。したがって病理診断は、血液検査の数値がいくつ以上であるとか、画像に正常では見られない影があるというものとは違い、ある意味では客観性を求めることが難しいものなのです。がんの診断ではよく「**異型**（**性**）が強い（弱い）」という表現をしますが、これは形態が正常の組織とどのくらいかけ離れているかを意味しています。構造の異型性（**構造異型**）と細胞の異型性（**細胞異型、核異型**）を目安にがんの診断をしているのです。

ここでもう一度、図9-3～5のがんと正常組織の親子関係の写真を見てください。みなさんはこの親子関係を類推するときに、まず"細胞の並び方"や"細胞と間質との関係"によって形成される構造パターンをチェックしたのではないでしょうか？

②のグループでは、肺癌、肝臓癌、大腸癌については、それぞれの親子は細胞の並び方や全体の構築が似ていますね。ところが、③のグループでは、基本的な構造がわからないほど細胞がただ集合していたり、あるいはバラバラに分布していたりします。このような「構築の乱れ」が**構造異型**です。②のグループは、構造は似ていても正常とは隔たりがあるのでがんと診断できますし、③のグループは、構造異型の強い未分化ながんということになります。

もう一つ、親子関係を決める目安になったのは、細胞の形や核の形ではないでしょうか？ ②のグループでは、細胞や核の大きさと形、核の位置などが似ていること、つまり細胞単位の目鼻立ちが似ていることが手がかりになったと思います。しかし、③のうちとくに③Bの細胞や核の形は、①の臓器のどれとも似ても似つきません。これが**細胞異型、核異型**です。

ただし、②のグループはそれぞれ①と似ているようでも、よく見ると細胞や核の大きさ

9

病理診断の主な対象は「腫瘍」

9-3 がんはどのように病理診断されているの？

がバラバラだったり、核が重なって見えたり、細胞中の核の位置が違っていたりなど顔つきが違う細胞異型や核異型が認められるので、がんと判定されるというわけです。

■■ がんにもいる悪人面をした刑事や善人面をした詐欺師!? ■■

多くの悪性腫瘍は、悪性度が増すほど、元の組織と似ても似つかない形態になっていきます。つまり、異型性が強ければ、誰が見ても「がん！」といえます。

ところが、何事にも落とし穴はあるもので、良性の腫瘍にも顔つきが凶悪に見える、つまり異型性の強いものがあるのです。たとえば、神経系の腫瘍では非常に奇妙な（bizarre）形の細胞が出現することがありますが、性格はおとなしく、良性と判定されるものが稀ではありません。もしこれを見誤ると、良性の腫瘍なのに大きな手術をしてしまうことになります。

逆の場合はもっと困ります。乳癌の中には、悪性の方が細胞の大きさが揃っており、おとなしく見えるものがあります。他の臓器では、細胞の大きさや配列がバラバラで、乱れが強ければほぼ悪性と考えます。しかし乳癌では、大きさも配列も揃っている場合に、悪性を疑わなければならないタイプがあるわけです（図9-6）。

Column　一般の人は聞きなれない、グレード分類って何？

"Ⅳ期のがん"という言葉は一般の人も聞きなれていると思います。これはがんのステージ分類（病期分類）を表しています。しかし、"グレード3のがん"という言葉は一般の人には聞きなれないのではないでしょうか。

グレード分類は「病理学的悪性度分類」と言い換えられます。つまり、顕微鏡で見たがん細胞の顔つきの悪さのことなのです。「顔つきの悪さ」は次の項目で判断します。

❶ どのくらい分化しているか
　発生母地となった組織や臓器にどのくらい似ているか。
❷ どのくらい異型性が強いか

細胞同士のつながりで形成される構造パターンの乱れ（構造異型）と、細胞や核の形の多様性（細胞異型・核異型）、それぞれの程度。

❸ どのくらい増殖する能力があるか
　核分裂像の多さ。

それぞれを点数化して合計点で決めるなど、臓器によって評価方法の決まりがあり、たとえば乳癌では、低悪性度（Grade1）、中等度悪性度（Grade2）、高悪性度（Grade3）の3段階で評価されます。グレード分類もがんの予後を予測するための重要な情報の一つになっています。

9-3 がんはどのように病理診断されているの？

　形にダマされるのは、良性か悪性かの判定ばかりではありません。がん（悪性）の悪性度の判定も同じです。ひと口に「がん」と言ってもいろいろな種類があり、性格（悪性度）も違うので、顔つきから性格を判断するのがとても難しい場合があります。おとなしそうに見えても、悪性度が高い場合があるわけです。そのため、がんの診断は、たくさんの症例の所見をもとに、「このような顔つきの腫瘍はこんな性格がある」というデータをまとめ、それを元に判断しています。典型的といわれる形態像と絵合わせをして、どこまで似ているかと判定しているのです。

　現在はコンピュータの技術が進んで、組織の画像をコンピュータに取り込んで、個々の細胞や核の形・大きさを計測することができるようになっています。これによって客観的

> **Column　どっちが悪性でしょう？**
>
> 　図9-6は乳腺にできた腫瘍の組織写真ですが、どちらが悪性かわかりますか？
> 　通常は、細胞の大小の不揃い（細胞の大小不同）や配列の乱れの強いものが「異型性が強い」と判定され、がんと診断する目安になります。Ⓐは、円形の核の大きさが揃っており、腺腔（細胞が作り出す袋のような構造）に対してきれいに並んだ配列をしています。それに対してⒷは、細胞や核の形や大きさがバラバラで、配列も勝手気ままに並んでいるように見えます。したがって、通常の判断基準からすると、Ⓐが良性、Ⓑが悪性のはずです。
> 　しかし、乳腺腫瘍の中にはこの目安が全く逆になる場合があります。この写真ではⒶが乳頭腺管癌という悪性の乳癌であり、Ⓑは乳管内乳頭腫という良性の腫瘍なのです。

乳腺腫瘍（9-6）

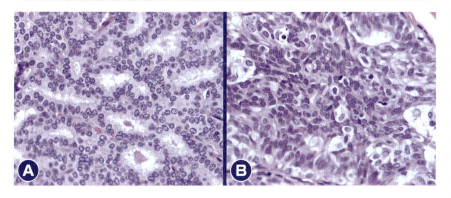

9-3 がんはどのように病理診断されているの？

な判定ができそうですが、残念ながらそう簡単ではないのは以上の理由によります。結局、病理診断は病理医の眼と経験に頼る部分が大きいといえるでしょう。

■■ 顕微鏡標本にする場所によって所見が異なる！ ■■

「がんはもともと一つの細胞から生まれるのだから、がんのどこを見ても同じはず」と思ってはいませんか？ 多段階発がんのしくみを思い出して下さい。いくつかの遺伝子異常が次第に重なってがんになっていくとすれば、増殖している細胞の中にはさまざまな段階のものが含まれてもよいはずです。腫瘍という塊の中で、場所によって所見が異なったとしても、少しも不思議ではありません。大腸ポリープが癌になるとき、すべての領域が一斉に癌化しているわけではありませんでした。この「場所によって所見が異なる」ことが、時としてとても重大な意味をもつことになります。その例をご紹介しましょう。

卵巣は身体の中で最もいろいろな種類の腫瘍が発生する臓器の一つです。それは、卵巣を構成する細胞には、卵巣の表面を覆う細胞、基質を作る間質細胞、卵子を包む卵胞を作る細胞、卵子、とさまざまな種類があって、それぞれから腫瘍が発生することがあるからです。**卵巣癌取り扱い規約**には、良性、境界悪性、悪性を合わせて、ざっと30種類もの腫瘍が挙げられています。

卵巣に腫瘍があることが疑われても、卵巣はお腹の中にあるので、外から簡単に組織を採取して調べることができません。そこで、手術でお腹を開いて腫瘍と思われる組織の一部を採取し、直ちに病理診断を下して、その結果によって手術方針を決定する、という方法をとることが少なくありません。この手術中に病理診断を下すのが**術中迅速診断**です。術中迅速診断では、細かな分類はさておき、良性か悪性かの判定が重要です。良性であれば、そのままお腹を閉じるか、あるいは良性腫瘍だけを摘出することになりますし、もしタチの悪いがんならば、がんの発生している卵巣はもちろん、浸潤や転移を考えて、反対側の卵巣と子宮をすべて摘出する手術をする必要が出てくるからです。

ところが困ったことに、卵巣癌では1つの腫瘍の中に良性から悪性までさまざまな領域を含んでいることがあります（図9-7）。そのため、初めの標本では良性と判定されても、追加で調べたら悪性の部分があったということが起こりえます。顕微鏡標本についての診断に誤りはなくても、診断名が良性腫瘍からがんにまったく変わってしまうのです。診断が変ったのは「誤診したためだ」と不信感をもたれることもあるようですが、決して誤診ではなくて起こりえるわけですね。

9-3 がんはどのように病理診断されているの？

卵巣腫瘍—場所によって所見が異なる（9-7）

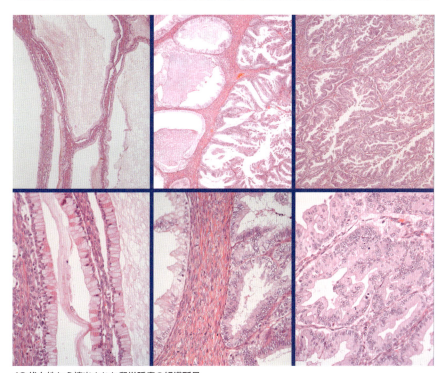

40代女性から摘出された卵巣腫瘍の組織所見
上段が弱拡大、下段がそれぞれの強拡大で、左から右に「良性」「中間群」「悪性」の所見である。一つの卵巣腫瘍でも、場所によってこれだけ違う組織像を呈する。

　こうした事態を招かないようにするためには、できるだけたくさんの部分から顕微鏡標本を作る必要があります。ところが、術中迅速診断では、結果が出るまで手術を中断して待っているので、10分程度で答えを出さなければなりません。500gもあるような大きな腫瘍を摘出して、良悪性の判定をする場合でも、せいぜい2～3か所くらいを切片にして決めなければならないのです。もちろん手術が終わった後でたくさんの部位から標本を作って診断を確認するわけですが、迅速診断で悪性の部分を見逃さないためには、大きな腫瘍のどこから組織を取って顕微鏡標本にするかが最も大切なポイントになります。そのためには、摘出された腫瘍を肉眼的に見てどこがあやしいかを見抜かなければならず、それはひとえに病理医の眼力にかかっているというわけです。

　このような観察眼は、教科書を読んだだけでは養われません。病理医は1例ごとに肉眼

9-3 がんはどのように病理診断されているの?

所見と顕微鏡所見を照らし合わるという経験を積むことで、肉眼で見ても顕微鏡の所見が見ぬけるような「顕微鏡の目」をもつ訓練をしているのです。

Column 術中迅速診断

術中迅速診断とは、文字通り手術中に病理診断を下すことです。手術している最中に切り取った組織や細胞を調べて、手術方針の決定に役立てます。

たとえば、膵臓癌や卵巣癌の疑いがある場合は、膵臓や卵巣は身体の奥深くにあって、外から針などで組織や細胞が取れないため、良性か悪性かの最終判定を手術中に行うことになります。また、手術で切り取った断端にがんがあれば、もっと大きく切り取る必要があるので、断端にがんが及んでいないかどうかを手術中に調べる目的で術中迅速診断を行うことも少なくありません。以前のがんの手術は、取り残しがないようにできるだけ広い範囲を取るのが基本でしたが、最近では臓器の機能を温存するために必要最小限の範囲を切り取る**縮小手術**が主流になってきました。乳癌でなるべく乳房を残すというのも縮小手術であり、そのような手術では断端の確認が重要となります。

同じ縮小手術という考え方で、リンパ節の廓清(かくせい)範囲を決めるため、癌の手術中に**センチネル・リンパ節**に転移がないかを調べる検査もよく行われるようになりました。センチネル・リンパ節は、がんがリンパ管を通って転移していくときに初めてたどりつくリンパ節です。そのため、ここに転移がなければその先にがんは行っていないと判断でき、広範囲なリンパ節廓清で患者さんに負担をかけるのを避けることができるのです。

今までは、術中迅速診断は組織に対するものが主体でしたが、最近では、腹水や胸水にがん細胞がいないかなどを調べる迅速細胞診も行われるようになってきました。腹水や胸水の中にがん細胞が見つかれば、肉眼的には見えなくても腹膜や胸膜にがん細胞がばらまかれている可能性が高くなるので、**根治手術**(がんをすべて取りきる手術)は困難と判断されます。無理に広範囲を切除して患者さんの身体に負担をかけることは避けられますし、手術中に腹腔や胸腔内に抗がん剤を入れて、効率よくがん細胞をやっつける方法を選択することもできるわけです。

術中迅速診断では、検体が提出されてから10分くらいで答えを出します。その間、手術室では、手術を中断して結果を待ちます。切り取った組織は、特殊なゲルに埋めて瞬間凍結し、薄く切って染色します。ただし、普通の標本のように形態を保つことはできず、言ってみれば「質の悪い標本」しか得られません。また、数多くの標本を作って検討することも困難です。

このような標本で、限られた時間内に診断を下さなければなりませんから、病理医には大きなプレッシャーがかかります。がんが見つかればすぐに報告できますが、陰性、すなわち「がんではない」「がんは及んでいない」という、患者さんにとって喜ばしい判定を下すことがとくに大変です。複数の病理専門医のいる施設でも、術中迅速診断の正診率(後から調べて、正しい結果が得られていたと考えられる率)は85%程度といわれています。

術中迅速診断は、外科医にとっては大きな武器になりますが、病理医にとっては武器とは言い難いものかもしれませんね。

9-3 がんはどのように病理診断されているの？

■ ■ ■ 生検で診断されたがんが手術標本で見つからない！？ ■ ■ ■

　生検でがんと診断されて手術になった場合、手術で摘出された臓器を詳しく調べて、がんの進展状態をチェックします。ところが、摘出された臓器にがんが見つからないことが時にあるのです。このように聞くと、「初めの生検診断の誤診！？」と考えることでしょう。でも、生検標本には、間違いなくがんが見られるのです。もちろん検体の取り違いなどではありません。そんなナゾナゾみたいなことが、なぜ起こるのでしょうか？

　顕微鏡標本を作製する際は、ガラス・スライドに載るよう、組織を適度な大きさに切り出す必要があります。タテヨコはガラス・スライドの大きさに合わせ、厚さはおおよそ3～5mm程度にします。病変が小さくてどこにあるかわかりにくいときは、怪しい箇所をすべて連続的に切り出します。次に、切り出した組織にパラフィン（蝋）を浸み込ませて固め**パラフィン・ブロック**を作ります。このパラフィン・ブロックを3μm（3/1000mm）の厚さに薄切し、パラフィンを取り除いて染色したものを顕微鏡で観察するわけです。

　さて、もうおわかりですね。がんが5mmより小さい場合、パラフィン・ブロックにした組織の厚さの真ん中あたりにがんの部分が埋まっていると、ブロックの表面から薄切した切片の中には現れないというわけです。がんが標本の間に隠れてしまったと考えられる場合は、もちろん可能な限り見つけ出す努力をします。しかし、5mmの組織のパラフィン・ブロックを1つ選んで、その全部を3μmの厚みの標本にすると1600枚以上になります。1枚の標本を隅から隅まで観察するのに1分かかるとすると、すべての標本を観察し終えるのに26時間以上かかる計算になるのです。たった一つのブロックでこの量です。怪しいものが2つあれば倍になると考えれば、がんが見つかるまで徹底的に検索することはほとんど不可能といえることがわかるでしょう。

　このほか、標本にがんが見つからないときの可能性として、がんが微小で生検で運よく採りきれてしまった場合が考えられます。また、標本を作製する際、ブロック内の組織の全面が標本になるようデコボコの面を少し削り込む（面出し）間に、微小な病変が失われてしまった場合なども考えられます。

　そういうわけで、標本にがんが見つからない場合でも、生検標本でがんの診断が確認されれば、「手術検体では見つからないような病変で、手術での採り残しはないと考えられる」という結論を下します。

9-3 がんはどのように病理診断されているの?

胃癌の手術時に摘出されたリンパ節(9-8)

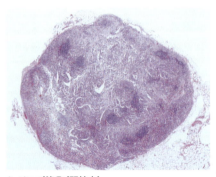

A. リンパ節①(弱拡大)
リンパ節の濾胞構造がはっきりしないで、やや淡く染まった領域が多い。

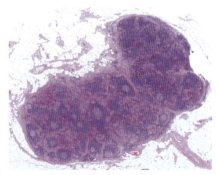

B. リンパ節②(弱拡大)
濾胞構造が明瞭で、ほぼ正常に見える。

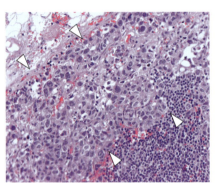

C. リンパ節①(強拡大)
たくさんの癌細胞が認められる(△の間)。

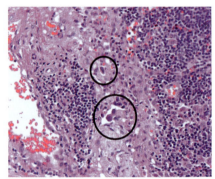

D. リンパ節②(強拡大)
○に囲まれた部分に、数個の癌細胞の転移が認められる。

標本に現れた範囲でしかモノはいえない(9-9)

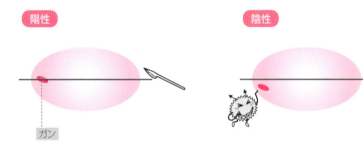

9-3 がんはどのように病理診断されているの？

■ ■ 病理医は標本に現れた範囲でしかモノはいえません ■ ■

病理医が常に心にとめていることは、「我われは標本の中に含まれている、観察できる範囲内の所見についてしかモノは言えない」ということです。がんであっても、内視鏡の生検組織でがんを含まない周辺領域が採取されれば、病理診断は「良性」となります。この報告を聞いて、「なぁんだ、がんだと思ったけれど、良性だったのか」と臨床医が判断してしまうと、がんが見逃されることになります。ですから、病理医と臨床医のコミュニケーションが非常に大切なのです。「臨床的にはがんが疑われるのですが？」「では、がんの部分が採れなかった可能性があるので再検して下さい。今度は、あやしい所とその周辺のなるべく多くの場所から組織を採ってみて下さい」という会話が交わされれば、見逃しを防ぐことができるのです。

前項で「手術検体でがんが見つからない」というお話をしましたが、標本の間に隠れてしまう病変の例をもう一つ挙げたいと思います。図9-8はがんのリンパ節転移です。Aのリンパ節は、ほとんどが癌細胞に置き換えられてしまうほど転移した癌細胞の増殖が目立ちますが、Bのリンパ節は、低倍率の写真ではほとんど正常に見えます。しかし、Bのリンパ節を高倍率で丹念に探すと、わずかに数個の癌細胞が見つかりました。このような**微小転移**は、図9-9のように標本に現れない確率が高いといえます。

細胞単位の微小転移を見つけることが臨床的にどのくらい意味があるのか、各臓器について検討がなされています。しかし、「手術で**廓清**したリンパ節には転移なし」として、がんのすべてが取り切れたと判定された症例の中に、経過を観察しているうちに再発や転移が見つかるのは、おそらくこのような「確認できない転移があった」という例が少なくないと思われます。

ちなみに、リンパ節の廓清とは、がんのある領域からのリンパ節の流れに沿って、その先にある（がんの転移している、あるいは転移している可能性のある）リンパ節を系統的に切除することをいいます。がんの進行度によって切除範囲が決められます。病理では、提出されたリンパ節をすべて標本にして、どこの領域のリンパ節に何個中何個の転移があったのかを報告します。

9-3 がんはどのように病理診断されているの？

大腸ポリープ：どこからががん？（9-10）

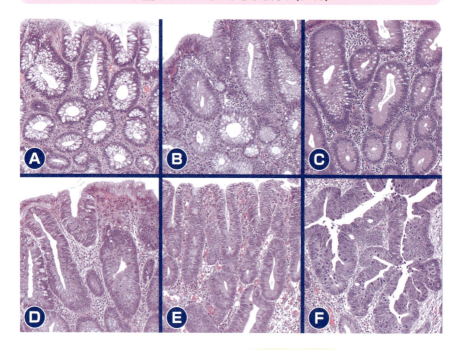

A〜Fまで、正常に近いものから悪性と考えられるものまでを並べてあります。さて、何番からが癌でしょう？

段階的に悪性に近づいていくのは、白から黒へとだんだんグレーの色が濃くなっていくと考えてもよいでしょう。これを5段階に分類するというのは、下の段のマスに当てはめて入れてしまおうというものです。境界領域では、どちらのマスにいれるべきか迷う色あいがあるのは当然といえますね。

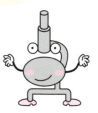

良性　　　　　　　　　　　　　　　　　　　　　　　悪性

9-3 がんはどのように病理診断されているの？

大腸ポリープ：ミクロ単位のがん診断（9-11）

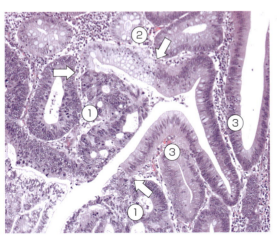

A. 内視鏡的に切除された大腸ポリープ
ナスカの地上絵のような腺管が見られるが、矢印を境に隣同士で境界明瞭に所見が異なっている。

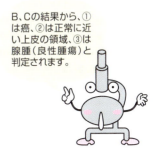

B、Cの結果から、①は癌、②は正常に近い上皮の領域、③は腺腫（良性腫瘍）と判定されます。

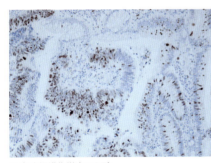

B. 免疫組織化学（Ki-67）
増殖期にある細胞の核を、Ki-67という抗体で染めたもの。①には陽性細胞が多く、②には見当たらず、③にはパラパラと散在している。

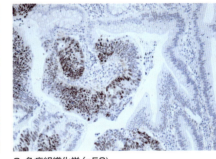

C. 免疫組織化学（p53）
p53というがん抑制遺伝子に異常をきたしたものを、その抗体で染めたもの。①のみ陽性核が見られ、②、③は陰性である。

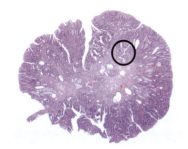

D. ポリープの全体像
腺管の写真は○のあたりを強拡大にしたもの。

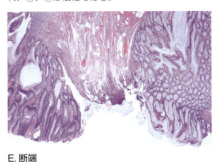

E. 断端
切除断端は正常粘膜で、腺腫も癌も認めない。つまり癌があっても、ポリープをつまみ取っただけで全部取り切れたということになる。

9-3 がんはどのように病理診断されているの？

> **Column**

「がん取り扱い規約」
―がん診断のバイブル、だけど病理医泣かせ

日本では、臓器別あるいは腫瘍別に**癌取り扱い規約**が定められています。この規約は、それぞれの癌を専門に扱う学会の中で、その癌が発生する臓器を専門とする臨床医（がん専門医）、放射線診断医、病理医などがグループを作って検討し、「TNM分類などの臨床病期の決め方」「画像診断の記載方法」「生検材料や手術材料の標準的な検索方法や所見の記載方法」「病理組織学的な分類」「治療効果の判定方法」などを決めたものです。全国統一で癌の取り扱い方法が決められているので、統計データが取りやすく、逆に患者さんを分類に当てはめれば、集められているデータを参考にして、予後や治療の有用性についてお話ができるわけです。

したがって、当然のことながら、病理医は各科の臨床医からこの取り扱い規約に沿った診断報告書の記載を求められます。出版されている取り扱い規約には、分類の取り決めと詳しい説明、それぞれの典型的な所見の写真が載っていますから、それを参考にすれば大きな間違いはないはずです。そして、基本的な病理所見は、文章で記載しなくても取り決めに従った記号を記入するだけで、正確に伝えることができます。

このように一見よいことばかりのようですが、実は現在出版されている癌取り扱い規約は、表のように25冊もあります。そして、それぞれの臓器・組織ごとに、取り扱い方法や臨床所見および病理所見を記載する場合の略語、その略語の定義が異なるのです。その上、何年か置きに改定が加えられるのですが、新しい分類が加わるだけでなく、略語が変ったり、分類が変わったりと、内容がガラリと変わることも少なくありません。専門家同士がデータの集積をもとに話し合って変更を決めるわけですが、場合によっては「この点についてデータを集めたい」として意図的に項目が付け加えられることもあります。

表を見ると、がん患者を担当する臨床科は、脳外科から、整形外科、婦人科、泌尿器科まで多岐にわたっていることがわかります。ところが、病理医は一人でこのすべてに対応しなければならないのです。「取り扱い規約に沿った記載をお願いします」といわれても、めったにお目にかからない腫瘍などは覚えているはずもなく、規約書をひっくり返して記載方法を調べるはめになります。その上、規約を作ったその臓器を専門とする病理医が分類したものは、専門ではない病理医にとっては「どっちに入れるべきか」と迷う例が少なくありません。「観察されたものをその通りに記述するほうが、よほど早くて楽！」と思うこともたびたびという次第で、病理医にとっては「悩みの種」でもあるわけです。

ちなみに、日本の取り扱い規約のほかにも、WHOが出している各臓器の病理組織分類があって、内容は同じところと違うところがある、という複雑さです。その上、WHO分類も覚えた頃には（？）大幅改定が加えられるのです。「日本の取り扱い規約と、WHO分類の併記をお願いします」などといわれてゾッとする病理医は、私だけではないと思います。

9-3 がんはどのように病理診断されているの？

● 現在出版されている癌取り扱い規約

1.食道癌、2.胃癌、3.大腸癌、4.原発性肝癌、5.胆道癌、6.膵癌、7.脳腫瘍、8.頭頸部癌、9.肺癌、10.縦隔腫瘍、11.乳癌、12.甲状腺癌、13.皮膚悪性腫瘍、14.悪性骨腫瘍、15.悪性軟部腫瘍、16.子宮頸癌、17.子宮体癌、18.絨毛性疾患、19.卵巣腫瘍、20.腎癌、21.副腎腫瘍、22.腎盂・尿管・膀胱癌、23.前立腺癌、24.精巣腫、25.口腔癌、26.中皮種、27.造血器腫瘍

● 現在出版されている WHO 分類

女性の生殖器腫瘍、肺・胸膜・胸腺・心臓の腫瘍、内分泌器腫瘍、皮膚腫瘍（以上第4版）、消化器系腫瘍、乳房腫瘍、軟部組織および骨腫瘍、女性生殖器腫瘍、胸部腫瘍、中枢神経系腫瘍、小児の腫瘍、泌尿器および男性生殖器腫瘍、頭頸部腫瘍、血液リンパ系腫瘍（以上第5版）

● 規約は病理医泣かせ

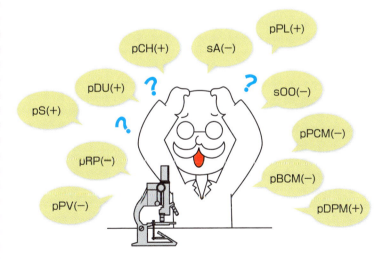

病理診断の主な対象は「腫瘍」

9-3 がんはどのように病理診断されているの？

■ ■ 「私はこれをがんと呼びます」「いや私は呼びません」 ■ ■

これは、病理学会総会の大腸癌に関するシンポジウムで実際に交わされた会話です。大腸ポリープに見られるような「じわじわがん」では、どこから「がん」と呼ぶか意見が分かれることになるという例でしょう。診断のためにたくさんの基準が設けられていますが、人の顔がすべて違うように、がんの顔つきもまったく同じということはありません。その中のわずかな所見から判定するので、根拠とするものが違えば診断も違ってきます。このシンポジウムでは、大腸がんの病理診断に関するエキスパート10人に対して、同じ標本を見て診断してもらったところ、いくつかの症例について「良性」から「悪性」まで意見が分かれたという報告がありました。

大腸癌の診断基準が欧米と日本で異なっており、日本では上皮内癌と診断するものについて、欧米では「がんの手前」と判定していることは、9-2節で説明した通りです。日本では「ポリープの中の癌」と考えるものでも、欧米では癌と判定しないのは、欧米で「癌」と診断した場合には、すべての例で外科医がポリープ部分だけではなく腸を切除してしまった時代があったからともいわれています。

このように、「誰が見てもがん」という場合でない境界領域では、診断が分かれることが少なくありません。大腸のポリープの場合、実際にはポリープを根元からすべて摘み取ってしまえば、たとえポリープの中に癌があろうとなかろうと、予後に変わりはないわけです。しかし、ここで問題とされているのは、患者さんの予後ではなく「がんの定義」です。この「学問的論争」に終止符が打たれることはないでしょう。

■ ■ 軽度、中等度、高度というあいまいな表現 ■ ■

病理所見を「軽度」「中等度」「高度」とする表現は一般的であり、病理診断のレポートにもよく見られます。しかし、何を基準に分類しているのかあいまいさは残りますし、判定する人間によって差が生まれます。

私は昔、学位論文を書くために100枚以上の標本を観察して、いろいろな所見について「なし」「軽度」「中等度」「高度」のチェックをつけました。指導医と二人で各所見の程度を判定していくのですが、症例の区別をせずにブラインドでこれを繰り返すと、毎回判定に多少の違いが生じました。結局、何か月もかけて、二人ですべての標本について3回見直しを行って最終的なデータとしたのですが、「なし＝0点、軽度＝1点、中等度＝2点、高度＝3点」として数値に変換してみたところで、もともと客観性のないデータであることに変わりはないとイライラしたものです。科学論文は「誰が検証しても同じ結果が出る」もの

子宮頸部の異形成（9-12）

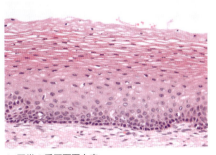

A. 正常の重層扁平上皮
基底層（深部側）では小さな核の細胞がきれいに一層に並んでいる。中層では核も細胞質もやや大きくなり、表層（上）に行くに従って扁平化している。

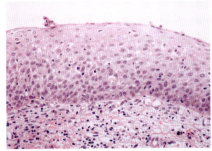

B. 軽度異形成
基底層の細胞の核がやや大きくなり、配列も乱れている。しかし中層から表層にかけての扁平化していく像は、正常と大きな隔たりはない。

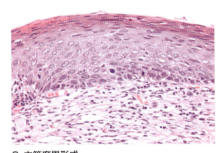

C. 中等度異形成
基底側2／3くらいの細胞で、核の腫大や細胞配列の乱れが見られる。表層側は扁平化している。

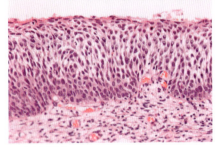

D. 高度異形成
ほぼ全層で、細胞質に占める核の割合が高くなり、細胞の配列も乱れている。わずかに最表層だけが扁平化している。

Column 異型性と異形成の違い

異型性（atypia）は、組織の構造や細胞の形態が正常と異なっている（正常と隔たりがある）ことをいいます。異型性が強ければ腫瘍を疑います。再生や化生でも元の形態とは異なった軽度の異型性は見られますが、これらは良性異型と判定されます。

異形成（dysplasia）は、構造異型や細胞異型のある病変でがんには至っていないもの、すなわち前がん病変を指す言葉として使われます（図9-12）。なお、腫瘍性病変以外では、発生過程における組織の形成異常に対しても、異形成という言葉が用いられる場合があります。

9-3 がんはどのように病理診断されているの？

でなければ意味をなさないわけですから、判定の基準を明確に示す必要があるのですが、これが難しいわけですね。

　大腸ポリープの癌化と同様、子宮頸部に発生する癌も、ヒト・パピローマ・ウィルスの感染によってじわじわと癌に進展していく種類のものです（図9-12）。この段階が「軽度異形成」から「中等度異形成」「高度異形成」「上皮内癌」と分類されます。しかし、境界領域の病変は判定者によって分類が異なることは起こりえますし、実際に「軽度にするか、中等度に入れるか」と判定に迷うことも少なくありません。判定基準は**取り扱い規約**にまとめられていますが、記載された文章を読むと分類できそうに思えても、実際の標本を見ると迷うことになります。なお、エラい病理医が「○○である！」と断定すれば誰も反論できないというのも、病理所見の微妙なところといえるかもしれません。

Column　　　「おめぇら、これが見えねぇのか！」

　これは私の恩師である故矢島権八教授が、病理学教室の症例検討会のときによくおっしゃっていた言葉です。スライドで投影される難しい顕微鏡写真の所見に、教室員全員が頭を悩ませて「ああでもない、こうでもない……」と議論していると、ツカツカと壁に写された写真の前に行き、端っこの一部を指さして、「おめぇら、これが見えねぇのか！」と叫ばれるのです。そこにある所見から診断は一目瞭然ではないか、とおっしゃっているわけです。大学院生だった私は、「そこにあるのに見えなかった」というジレンマよりも、「見える人には見えるんだぁ……」という凄さに魅了されました。

　修行時代、標本を持って先輩の病理医に教えを請いに行くと、先輩は一緒に顕微鏡を覗きながら、まずは「何となくあやしい」「全体のたたずまいがおかしい感じがする」などという表現をされます。「何と非科学的なことをいうのか？」と戸惑ったものですが、自分が指導する立場になると、同じことをいっているのに気がつきます。

　パッと標本を見たときに、第一印象として「感ずる」ことが、正しい診断を下す際に重要なポイントとなるのです。しかし、どこがどうおかしいのか、その時点では言葉で説明できません。また、とくに「絶対に何かあるはず」と探しているわけではなくても、顕微鏡を覗いたときに、標本の中から細胞が呼びかけてくる（おかしな細胞が目に飛び込んでくる）という経験も時にはします。矢島先生が「おめぇら、これが見えねぇのか？」とおっしゃっていた意味も、経験を積むと少しわかる気がするときがあるわけです。

　ただ一方で、病理医は誰でも、診断をしていて、調子のよい日と悪い日があると感じます。調子がよいときは、重要な所見が目に飛び込んできて迷わず診断できるのに、調子が悪いときは、なかなか判断ができずに時間ばかりが過ぎていくのです。「夜中までがんばって顕微鏡を覗いても結論がつけられなかったのに、ひと眠りして翌朝見たら一目瞭然の所見が見えた」などということも、病理医は皆、少なからず経験しています。

9-4 病理診断と間違い探しの共通点

病理診断は間違い探しに似ています。「比較対象となる正常像が病理医の頭の中にあること」「間違いの個数が有無も含めてわからないこと」などの違いはありますが、顕微鏡で像を見て正常とは違う所見を探すという意味では、とても似ていると思います。

間違い探しをしてみましょう

左の絵と比べて、右の絵はどこに間違いがあるでしょう？ ちょっと簡単すぎますか？"間違い探し"が病理診断とどう関係があるのか、これから説明していきましょう。

これは誰が見ても「間違い」だ！

- 観客の中に宇宙人がいる
- バッターがテニスラケットを持っている
- 審判がいない

間違い探し（9-13）

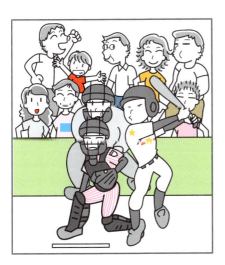
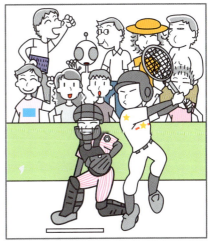

9-4 病理診断と間違い探しの共通点

これらはすぐに気づきますね。通常はありえないことで、絶対に間違いといえるでしょう。がんの診断では、「誰が見てもがん」ということになります。

❶ あってはならないものがある

図9-14は、手術で切除された肺がんです。写真Aの矢印の部分に大きな白い腫瘍があります。写真Bは、腫瘍と正常肺の境界部を顕微鏡で見たものです。左下の肺胞領域（正常の肺）と境界明瞭に、腫瘍部分（右上）では細胞が充実性に密に増殖しています。これは、観客席の宇宙人やバッターのテニスラケットと同じで、誰が見ても間違いとわかりますよね。

肺癌―あってはならないものがある（9-14）

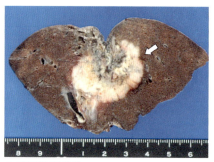
A. 肺癌（肉眼所見）
中央の白い部分が肺癌。（50代男性）

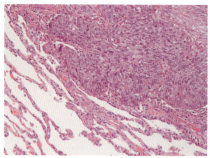
B. 肺癌（組織所見）
右上半分が、充実性に増殖する肺癌。

❷ あるはずのものがない

図9-15Aは、乳癌と正常部分の境界を写した顕微鏡写真です。右上と左下に、細胞が丸く管を作るように並んでいます。一方ががんで、もう一方は正常なのですが、これを一目で見分けなければなりません。ポイントは、癌の部分には**筋上皮細胞**がないことです。

お乳を出す管は、その周囲を筋上皮細胞という細胞が取り巻いています。筋上皮細胞は収縮力をもち、赤ちゃんがお乳を吸うとその刺激で収縮してお乳を搾り出す働きをします。ところが癌の場合は、内側の管を作る細胞だけが勝手に増殖するので、管の構造は作っても筋上皮細胞を伴っていないのです。

写真Bは、この筋上皮細胞がもっている**アクチン**というタンパク質を茶色く染め出

9-4 病理診断と間違い探しの共通点

したものです。右上は管の周囲を茶色い細胞がふち取っているのが見られますが、左下はそれが見られません。つまり、左下が癌ということになります。これは、審判がいないというのと同じで、あるはずのものがないという例ですね。なお、病理医は特殊な染色をしなくても、写真AのH-E染色の標本で筋上皮細胞の有無を見分けて、正しい診断をしています。

乳癌にはあるはずのものがない（9-15）

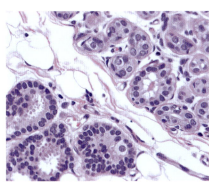

A. 乳癌（H-E染色）

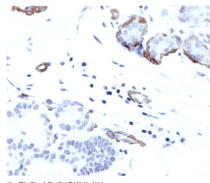

B. 乳癌（免疫組織化学）

下の2つの写真は大腸のポリープのもので、いずれも向かって左が表面です。一方は過形成で、もう一方は腫瘍（良性）なのですが、見分けがつきますか？

大腸ポリープ―どちらが腫瘍？（9-16）

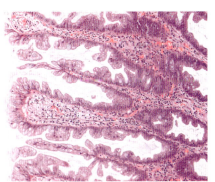

A. 大腸ポリープ①

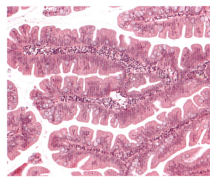

B. 大腸ポリープ②

9-4　病理診断と間違い探しの共通点

　写真Ａ、Ｂはいずれも細い管（陰窩）の内側がノコギリの歯のようにギザギザしていますね。ただよく見ると、写真Ａでは表面（左）の方が細胞が大きく胞体が明るく見え、深部（右）の方が核が密集して紫が濃く見えます。これに対して、写真Ｂでは表面も深部もあまり変わりがありません。

　深部の核が密集した領域は**増殖帯**といい、細胞分裂はこのあたりで起こります。新しく生れた細胞は順に表面に押し上げられていき、それに従い成熟して粘液を分泌するようになります（「表層への分化」）。そのため、胞体に粘液を含む表面側の細胞が明るく見えるのです。ところが、腫瘍になると、細胞がどこでも増生するために、本来あるはずの増殖帯が見られず、表層への分化も確認できません。つまり、写真Ａが過形成で、写真Ｂが腺腫というわけです。

　大腸癌は腺腫からなるポリープから発生するので、良性であっても腫瘍を見つけることは大切です。ここでも「あるはずのものが無い」ことが、過形成と腺腫とを見分ける重要なポイントになります。

■ ■ ちょっとおかしいぞ？ ■ ■

- 観客の中に上半身裸の男がいる
- 観客の中に腹巻をしている人がいる

　これらは、確かに絵は違います。それでは、この間違いは「あってはならないこと」でしょうか？　野球場で上半身裸になるのは顰蹙ものですが、宇宙人のように「絶対に間違い」とはいえないように思いませんか？　また、他の観客が半袖でいるような暑い中で腹巻きをしているのもおかしいですが、そんな人もいるかもしれず、「間違い」とはいい切れません。

　がんの診断でいうと、これらは「前がん状態かもしれない……」というのに似ています。このような「ちょっとおかしい」ものは、判定者によって意見が異なることもありますし、程度によっては、経過を見たり他の所見を合わせて考えたりする必要が出てきます。図9-10の大腸ポリープの写真を見てください。大腸癌の診断を専門とする病理医であっても、このように良性から悪性へと連続的に変わっていく病変は、どこから癌（間違い）と判定するかが難しいのです。

■ ■ ■ 違っていても「間違い」ではない！ ■ ■ ■

- 観客の男女が入れ替わっている
- 観客の中で帽子をかぶった人がいる

　これらも、確かに絵に「違い」はありますが、「間違い」とはいえないでしょう。正常でもありうる違いの範囲内といえます。

　顕微鏡で観察すると、病変の組織には通常、正常な組織と比べて何らかの「違い」が現れています。この「違い」を「炎症」とか「腫瘍」などと分類して病名をつけるのが**病理診断学**です。その中で、「違い」が絶対的であれば、「がん」と判定することになります。この絵の違いは、「ありえることだから、間違いではない」と簡単に判定できますが、実はがんの診断では「ありえる」とか「絶対的な間違いではない」という判定が難しいことが少なくありません。

　図9-17Aは正常の胃粘膜で、写真Bは腸上皮化生を起こした胃粘膜です。細胞の形はまったく違います。しかし、写真Bは腸の粘膜に似ており、細胞異型や構造異型はありません。つまり、「違い」はあっても「間違い」ではないので、癌ではないのです。

化生―違っていても「間違い」ではない！（9-17）

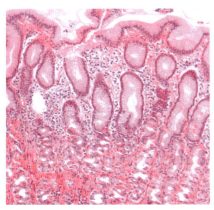

A. 正常の胃粘膜
胃底腺領域の胃粘膜で、慢性炎症は見られるが上皮の状態はほぼ正常。

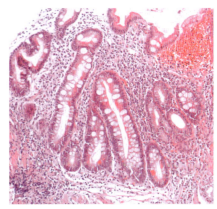

B. 腸上皮化生の胃粘膜
慢性炎症に加えて、上皮が杯細胞（胞体が丸く明るく抜けて見える細胞）をたくさん含む腸の上皮に変化しているが、悪性所見ではない（Aと同じ症例の別の部位）。

9-4 病理診断と間違い探しの共通点

■ ■ 違っているけど「間違い」かどうかわからない？ ■ ■

- 観客の一人（子供）が消えている
- 審判の陰になっていた観客が見える
- キャッチャーのユニフォームのロゴが違う

　これらも、絵に「違い」はあっても、「間違い」とはいえないでしょう。ただし、子供がいなくなっているのは大変な「間違い」（行方不明！？）である可能性があります。また、審判の陰になっていた観客は「間違い」かどうかの判定も難しいことになりますね。キャッチャーのユニフォームのロゴの違いは見つけられましたか？　この絵だけでは「違い」であっても「間違い」ではないといえそうですが、実は違うチームのロゴをつけているのだとしたら明らかな「間違い」でしょう！

　実際に、顕微鏡で観察してもわからない場合、特殊な染色を行ったり文献を調べたりすることでわかることが多いわけですが、それでもわからないということもあるのです。専門家にコンサルテーションしても、専門家の間で意見が分かれることも稀ではありません。そのような場合は、むやみに時間をかけるのではなく、「これは難しくて結論がつけにくい」という情報を早く患者さんに伝えて、今後どうするかを臨床医と一緒に考えていくことがとても大切だと私は思っています。

　図9-18Aは、正常の胃粘膜表層です。腺窩上皮というタイプの細胞が、管をつくって内腔（上側）に開口しているのがわかります。この管を通って、粘液や消化液が分泌されています。管の内側にピンク色の細胞質があり、核は一層で外側に並んでいることがわかりますね。

　写真C、Dは、同じく胃の粘膜の表層ですが、やや様子が違います。このうち一方は良性の変化で、もう一方はがんなのですが、わかりますか？　写真Cは、胞体の色がやや濃いことに加えて、核の位置がバラバラですし、内側のラインもギザギザして見えます。写真Dは、細胞質はやや明るいものの、正常との色の差は写真の撮影条件による色合いの違いのためかもしれません。核は管の外側にほぼ一列に並んでいるように見えます。「正常からの形の隔たり」の度合いから見ると、写真Cが癌で、写真Dは正常の範囲内なのでしょうか？

9-4 病理診断と間違い探しの共通点

判定が難しい例（強拡大像）（9-18）

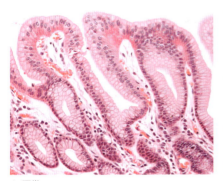

A. 正常
胃の表面をおおう腺窩上皮。

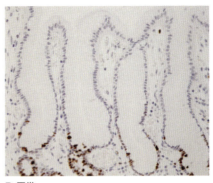

B. 正常
増殖期にある細胞の核を染めてみると、深部側（増殖帯）に限局しているのがわかる。（Ki-67 免疫組織化学）

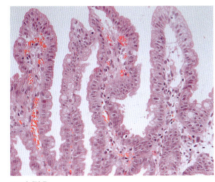

C. 症例①
胃粘膜の表層の拡大写真。正常に比べて細胞の色がやや濃く、核の位置もバラバラに見える。

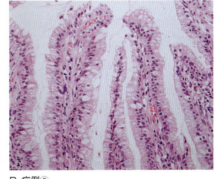

D. 症例②
同じく、胃粘膜の表層の拡大写真。正常よりも細胞の色は明るいが、核は管の外側に一列に並んでいる。

　図9-19は、この2例をもう少し低倍率で撮影したもので、それぞれ□で囲んだ所が、前に示した写真です。写真Aは、左上に見える正常に近い領域から□の領域に向かって連続的に病巣に移行しているため、潰瘍の治癒過程にある再生上皮の所見と判定しました。これに対して写真Bは、腺管が下方に深く浸潤性の増殖を示しており、高分化腺癌であることが確認されました。実は、どちらも判定が難しく、とくに写真右の例は初めの生検で診断が決定できず、再検で写真のような浸潤が確認されて、やっと癌と診断できました。

9-4 病理診断と間違い探しの共通点

判定が難しい例（弱拡大）（9-19）

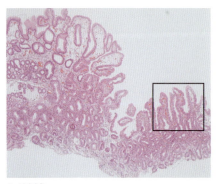

A. 症例①
図 9-18 は□の領域の強拡大。左側の正常粘膜から連続的に移行しており、再生性の変化であると判定した。

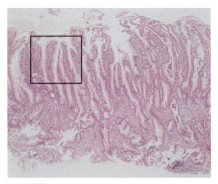

B. 症例②
腺管が下方まで浸潤性に増殖しており、腺癌であることがわかる。

　図 9-20 は、増殖期にある細胞の核を茶色く染めたものです。写真左では、陽性（茶色い）核は深部側（増殖帯）に多く、表層には見られません。これに対し、写真右では、陽性の核は表層から深部まで全体に分布しているのがわかります。正常の構造では、細胞増殖は**増殖帯**という領域で起こり、できた細胞は順番に表面に押し上げられていきます。しかし癌では、どこの領域でも細胞増殖が起きるため、染色で陽性を示す細胞の分布が異なるわけです。このような特殊染色も違いを見分ける一つの方法です。

判断が難しい例―免疫組織化学の所見（9-20）

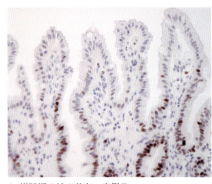

A. 増殖期の核の分布―症例①
再生のための増殖で、陽性の核が正常よりも表層近くまで分布しているが、最表層には陽性核は見られない。（Ki-67 免疫組織化学）

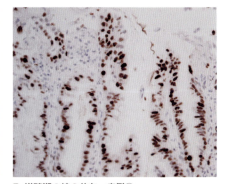

B. 増殖期の核の分布―症例②
陽性の核が多く、かつ最表層まで広く分布しており、癌の所見と判定される。（Ki-67 免疫組織化学）

9-4 病理診断と間違い探しの共通点

▪ ▪ ▪ これって間違いなの？ ▪ ▪ ▪

● 絵の背景に小さなシミがある

　絵のシミを「間違い」と指摘できたでしょうか？　ゲームの間違い探しは普通、印刷のカスレなどは無視するという暗黙の了解がありますね。そのため、シミは間違いには入れないと考えた方も多いのではないでしょうか？　実は、これは「見えているのに見えない?!」というパターンに似ています。

　ピロリ菌 (図9-21) は、昔からヒトの胃粘膜に付着していました。しかし、日本では年間に何万件という胃生検が行われてきたにも関わらず、菌の存在を指摘した人は誰もいませんでした。「胃酸の中で生きている細菌などいるはずがない」という常識にとらわれて、見えているはずのものが目に入らなかったのです。

> Column　　病理診断とオリンピック

　4年に1回行われるスポーツの祭典では、世界中が盛り上がります。陸上競技では1/100秒まで正確なタイムが計測され、ゴールでは写真判定までが使われて勝敗が決められます。一方、体操などの採点競技では、複数の審判が付ける点数によって勝敗が決められます。もちろん、技の難度や完成度によって、基礎点、加点、減点など細かな採点方法が決められ、公平性が保たれるようにされています。しかし、審判によって点数が違うのを見ても、評価に審判の主観が入るのは否めないことがわかります。

　ふりかえって病理診断を考えると、これもやはり病理医による「判定」でしょう。しかも、細かな判定基準は定められてはいても、競技のように同じ演技の出来を競うのではありません。勝手気ままな生体の所見を、

何とか基準に当てはめて採点しようとするわけですから、よけいやっかいともいえるでしょう。

　多くの臨床医 (とその患者さん) は、**病理診断結果**のみを聞きたがります。しかし、病理医は報告書に「判定に至った理由や問題点」「鑑別診断として挙げられた中で完全には否定しきれないもの」「経過観察のお願い」など、さまざまな情報や意見を記載しています。これらは決して言い訳ではなく、判定を下した理由としてぜひ知っておいて欲しいことなのです。

　患者さんやご家族は、「場合によっては、病理医から直接話を聞く」という姿勢がとても大切だと思います。病院や病理医はその希望に応える制度をつくっていかなければなりません。

9-4 病理診断と間違い探しの共通点

図9-22は胃粘膜の組織の生検で、同じ患者さんの別の部位から採取したものです。いずれも**粘膜固有層**という領域に、黒い粒のようにリンパ球が充満しています。写真Bには、表面を覆う上皮に腸上皮化生が見られますが、強い異型はないようですね。では、2枚の写真の一番大きな違いはどこにあるのでしょう？

誰にも見えなかったピロリ菌（9-21）

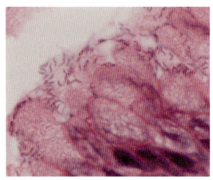

A. H-E 染色（強拡大）
紫色の糸くずのようにみえるのがピロリ菌。粘膜の上皮に無数に付着しているのがわかる。

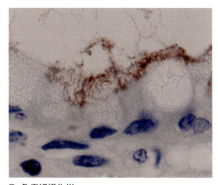

B. 免疫組織化学
ピロリ菌に対する抗体を使って染色すると、菌が茶色く染まって確認できる。

左右の写真の違いは？（9-22）

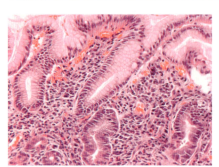

A. 60代男性の胃粘膜生検
間質にリンパ球浸潤が目立っている。

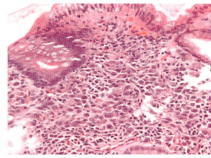

B. 同じ症例の別の部位
上皮に腸上皮化生が見られるが、異型は強くない。他に違いは？

9-4 病理診断と間違い探しの共通点

こわい見落とし—印環細胞癌（9-23）

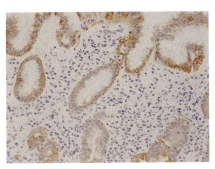

A. 免疫組織化学
上皮のもつケラチンというタンパク質に対する抗体で染め出したもの。上皮が陽性（茶色）に染まっている。

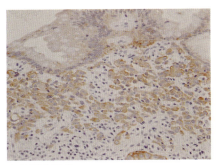

B. 免疫組織化学
上皮以外に、間質内にばらばらに陽性の細胞が認められる。これが印環細胞癌。

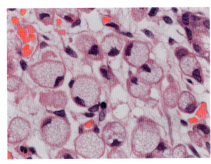

C. 印環細胞癌（強拡大）
40代男性の手術標本。癌細胞は右写真の「印環」にそっくりな形態をしている。

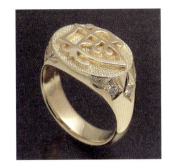

D. 印環
西洋で用いられていた、印鑑つきの指輪

　図9-23A, Bは、図9-22と同じ組織について、上皮のもつ**ケラチン**というタンパク質を染め出したものです。写真Aは、腺管構造をとる上皮の部分が茶色く染まっていますね。一方、写真Bは、表面を覆う上皮はうっすらと染まっているだけですが、上の写真でリンパ球の塊に見えた領域に、茶色く染まる細胞が分布しているのがわかります。これが**印環細胞癌**という種類の癌細胞です。腺管構造などは形成せず、西洋の印鑑付きの指輪（印環：図9-23D）のような形の細胞が、間質の中でバラバラに増生するのが特徴です。もう一度、図9-22に戻ってみると、これらの細胞が見えてくるのではないでしょうか？

　このように、印環細胞がまとまって増殖している場所が採取された組織に含まれていれば、病理医はすぐに癌と気がつきます。しかし、場合によっては、採取された組織の端の

9-4 病理診断と間違い探しの共通点

方に数個の癌細胞がパラパラと見られるだけ、ということもあります。間違い探しのゲームならば、「見つけられなかった」で済みますが、病理診断での見落としは患者さんの命に関わります。病理医は流れ作業のように次々と標本を眺めて診断していく間も、このような細胞の見落としがないように細心の注意を払っているというわけです。

■ ■ 情報によって判定が変わる！？ ■ ■

今までは常識の範囲内で「違い」か「間違い」かを判定してきましたが、ここでは別の情報を与えられたら判定がどう変わるかを考えてみましょう。

❶「この野球チームでは、宇宙人がマスコットで、着ぐるみを着た応援団が有名です」

⇒そうなると、「絶対的な間違い」とした観客の中の宇宙人が、ただの絵の違いになってしまいますね。

❷「この後、子供が一人行方不明になってしまいました」

⇒この情報があれば、「間違いかどうかわからない」とした、観客の中に子供がいないことが、見逃してはならない重要なポイントとなります。

❸「印刷の汚れもチェックして下さい」

⇒このような依頼が付けられていれば、絵の背景にあるシミは「間違い」としてもちろんチェックしますし、それに注意を払えば、見逃すこともないと思います。

こうした情報が、病理診断でいう**臨床情報**です。病理を知らないお医者さんの中には、「病理は臨床情報に惑わされないように、標本だけで診断すべきだ」などという人がいます。たしかに、「臨床的には良性の胃潰瘍」という診断で組織が送られてきた場合、そのつもりで観察して癌を見逃してしまう可能性がないわけではありません。そのため多くの病理医は、まず臨床情報を読まずに標本を観察し、それからきちんと臨床情報を読むということを行います。

しかし、病理医は黙って座ればピタリと当たる易者ではありません。先述したように、「病変を採ったつもりで、採れていない」ことが見抜けなければ、「良性」とだけ診断を返すことになるのです。見えたものだけを知らせて欲しいのなら病理診断は必要ありません。見える所見だけを書けば、あるいは標本を写真に撮って返せば済むでしょう。

　疾患の中には、違う疾患同士が病理組織上では同じような所見を呈するものも少なくありません。臨床情報が加われば、たとえばその疾患の中の1つは臨床的に否定されるので、初めから鑑別対象として考える必要がないということがわかります。病理組織では似た像を呈する疾患がたくさんある場合にも、臨床情報から、鑑別すべき疾患を絞り込めることも少なくありません。病理診断のプロとして、臨床情報も加味した「総合判定」をするのが病理医の役目であると、標本を提出する立場の臨床医にわかって欲しいものです。

■■ どっちが悪性でしょう？ ■■

　図9-24は消化管の粘膜下腫瘍の顕微鏡写真です。どちらが悪性だと思いますか？

　写真Bの症例の方がはるかに細胞や核の形や大きさ、細胞の分布や並び方がバラバラですね。素直に考えれば、Bの方がタチが悪そうです。では次に、この2例の手術検体の肉眼像の写真（図9-25）を見て下さい。

どっちが悪性？ 顕微鏡所見（9-24）

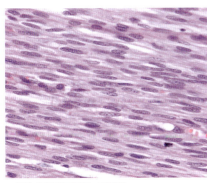

A. 消化管粘膜下腫瘍—症例①
大きさの揃った紡錘形の核が、比較的規則正しく並んでいる。

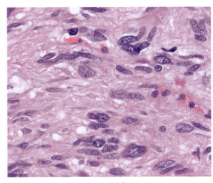

B. 消化管粘膜下腫瘍—症例②
大きさも形も不揃いな核が、不規則に分布している。

9-4 病理診断と間違い探しの共通点

　写真Aは摘出された胃を裏側（粘膜の反対側）から撮影したもので、写真Bは腫瘍のみを摘出したものです。写真の下に写っているスケールで、大きさの見当をつけて下さい。一見、良性に見えた写真Aの腫瘍は、胃壁の外側に多数の結節をつくった悪性のものでした。一方、写真Bの腫瘍は、他の手術の際、十二指腸の粘膜下にたまたま見つかった3cmにも満たない良性のものです。どちらも組織像からは、このような肉眼所見はとても想像できません。もし臨床情報なしに腫瘍のごく一部から小さな組織を採取して提出されたとしたら、的確な診断ができない可能性があることがおわかりいただけると思います。

　ちなみに、左の写真には細胞分裂像（他の核よりも小さく、黒いゴミのように見える部分）が1つ右下に写っているので、プロの病理医が見たら「おや!?」と思うかもしれません。みなさんの目には止まりましたか？

どっちが悪性？ 肉眼所見（9-25）

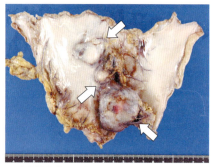

A. 消化管粘膜下腫瘍―症例①（肉眼所見）
胃の漿膜面（外側）に最大5cm大の腫瘍が多発している。（胃の消化管間質腫瘍：GIST）

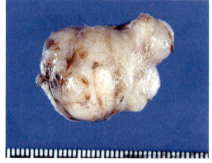

B. 消化管粘膜下腫瘍―症例②（肉眼所見）
十二指腸の粘膜下にあった3cm大の結節で、他の手術の時に一緒に摘出された。

Column　消化管粘膜下腫瘍とは？

　消化管粘膜下腫瘍は消化管の粘膜より深い所から発生するもので、良性から悪性までさまざまな種類があります。その中で、消化管間質腫瘍（Gastrointestinal stromal tumor：GIST）という腫瘍が注目されています。

　これは消化管壁の筋肉間の神経叢に関連する特殊な間葉系細胞にc-kit遺伝子という遺伝子の突然変異が起きて発生するもので、日本では胃に発生するものがほとんどです。おとなしいものから、あちこちに転移を起こすものまで悪性度はさまざまで、病理組織を調べることで、確定診断から悪性度の判定まで行います。

Medical Science Series

chapter

10

病理医が使う武器

　病理学では「病気の理屈」を解明するために、さまざまな手法を使います。本書の各章で用いた写真は、これらの手法を用いて所見を示したものです。本章では、病理が診断や研究に使っている「武器」をご紹介します。

10-1 病気を見抜く病理医の眼

病理学（人体病理学）では、正常と病気を比較して、どこが違っているかを調べます。動物実験（実験病理学）では、動物に人間の病気と同じ状態を作り出して、病気のメカニズムを解明します。どちらも同じような「武器」を使います。

■■ 今日から始めよう肉眼観察 ■■

病理のイメージは顕微鏡だと思いますが、第一は肉眼的に観察することです。もちろん、ただ漠然と眺めるのではなく、「性状を観察して記録にとどめる」わけですが、その訓練は日常生活の中でも実践することができます。

目で見るだけなら子供でもできます。肝心なことは、観察したものを的確に捉えて表現する力なのです。例として、写真のアメ玉を表現してみましょう（図10-1）。

大きさは親指の頭くらい（直径約1.5cm大）で、ほぼ球形。表面はスムーズ（つるつるしている）。黄褐色調（鼈甲色・琥珀色）で、ほぼ均一の色調。光沢と透明感がある。さらに細かくいえば、赤道線に沿うように線状にわずかな盛り上がりがある。球体の中に模様が透けて見える。模様は数mm長の細い線状で、不規則だがほぼ横に併走し、周囲に比べてやや色調が薄い（淡赤褐色調）……などでしょうか？

実際に触ることができれば、次のようなことも加えられるでしょう。ガラスのように硬く、硬さは均一。指で触っていると、表面が少し粘ついてくる。重さはビー玉と同じくらい（7gくらい）……。この例をもとに、何かを肉眼的に観察するときのチェックポイントを考えてみると、表のようになりそうです（図10-2）。

カンロ飴（10-1）

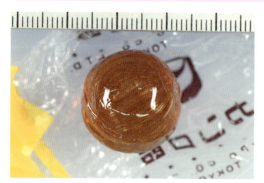

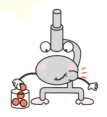

このあめ玉がどのように見えるか、表現してみてください。

10-1 病気を見抜く病理医の眼

肉眼所見、観察のポイント（10-2）

大きさ／形（立体）／周囲との境界（輪郭の鮮明さ）／表面の凹凸、ざらつき／表面の色合い（色、均一性、模様の有無）／透明感の有無（混濁）／重さ（重量のかたよりの有無）／硬さ（均一性、指で押してへこむか、弾力性の有無）

さらに、割を加える（適当な厚みで切る）ことができれば、割面の性状も表現に加えることができます。この際、割面そのものの情報だけでなく、ナイフを入れたときの硬さの感じや均一性、粘張性、流出物の有無、割面の盛り上がりやへこみ具合のほか、臭いなどの情報も得られるでしょう。

病変部を表現する場合は、このような肉眼所見の前に、病変の部位または位置、周囲との関係という情報が加わります。そして、表面および割面の所見が「正常に比較してどうか」ということが重要なポイントとなるわけです。

所見をとる力は、病理だけでなく、一般的な医療で診察の際に患者さんの状態を観察する上でも、非常に重要であることはいうまでもありません。

■ ■ 肉眼で見てわかる病気、でもその原因は？ ■ ■

顕微鏡で見るよりも、肉眼所見の方が大切な病気がいくつかあります。例として、**大動脈瘤**を見てみましょう。

動脈瘤とは、動脈の壁がコブのように膨れてしまう病気で、とくに大動脈にできたコブが大きくなって破裂すれば、あっという間に死んでしまいます。大動脈瘤には、紡錘形に膨らむタイプ（図10-3A）と、袋のように膨らむタイプ（図10-3B）があります。できた場所、大きさや袋の中身、破裂した場合の破れた場所や周囲の出血量などを、肉眼的に正確に捉えることが、病気の診断につながります。

大動脈瘤の基本的なことは肉眼的な観察によって診断できますが、それではそもそも大動脈がコブのように膨らんでしまった原因は何なのでしょうか？ 写真を見ると動脈硬化が強いことがわかりますが、たしかにコブは動脈硬化によって形成されます。それでは、硬くなった血管がなぜ膨らむのでしょう？ それを知るためには、やはり顕微鏡による細かな検索が必要になりますね。

ちなみに、なぜ硬化した血管が膨らむかという答えは、6-2節を参照してください。

10-1 病気を見抜く病理医の眼

動脈瘤（10-3）

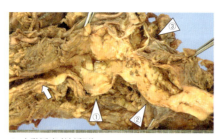

A. 大動脈瘤（紡錘形）
→が腹部大動脈、①が腹部大動脈瘤、②が右総腸骨動脈の動脈瘤、③が左総腸骨動脈の動脈瘤。

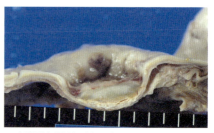

B. 大動脈瘤（嚢状、断面図）
大動脈の一部が袋のように外に飛び出している。中には器質化した血栓が付着している。

包丁の使い方（10-4）

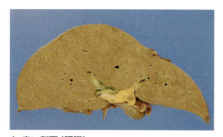

A. 良い割面（肝臓）
肝臓は20〜25cm程度の横幅がある。一刀のもとに切ると、鏡のごとく平らな割面になる。

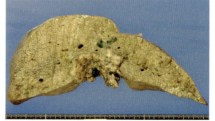

B. 悪い割面（肝臓）
包丁を押したり引いたりしながら切ると、割面がギザギザになってしまう。

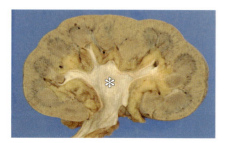

C. 良い割面（腎臓）
腎臓はソラマメのような形をしていて、後腹膜の脂肪組織の中にある。濾し出された尿は腎盂（＊）から尿管に出て行く。

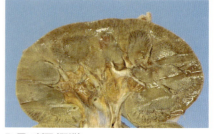

D. 悪い割面（腎臓）
周囲に脂肪の付いた状態で、腎盂を含めて一刀のもとに半割するのは、多少のコツが必要である。脂肪は割を入れた後で被膜と一緒に取り除くので、写真には写っていない。

10-1 病気を見抜く病理医の眼

Column 　　病理をやると料理がうまくなる！？

病理ではよく「割を入れると…」とか「割面の性状は…」という表現を使います。割とは、肝臓や腎臓などの実質臓器*の中身を観察するために、刃物で切り分けることを指します。手術で摘出された臓器でも、解剖で取り出した臓器でも行います。

この割を入れるために、以前は**蛸引包丁**という、先が四角い刺身包丁が使われていました。現在は替刃式のものが一般的になりましたが、昔の病理解剖室には、鍛冶の名前が入った、刃渡りが30cm以上ある蛸引き包丁が30本くらい準備されていました。一体の解剖に1本を使い、切れなくなると途中で手を止めて、砥石で研いで使いました。使用後は専門の店に研ぎに出すので、年季の入った包丁は刃の幅が半分くらいになっていたものです。

なぜ刺身包丁のようなものを使うかというと、肝臓のように大きな臓器であっても一刀で引き切らないと、割面が平らに切れないからです。押したり引いたりして切ると、**図10-4B、D**のように割面がギザギザになってしまい、人工的な所見（アーチファクト）が加わってしまいます。鏡のように平らに割を入れることにより、割面の細かな観察が可能になるわけです。

また、顕微鏡標本を作製する部位をちょうどよい大きさに切り取る**切り出し**という作業では、3〜5mm間隔で平行に組織を切り、もっとも重要な所見の部位を選びます。これは刺身の平造り（普通のお刺身の切り方）と同じ技術です。顕微鏡標本は最終的に組織の割面を3/1,000mmの薄さに切り出して作られますが、割面がギザギザしている場合は、平らになるまで削り取らなければなりません。1mm以下の組織を削り取るだけでも、肉眼的に見られたわずかな病変が削り取られてしまう可能性があるわけですから、鏡のような割面を作ることはここでも重要なのです。

さらに、ある厚みに切った組織を半分の薄さにしたい、あるいは少しだけ表面を切り取りたいというときには、刺身の「そぎ造り」に似た技法も使われます。まさしく刺身包丁が必要な所以です。

外科医がメスの使い方を学ぶように、病理医は包丁の使い方を学びます。もちろん、解剖の間に手取り足取り教えてくれるわけではありませんから、先輩の技を見て体得していくのです。昔の病理医の中には、魚を三枚におろすのは朝飯前で、刺身を切らせても寿司屋の職人が舌を巻くほどの腕前の持ち主が少なくありませんでした。

＊**実質臓器**　中身の詰まった（充実した、固形の）臓器。これに対して、消化管など管状のものは管腔臓器とよばれる。

● 蛸引包丁

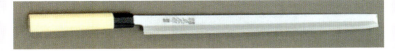

Column 重さの感じ

　病理解剖では、身体から取り出した臓器の重さを計測して記録に残します。計測した数字は確かに正確ですが、病理医は臓器を取り出す際に手に持った感覚で、正常より重いか軽いかを把握しています。そのため、量り忘れや書き漏れがあっても、所見は記録できるわけです。

　各臓器が正常でどのくらいの重さなのかを知っておくことが大切なことはいうまでもありません。下表を参考にすると、だいたいの重さの感覚がつかめると思います。

●正常の臓器の重さ

臓器	おおよその重量(日本人)	たとえば…?	参考
心臓	250～350g	りんご1個(300g)	大きさは握りこぶしよりやや大きめ
肺	両肺を合わせて男性:850g、女性:750g	片肺が、とうもろこし1本(400g)	肺胞の表面積は、30～40畳分
肝臓	1,000～1,200g	1ℓの牛乳パック(1,000g)	三角形がA4版の紙に入るくらいの大きさ
腎臓	120～150g	普通の文庫本1冊(150g)	含まれる糸球体は100万個以上
脾臓	120g(血液量で重さがかなり変わる)	バナナ1本(120g)	大きさは普通サイズのがま口くらい
膵臓	60～100g	なす中1本(80g)(きゅうり1本は100g)	長さはお弁当用の割り箸くらい
副腎	片方で5g前後	鉛筆1本(4～6g)	ぶどうの巨峰(10g)より少し軽い程度
脳	男性1,350～1,400g女性1,200～1,250g	軽量のノートパソコンくらい	中枢神経全体の神経細胞の数は1,000～2,000億個くらい

＊肺の重量は「男性:右570g、左490g、女性:右500g、左430g」というデータがあります。これは法医学の解剖結果に基づいたもので、病理医は片肺が500g近くあったら異常を感じます。法医解剖のデータで肺が重くなっているのは、解剖までの死後時間が長いために身体の水分が移動し、肺の背面に血液(場合によっては水腫液も)が溜まっているためと考えられます。

＊上記肺重量は「Non-Neoplastic Disorders of the Lowe Respiratory Tract. Travis WDほか。American Registry of Pathology and the Armed Forces Institute of Pathology」から採りました。日本人ではもう少し軽いというデーターもあります。

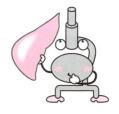

10-2 顕微鏡を覗くとわかること

病理医は光学顕微鏡を使って病気を診断し、さらに研究もしています。顕微鏡は病理医にとってなくてはならない武器なのです。

■ ■ ■ 顕微鏡で見てわかる病気 ■ ■ ■

病理医の最大の武器は、言うまでもなく顕微鏡です。これまで、顕微鏡で観察された臓器や細胞の形態変化から多くの病気が解明されてきましたし、現在の病理診断の主体は顕微鏡所見に基づいています。

病理解剖が終わると、肉眼所見でわかったことがまとめられ、臨床医に伝えられます。このとき病理医は、「あとはミクロ（顕微鏡所見）で検討して最終報告します」という言葉を必ずといってよいほど付け加えます。肉眼所見だけでは鑑別がつかない場合があることや、顕微鏡所見が肉眼的に見て考えたものと全く異なる場合があるということなどを意識しているからです。

具体例を見てみましょう。図10-5は肺癌で亡くなった60代の男性の肺です。上葉（写真の右）に大きな白色調の肺癌が見られます。それ以外の領域（上葉の結節のない部分、中葉、下葉）には、いくつかの小さな乳白色の結節（直径2～3mmくらいの白い粒状のもの）が認められます。この1枚の写真だけを見ると、肉眼所見からは上葉に発生した肺癌と、下葉に散在する転移巣が疑われます。

図B、Cは、この小結節の顕微鏡写真です。図Bは上の写真の①の部分の顕微鏡写真です。ここにはたしかに肺癌の転移が認められます。図Cは、②の部分の顕微鏡写真です。中心部はベッタリとピンク色に染まり、構造もはっきりしません（乾酪壊死）。図Dの拡大写真では、周囲に多核の巨細胞や炎症性細胞が分布しています。実は、図Cと同じような顕微鏡所見を呈する病巣が肺のあちこちに見られ、その中の1つには図Eに見られるような菌（抗酸菌）が認められました。つまり、下葉を中心に分布した小さな結節の多くは**非定型抗酸菌症**（結核菌の仲間の細菌の感染）による肉芽腫であり、この症例では癌と非定型抗酸菌症が合併していたのでした。しかし、肉眼的にはがんの結節なのか肉芽腫の結節なのか、まったく区別がつきませんでした。

10

病理医が使う武器

305

10-2 顕微鏡を覗くとわかること

肺癌—顕微鏡で見てわかる病気（10-5）

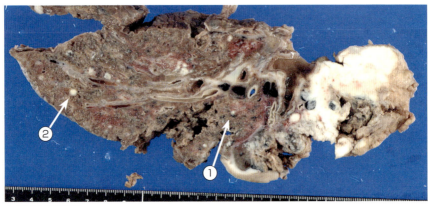

A. 肺癌（肉眼所見）
右（頭側）に乳白色の大きな腫瘍があり、他に、同じような色をした小結節が肺全体に散在している。

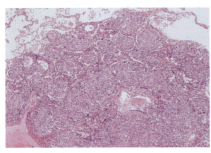

B. ①の組織所見
①の結節では癌細胞の増生が見られ、転移巣であることがわかる。

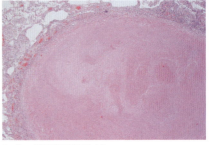

C. ②の組織所見（弱拡大）
結節の中心部は無構造で、壊死に陥っている。

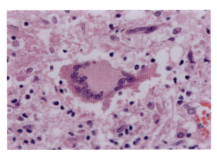

D. ②の組織所見（強拡大）
結節の周囲には巨細胞が認められ、肉芽腫であることがわかる。

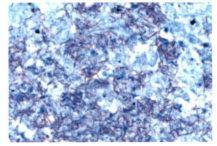

E. ②の組織所見（抗酸菌染色）
抗酸菌染色で、赤い糸くずのように染まった、多数の非定型抗酸菌（結核菌の仲間）が認められる。

10-2 顕微鏡を覗くとわかること

「レントゲン写真で考えていたものが、臓器を直接見たら違っていた」というのと同じように、「肉眼所見で考えていたものが、顕微鏡で見たらまったく違うものだった」ということもあるわけです。何ごとも決めつけず、最後まで疑ってかかることも、正しい診断をするためには必要といえるでしょう。

■ ■ ■ もっと細かなところを観察するなら電子顕微鏡 ■ ■ ■

光学顕微鏡は観察する対象に光（可視光線）を当てて拡大しますが、電子顕微鏡は光ではなく電子（電子線）を当てて拡大します。病理学で使う電子顕微鏡も、組織に電子線を当てて像を作り出します。光学顕微鏡は照明に光を使うので、いくら倍率を上げても、光の波長よりも小さな構造は識別できません。つまり**分解能**（2つの点を区別する能力）が低いのです。電子顕微鏡は波長の短い電子線を使うので、分解能が上がり、ナノの世界が観察できるというわけです（図10-6）。

電子顕微鏡には**透過型**と**走査型**の2つがあります。前者は、組織を通過（透過）してきた電子線を特殊な反射板で受けて、ちょうど影絵のように組織の画像を作るものです。後者は、組織の表面を反射した電子線を捉えて画像を作るものです。いずれも電子線を発生させるための大掛かりな装置が設置されており、安定した電子線を得るために装置の中は真空になっています。

電子顕微鏡で観察する標本（試料）は、光学顕微鏡のものとは別の方法で固定した後、電子線を遮ったり跳ね返したりするための金属をつけます。これは光学顕微鏡の**染色**にあたる処理で、色素を付けるわけではないけれど、やはり「染色」と呼びます。染色の方法として最もよく用いられるのは、酢酸ウランとクエン酸鉛を用いた二重染色です。この方法を用いると、適度な影のコントラストがつきます。こうして作られた標本を真空の装置内で電子線を当てて観察するわけです。

時々、小説や映画で「電顕で見ていると、ウィルスが次々に分裂して増えていく……」というシーンがありますが、一般的に使われる電子顕微鏡では、このようなことは起こりえないことがわかります。

■ ■ ■ 大きくすればわかるのか？―電子顕微鏡の落とし穴 ■ ■ ■

病理医が「顕微鏡で見ても結論がつかない難しい病変です」と報告すると、臨床医から「それでは、電顕で見て下さい」という言葉が返ってくることがあります。そういう臨床医の頭には、「大きくすればわかるはず」という考えがあるようです。

10-2 顕微鏡を覗くとわかること

電子顕微鏡と得られる画像（10-6）

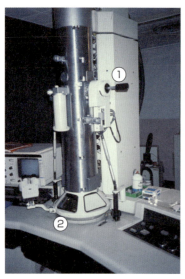

A. 透過型電子顕微鏡
真空の筒の中に試料を入れ①、上から電子線を当て、できる影を②から観察する。

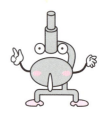

電子顕微鏡は、真っ暗な部屋の中で電子線が作り出す影を観察して写真に撮る装置です。

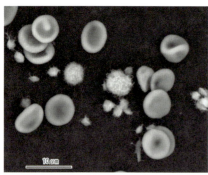

B. 走査型電子顕微鏡で見た血球
円板状の赤血球と、表面に細かなひげがある白血球、これよりも小さな血小板が見える。

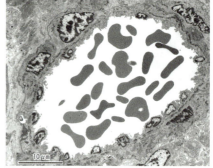

C. 透過型電子顕微鏡で見た毛細血管
内皮細胞に囲まれた毛細血管の中に、赤血球が見られる。断面なので、切れた面によってさまざまな形をしている。

　一般的に使われる透過型電子顕微鏡用の標本の大きさはおよそ1mm²です。これを5,000～3万倍くらいに拡大して観察します。心臓でいえば、握りコブシの大きさから、1mm角の組織を切り取り、そのごく一部を見ているわけです。電子顕微鏡で何かを見つけるというのは、言うなれば、広い部屋の中に落ちている髪の毛を1本見つけるようなものなのです。

10-2 顕微鏡を覗くとわかること

では、小学校の教室で白髪を一本見つけたらどう考えますか？　何の情報もなければ、「この教室の小学生は全員が白髪だ！」と結論しかねませんね。電顕で観察する場合は、このような落とし穴にはまることもあるのです。電子顕微鏡というのは、ナノの世界を捉える一つの道具ですが、使い方を誤ると間違った情報に振り回されることにもなりかねないということです。

電子顕微鏡が初めて開発されたのは1930年代です。以後、電子顕微鏡によって、病理の世界でもさまざまな病変の**超微形態**（電子顕微鏡レベルの微細形態）が明らかにされてきました。しかし現在は、タンパク質や遺伝子の異常が注目されるようになって電子顕微鏡の必要性が低くなり、病理診断における電子顕微鏡の使用は限られるようになってきています。

電子顕微鏡所見が欠かせない疾患としては、糸球体腎炎（図8-12D）や特殊な心筋疾患（図4-6B）などが挙げられます。ウィルスも電子顕微鏡がなくては形態を捉えることができません。最近の電子顕微鏡はさらに分解能が上がり、タンパク質やDNAの構造解析にも利用できるようになってきました。「時代遅れ」と言われ始めていた電子顕微鏡が、再び注目をあびるかもしれません。

Column　電子顕微鏡と核燃料

「電子顕微鏡に核燃料が使われている」と聞くと、電子線の発生に核物質を使うのかと思われるかもしれませんね。実は、電子顕微鏡の染色で用いる酢酸ウラン（ウラニル）は、国際規制物質である核燃料の一つであり、法律によって厳しい管理が義務づけられているのです。

もちろん、ウランは個人で保管することはできません。使用許可を受けた施設の決められた保管場所に管理者が厳重保管し、使用報告書を半年ごとに文部科学省に提出しなければなりません。また、廃液も捨てずに永久的に保管するように定められています。核廃棄物を引き取ってくれるところがないからです。

そのため、電子顕微鏡が老朽化したために廃棄処分にしても、それまで使ったウランの廃液は、施設で永久保存しなければなりません。また、もうウランを使用する可能性がなくても、半年ごとに「使用料ゼロ」という報告書を提出し続けなければならないのです。

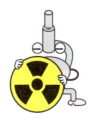

10-3 タンパク質や遺伝子の解析も病理診断

　形態学として「形の変化」に着目してきた病理学は、生化学や分子生物学の分野と結びつき、さらに一歩、病気の解明に近づきました。病理学の研究に用いられるようになった武器は、もちろん病理診断にも応用されています。

■■■ 組織や細胞にある特別なタンパク質を証明するには？ ■■■

　組織や細胞に特別なタンパク質が存在することが証明できれば、病気の診断にとても役に立ちます。たとえば「○○がんのがん細胞だけにあるタンパク質」とか、「△△がんのがん細胞だけが産生するタンパク質」などがあれば、こうしたタンパク質はそのがんに特異的ということができます。このようなタンパク質を、そのがんの**腫瘍マーカー**といいます。

　腫瘍マーカーの代表的なものは、PSAという前立腺癌のマーカーです。PSAが血液中に増えていれば、前立腺癌の存在が疑われるというわけです。といっても、今のところ腫瘍マーカー単独でがんの診断ができるものはPSAくらいです。ただし、PSAにしても、血液中の値が多少増えていても必ずがんがあるとはいえず、逆に値が正常でもがんの存在を完全に否定できるわけではありません。これは他の腫瘍マーカーも同様です。しかし、いくつかを組み合わせて検査して診断に役立てたり、手術後に定期検査をして再発の早期発見に役立てたりと、腫瘍マーカーは診断の有用な補助手段として使われています。

　血液中の腫瘍マーカーを検出するためには、腫瘍マーカーに対する**抗体**を用います。臨床的な血液の検査でも用いられますが、病理の分野でも、特別なタンパク質に対する抗体を作製し、抗体の存在する場所を発色させる手法が用いられています。これにより、腫瘍マーカーに限らず、特定のタンパク質の有無や、そのタンパク質が存在する場所を組織で確認する（顕微鏡で見る）ことができるわけです。**免疫組織化学**と呼ばれるこの手法が生み出されたことにより、病理学的な研究が進歩しただけでなく、病理組織診断の精度も格段に上がりました。図10-7に免疫組織化学のしくみを簡単に示します。

　こうした免疫組織化学という方法によって、組織や細胞には特定のタンパク質が存在していることが証明できるようになりました。応用は数知れず、たとえば特定の癌が持っているタンパク質（腫瘍マーカー）の存在を確認して癌の診断に役立てたり、顕微鏡で見ただけではわからないリンパ球の種類を同定して悪性リンパ腫の治療に役立てたりしています。

10-3 タンパク質や遺伝子の解析も病理診断

■ ■ 病気とは遺伝子の異常だ！ ■ ■

　がんだけではなく、すべての病気には何らかの遺伝子異常が関連していると考えられます。「でも、かぜは遺伝子異常ではなくて、ウィルスが原因なんじゃないの？」と思われるかもしれません。しかし、かぜに罹りやすい人は、そのような遺伝子をもっていると考えられるわけです。薬にしても、その人がもっている遺伝子によって、効き目が違ったり、副作用が出たりする場合があることがわかってきています。

　免疫組織化学では、細胞や組織にある特定のタンパク質を検出しようとしました。さらに、そのタンパク質を作り出す設計図（遺伝子）の有無を検出できれば、その細胞でその特定のタンパク質が合成されるということを証明することができます。そこで、なるべく簡単に遺伝子を調べる方法が開発されてきました。

　ある特定の遺伝子を持っているかどうか、あるいは、特定の遺伝子の異常があるかどうかを調べるためには、遺伝子の配列に対応した**プローブ**という塩基の配列を使います。遺伝子は4種の塩基が配列したもので、コピーする際にそれぞれの塩基と手を結ぶ相手の塩基が決まっています。そこで、遺伝子の特定の塩基配列に対して、それと手を結ぶネガ・ポジ関係の塩基配列（プローブ）を作ってやり、このプローブに標識をつけて反応させれば、反応の有無により求める塩基配列の有無がわかるというわけです。これは、求める塩基配列を抗原、プローブを抗体と考えれば、抗体を作って抗原と反応させる免疫組織化学と似た方法といえるでしょう。

　このような遺伝子の検索方法を**ブロッティング**といいます。312ページのコラムで遺伝子を抽出して調べる方法について触れましたが、抽出せずに細胞や組織の中での有無や局在を調べるのが**in situ ハイブリダイゼーション**という方法です（in situ：本来の場所で）。プローブに付けておく標識とその検出方法としては、放射性同位体を標識に用いて感光させて検出する方法のほか、抗原となる分子を標識として用いてそれに対する抗体を反応させ（ここで免疫組織化学を使う！）色素を付けて検出する方法、さらに抗体の検出に色素の代わりに蛍光物質を使う方法（**蛍光 in situ ハイブリダイゼーション＝FISH**）などがあります。

　簡単な原理は、**図10-7**の絵からイメージして下さい。組織標本にプローブを反応させると、目的とする遺伝子があれば、そこにプローブがくっつきます。そのプローブに付けてある標識によって、くっついている場所を検出します。たとえば、FISHであれば、細胞の核の中にある遺伝子が蛍光を発するというわけです。

　もちろん、研究分野では細かな遺伝子配列をすべて明らかにすることが進められていることはいうまでもありません。そこで明らかになった異常を患者さんの組織からピンポイントで見つけ出したいときにも、in situ ハイブリダイゼーションなどの手法が使われるというわけです。

10

病理医が使う武器

免疫組織化学:酵素抗体法の間接法(10-7)

　直接法は、ネズミの抗体に直接、色素を発色する作用のある酵素をくっつけておく方法です。染色の手順は一度ですみますが、作った抗体にいちいち酵素をくっつけておく必要があります。

　間接法は、まずネズミで目的のタンパク質に対して反応する抗体(一次抗体)を作って反応させ、次に一次抗体とは別にあらかじめ作ってある「抗ネズミタンパク質抗体」に色素を発色させる酵素をくっつけた「二次抗体」を作用させる方法です。二次抗体は、ネズミで作った一次抗体なら、何でも発色させることができます。

　なお、酵素をくっつけておく方法(酵素抗体法)のほか、酵素の代わりに蛍光を発する色素をくっつけておく方法(蛍光抗体法)もあります。

1　調べたいヒトのタンパク質♥をネズミに注射する。

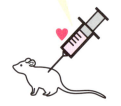

2　ネズミの身体に、そのタンパク質に対する抗体ができる。

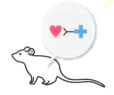

3　一方で、ネズミのタンパク質をアヒルに注射する。

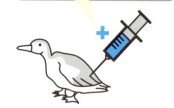

4　アヒルの身体に、ネズミのタンパク質に対する抗体ができる。
この抗体は、ネズミのタンパク質でできているものなら、何にでも反応する。

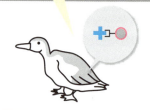

5　このアヒルにできた抗体に、ある色素に反応して発色させる作用のある酵素をくっつけておく。これで準備は完成。

6　一次抗原抗体反応

調べたい組織に、ネズミで作った抗体をかけると、タンパク質♥とネズミの抗体がくっつく。

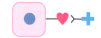

7 二次抗原抗体反応

ネズミの抗体がくっついた標本に、酵素のついた抗ネズミタンパクアヒル抗体（二次抗体）をかけると、ネズミ抗体のくっついた所にアヒルの（二次）抗体がくっつく。

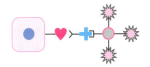

8 発色

酵素の作用で発色する色素をかけると、酵素付二次抗体のくっついた所が発色する。
これで、色のついた所＝ネズミ抗♥タンパクのある所すなわち、♥の存在している所、ということが確認される。

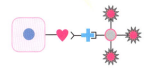

Column　遺伝子パネル検査

　がんの発生には、様々な遺伝子の異常（遺伝子変異）が関わっています。この遺伝子変異の種類別に、的をしぼった治療薬の開発が進められています。

　以前は疑わしい遺伝子の異常の有無を一つずつ調べていたのですが、最近は多くの遺伝子を一度に調べられるようになり、発生したがんに関わる遺伝子変異を短時間で見つけ出すことができるようになってきました。これが「がん遺伝子パネル検査」です。生検や手術で採取した病理検体から、壊死のない十分ながん細胞を含む領域を探し、その標本を用いて検査を行います。

　約2〜3万個の種類がある遺伝子の中で、異常を起こしやすい遺伝子もわかってきました。また、遺伝子変異の種類によって、がん細胞の特徴や治療薬の効果が違うこともわかってきています。がん遺伝子パネル検査によって遺伝子変異を見つけて、その種類に合わせて治療を選ぶことを「がんゲノム医療」といいます。

　これまでのがんの治療薬は、がんが発生した臓器によって決められていました。しかし近年、同じ種類の遺伝子変異があれば、違う臓器で認められている治療薬の効果が期待できることが明らかになりました。そこで「がんゲノム医療」では、臓器ごとではなく、がんの原因となる遺伝子変異ごとに薬剤が選択されるようになってきています。

10-3　タンパク質や遺伝子の解析も病理診断

| Column | 病理雑誌の論文に並ぶバーコードの謎 |

　多くの病気（異常）には、それを発生させる遺伝子、あるいは少なくとも発生に関係する遺伝子があるだろうと考えられています。では、あるヒト（細胞）が特定の遺伝子配列を持っているかどうか知りたいときは、どうすればよいでしょう？

　まず、細胞から抽出したDNAを、酵素を使って特定の部位で切って細切れにし、電気泳動で分子の大きさに分けて、膜に転写（ブロット）します。一方で、探したい塩基配列に対応する塩基（A⇔T、G⇔C）を、順番につなげたものに標識（放射性同位元素や色素）をつけたもの（プローブ）を作成しておきます。これを膜の上に順番に並んでいるDNAと反応（ハイブリダイゼーション）させると、プローブの塩基配列にピッタリ合う（手を結ぶ相手の核酸が順番通りに並んでいる）塩基配列の部分と結びつきます。つまり、旗をたてたカギを作り、これに合うカギ穴を探すようなものです。合う鍵穴が見つかるということは、プローブを作って探していたDNAの塩基配列があるということです。これはエドウィン・サザン（Edwin M. Southern）が開発した方法なので、**サザン・ブロッティング**（Southern blotting）法と呼ばれています。

　同じ原理で、特定のRNAを見つける方法が開発され、Southernに対して**northern blotting法**（この場合はヒトの名前ではないので小文字で書きます）と名付けられました。一方、電気泳動したタンパク質に、標識をつけた抗体を反応させれば、抗原となるタンパク質の有無がわかります。これが**western blotting法**です。そう、命名はすべてシャレですが（誰か「eastern blotting法」を開発しませんか？）、分子病理学にはなくてはならない方法です。

　最近の病理学の雑誌は、病気に関してこのようなブロッティングの結果が提示されるものがとても多くなりました。いずれもバーコードのように階段状の線が並んだ写真で、ちっとも美しくありません。「細胞が干し柿のように並んでいるから、これは横紋筋肉腫」などと、形態のみで診断していた時代は終わりを告げました。何年か先には、「病気の診断には病理組織を作るよりも遺伝子検索をする方が確実で早い」という時代が来て、病理専門医は本当に絶滅するかも知れません。その先には、外科医や内科医が不要となり、遺伝子異常を見つけて病気を予防する「予防医」や、遺伝子の修復をする「遺伝子工学医」が必要とされる時代が到来するかも？

10-4 人間の組織を染め分ける 病理標本の染色

組織を顕微鏡で観察するためには、色を付けなければなりません。本書でもさまざまな染色の組織写真を載せています。病理の世界に興味をもっていただくため、ここでは組織の染色についてお話ししましょう。

■■■ ヘマトキシリン・エオジン染色と特殊染色 ■■■

世界中で用いられている最も基本的な染色方法は、**ヘマトキシリン・エオジン染色**（H-E **染色**）です。一般的に「エイチ・イー染色」とか「ハー・エー染色」と呼びます。ヘマトキシリンという染色液で染めた後に、エオジンという染色液で染めるので、二種類の染色を重ねた二重染色となります。この染色では、細胞の核は紫色に、細胞質（胞体）や周りの線維組織はピンク色に染まります。これ以外にもたくさんの染色方法があり、病理医は観察したい対象によって染色を追加で依頼します。ヘマトキシリン・エオジン染色以外の染色を**特殊染色**（**特染**）と呼んでいます。染色法の多くは、どのような化学反応によって色が付くのかが解明されていますが、初めは経験によって編み出されたものも少なくありません。

染色方法には、たとえば「線維の状態を詳しく見たいというときに、膠原線維を染めるのか、弾性線維を染めるのかによって染色液が異なる」という具合に、たくさんの種類があります（図10-8）。また、染色方法には、改良が加えられていきます（改良者の名前をつけて「PAM矢島変法」などとよばれます）。色の違う染色液であれば、重ねて染めることができます。多くの特殊染色では、目的のものを観察するのにジャマにならない範囲で、背景にある細胞の分布や組織の構築を掴むために、細胞質や核を染める染色が重ねられています。

組織が染まるまでには、絵具で色を塗るのとは違い、一定の時間が必要です。長いものでは一昼夜、染色液の中に漬けておかなければならないこともあります。いくつかの染色液を使う場合は、先に使う染色液で全体を染めてから不必要な所の色を落とし、その部分を次の染色液で染めるなどということもします。したがって、多くの作業は、一枚ずつ顕微鏡で覗いて、途中の染まり具合を確かめながら進めるという手作業です。研究では「いろいろな染色で見てみる」こともありますが、病理診断業務では「とりあえずいろいろ染めてみよう」というわけにはいきません。病理医には、目的を持って必要最小限の染色方法を選択することが求められ、そのために多くの知識が必要とされます。

10-4 人間の組織を染め分ける病理標本の染色

切片の染色—様々な特殊染色（10-8）

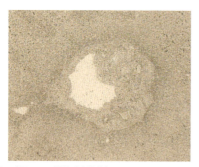
A. パラフィン切片（未染色）

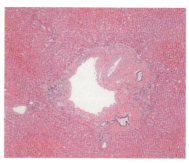
B. H-E 染色

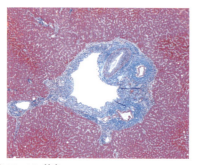
C. マッソン染色

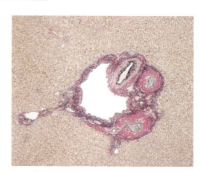
D. EVG 染色

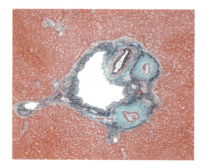
E. EMG 染色

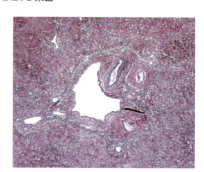
F. 鍍銀染色

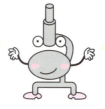

1つの標本にさまざまな染色を施します。それぞれの染色で何を染めているのかは巻末資料を見てください。

これは「1枚の標本」ではなく、1つのパラフィンブロックから連続的に薄切した6枚の切片（連続切片）に別々の染色を施したものです。

316

H-E 染色だけでは見分けがつかないものも……(10-9)

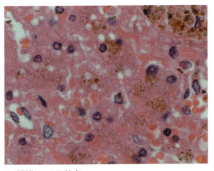

A. 肝臓の H-E 染色
茶褐色の色素が見られる。肝臓に溜まってくる成分で茶褐色になるのは、ビリルビン（胆汁色素、黄疸の元）、ヘモジデリン（赤血球由来で鉄を含む）、リポフスチン（消耗色素とも呼ばれる細胞内に溜まってくる色素）などがあるが、H-E 染色では区別できない。

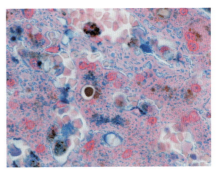

B. 鉄染色
鉄を染めてみると、茶褐色の多くは青くなり、ヘモジデリンであることがわかる。それ以外の染まらない色素は、中央にあるのがビリルビン、右の細胞内にあるのがリポフスチンと思われるが、これらは必要ならばまた別の染色を施して証明する。

染色 (10-10)

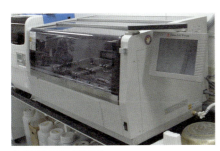

A. 自動装置による染色
H-E 染色は左のような自動染色装置を使って行う施設も多い。

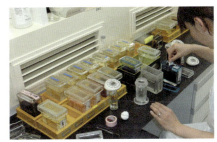

B. 手作業による染色
特殊な染色は 1 枚ずつ手作業で染めていく。

病理標本の作製は「臨床検査技師等に関する法律」によって定められた資格をもつ臨床検査技師が行います。

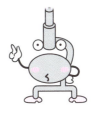

10-4 人間の組織を染め分ける病理標本の染色

■■ 組織染色の基本は草木染め？ ■■

染色という言葉から、着物などの染物を想像される方もいるのではないでしょうか。たしかに、染色とは、布や革に色素をつけることです。実は人間の組織の染色でも、使う色素の種類や発色させる反応は布や革の染色と共通するものがほとんどです。

❶ ヘマトキシリン・エオジン染色

染色の基本である**ヘマトキシリン・エオジン染色**は、組織を「ピンクと紫の世界」に変えるもので、この本でもたくさん登場しています。

この染色に使うヘマトキシリンは、アカミノキ（Logwood, Haematoxylum campechianum：図10-11A）という木から抽出される色素なのです。世界中の病院や大学の病理の部屋で、毎日、草木染めが行われているわけですね。ちなみに、Haematoxylumの語源はhaemato（血）とxylon（材）で、その名の通り木材の中心部が血のような赤い色をしています（図10-11B）。ヘマトキシリンは木綿や麻、絹などの染色に用いられるほか、白髪染めの材料としても使われています。

また、バイオリンの弓に使われるペルナンブコという木も中心部にヘマトキシリンを含んでいます。この木を研究したところ、ヘマトキシリンには色を付けるほかに、木材の振動吸収力を低下させる作用があることが解明されたそうです。

ヘマトキシリンのもと（10-11）

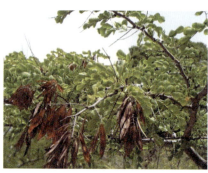

A. アカミノキ
ヘマトキシリンは、アカミノキ（Logwood, Haematoxylum campechianum）という木から抽出される。

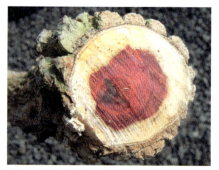

B. アカミノキの切り株
木材の中心部は、血のように赤い色をしている。これがヘマトキシリンの紫色のもとの色である。

② ムチカルミン染色

次に紹介するのは、**ムチカルミン染色**です。図10-12Aは大腸の粘膜を染めたものです。杯細胞と呼ばれる細胞にある粘液が、ムチカルミン色素で薄紅色に染まっています。

この色素はエンジムシ（コチニールカイガラムシ：Dactylopius coccus）というサボテンにつく虫から抽出されます。虫の体液といわれると嫌がられますが、カルミンはコチニールという天然着色料として、布地の染色はもちろん、食品や口紅などの化粧品にも使われているのです。

この色素の歴史は古く、アステカやインカ帝国で養殖されて、染料として使われていました。その後、メキシコを統治したスペインによって輸入されることになります。美しい染料というのは、昔から人々を魅了したわけですね。

③ 鍍銀染色

草木、虫ときたら、鉱物でしょう。**鍍銀染色**は、いわば組織に銀メッキをして観察する方法です（図10-8F）。銀鏡反応の応用によりタンパク質などに銀イオンを結合させ、これを還元して金属銀にするのです。

高校などで行う銀鏡反応の実験では硝酸銀を用います。組織の染色では、銀をくっつけたい組織の種類によって、硝酸銀のほか、アンモニア銀、プロテイン銀などさまざまな銀イオン溶液を使い分けます。基本的な反応の式は化学の教科書などに載っているものと同じです。

$$2Ag^+ + 2OH^- \rightarrow Ag_2O + H_2O$$

$$Ag_2O + 4NH_3 + H_2O \rightarrow 2[Ag(NH_3)_2]^+ + 2OH^-$$

$$RCHO + 2[Ag(NH_3)_2]^+ + 2OH^- \rightarrow RCOOH + 2Ag + 4NH_3 + H_2O$$

ただし、目的の組織にだけに、観察しやすい程度に銀メッキをほどこすために、鍍銀染色ではさまざまな工夫がこらされています。

④ ベルリン・ブルー染色

逆に、体内の鉱物を発色させる染色の一つに**ベルリン・ブルー染色**があります。3価の鉄イオンをフェロシアン化カリウムと結合させ、青色のフェロシアン化鉄（ベルリン・ブルー）を形成させるものです。組織内の鉄の存在をみるための染色であり、たとえば赤血球由来のヘモジデリンに含まれる鉄が組織に沈着していることを証明するためなどに用いられます（図10-13A）。

10-4 人間の組織を染め分ける病理標本の染色

ムチカルミン染色（10-12）

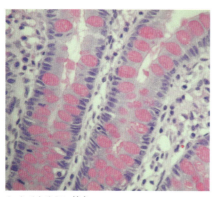

A. ムチカルミン染色
ムチカルミンという色素で、大腸の粘液は薄紅色に染まる。

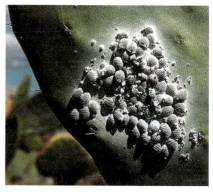

B. エンジムシ
ムチカルミンはエンジムシという、サボテンにつく虫の体液から抽出される色素である。

ベルリン・ブルー染色（10-13）

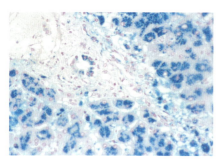

A. 肝臓のベルリン・ブルー染色
ベルリン・ブルーによって、肝臓に溜まった鉄は鮮やかな青に染色される。

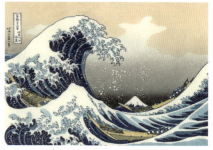

B. 葛飾北斎の「神奈川沖浪裏」
この波の色を出すのに、ベルリン・ブルーが使われている。

　ベルリン・ブルー染色の鮮やかなブルーは、ベルリンの染色業者であったディースバッハが偶然に発見したといわれています。赤い色を合成しようとしたディースバッハが、錬金術師のディッペルから提供された動物由来の灰汁を混ぜたところ、鮮やかな青い色になったというのです。灰汁に含まれていた牛の血液がフェロシアン化カリウムと反応したためのようですが、こうしてできた顔料が「ベルリン・ブルー（プルシアン・ブルー）」と名付けられ、世界各地に広まったといいます。日本では「ベロ藍」「紺青」などと呼ばれ、葛飾北斎が冨嶽三十六景を刷るときに用いたことでも

10-4 人間の組織を染め分ける病理標本の染色

有名です。そう、あの「神奈川沖浪裏」（図10-13B）の波の色は、ベルリン・ブルーによって生み出されているのです。

■ ■ ■ なぜ「ピンクと紫の世界」が大事なの？ ■ ■ ■

ヘマトキシリン・エオジン染色（H-E染色）は、組織染色の基本となっています。それは、「方法が比較的簡便で短時間で染められる」「ほぼ安定した染色結果が得られる」「試薬が比較的安価で安定して供給される」「管理がよければ標本が半永久的に保存可能である」「脱色したら、染め直しもできる」などの理由によります。

H-E染色は一般的に、「ヘマトキシリンで細胞核を染め、エオジンで細胞質を染めて、細胞や組織の全体像を把握するための染色」といわれます。染色の教科書を見ると、ヘマトキシリンで細胞核、石灰化部、軟骨組織、細菌、粘液などが染まり、エオジンで細胞質、間質、各種線維、赤血球などが染まるなどと説明されています。でも、実際に染まるのは2色ではなく、紫もピンクも薄い色から濃い色まであり、また両方の色が微妙に交じり合った色調で染まるものもあります。さらに色だけではなくコントラストがついて、驚くほど微細な構造まで観察できるようになるのです。

H-E染色が基本として用いられている最も大切な点は、H-E標本から得られる情報の多さにあると私は思います。H-E染色で得られる情報の例をいくつか表に挙げてみましょう（図10-16）。実際の例は、図10-14、15を見たほうがわかりやすいと思います。

| Column | 施設間の染色の差 |

病理組織標本の各染色方法には、定まった方法があります。しかし、薄切切片の厚さ、染色液の作成方法、染色時間などによって差が出ます。昔、組織技術研究会の検討会で、心筋組織の連続切片を多数の施設に送って、PAM染色を施してもらったのですが、同じ染色とは思えないような差があって驚いた覚えがあります。それは特殊な例としても、実は光顕標本では、所属する病理医の「好み」もあって、求められる染色に差が出ることもあります。

しかし、免疫組織化学では、A施設で染めた標本は陽性に見えるのに、B施設で染めた標本では陰性に見える、ということが起こりかねません。そのどちらかは誤判定という結果になるわけで、その施設を受診した患者さんの診断や治療に直接影響してしまいます。そこで日本病理学会が中心となって、どの施設でも正しい判定ができるように、外部精度管理や講習会などが行われています。

ヘマトキシリン・エオジン染色①(10-14)

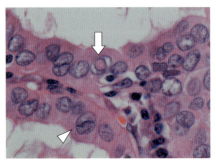

A. 甲状腺乳頭癌
核がすりガラス状に見え、核内細胞質封入体(→)や、核溝(△)が見られることが特徴で、これらの所見から乳頭癌と診断される。

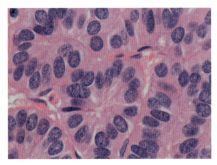

B. カルチノイド
カルチノイドという神経内分泌腫瘍の核は、ごま塩のような細かなクロマチンをもつことが特徴。

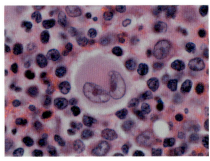

C. ホジキン細胞(Reed-Sternberg細胞)
悪性リンパ腫の一つであるホジキン病では、大きな核小体をもつ2核細胞(フクロウの目と呼ばれる)が見られる。

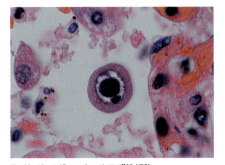

D. サイトメガロ・ウィルス感染細胞
ウィルス感染により、ヘマトキシリンで染まる大きな核内封入体が認められる。

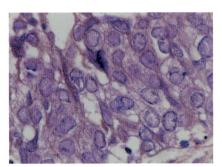

E. ヘルペス・ウィルス感染細胞
同じウィルスでも、ヘルペス・ウィルスでは核全体がすりガラス状になるような封入体が見られる。

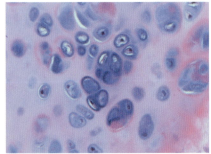

F. 軟骨細胞
気管支の硝子軟骨で、基質もヘマトキシリンに染まり、核小体が明瞭な核が分布している。

10-4 人間の組織を染め分ける病理標本の染色

ヘマトキシリン・エオジン染色②(10-15)

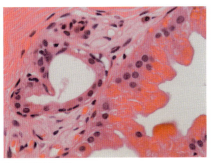

A. アポクリン腺
細胞質の一部がちぎれて分泌物となるアポクリン腺では、胞体に赤く染まる分泌物が見られる。(乳癌手術で取られた、癌の周囲の乳腺部)

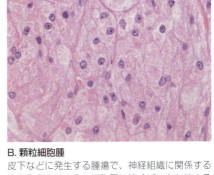

B. 顆粒細胞腫
皮下などに発生する腫瘍で、神経組織に関係すると考えられている。細胞質に淡くピンクに染まる微細な顆粒を有するのが特徴。

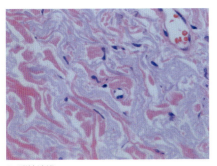

C. 弾性線維
ピンクに染まっているのは膠原線維、薄紫に染まっているのが弾性線維である。(手術で取られた顔の母斑の周囲の皮膚)

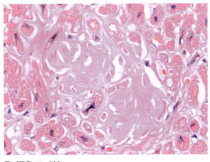

D. アミロイド
アミロイドは H-E でやや淡くくすんだピンク色にべったりと染まる。(心アミロイドーシスの心筋)

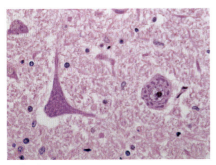

E. 神経細胞
大脳にある運動に関係する大型の神経細胞では、胞体にニッスル顆粒という顆粒状構造が見られ、H-E 染色では赤紫に染まる。

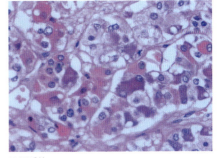

F. 下垂体
正常の下垂体前葉には、好酸性細胞、好塩基性細胞、色素嫌性細胞があり、H-E 染色でも十分に見分けることができる。

10-4 人間の組織を染め分ける病理標本の染色

H-E染色によって得られる情報（10-16）

ヘマトキシリンでわかるもの	
①核	核膜の厚さやしわ・凹凸、核内クロマチン（DNAと蛋白の複合体）の大きさ・分布、核小体の数・大きさ・位置、核内封入体、核分裂の時の染色体、壊死した細胞の核、アポトーシスの核など
②細胞質	好塩基性顆粒（好塩基球、肥満細胞、神経細胞のニッスル顆粒など）、軟骨、好塩基性粘液、血小板など
③間質・結合組織	ムコ多糖体、石灰（カルシウム）など
④沈着物	類でんぷん小体、好塩基性物質など
⑤微生物	細菌、真菌など
エオジンでわかるもの	
①核	核内細胞質封入体、赤い核小体など
②細胞質	赤血球、好酸性粘液、微細線維（筋原線維など）、細胞質内顆粒（好酸球、パネート細胞、顆粒細胞腫）、アポクリン細胞、角化細胞、星芒小体、細胞膜など
③間質・結合組織	基底膜、膠原線維、弾性線維、細網線維、神経線維（髄鞘、軸索）、フィブリンなど
④沈着物	タンパク質を含んだ浮腫液、アミロイド、フィブリノイド、その他の変性産物（顆粒変性、マロリー小体、壊死物質）など
⑤微生物	アメーバなど
染まらない所見でわかるもの	
脂肪細胞、コレステロールなど 色素はそのまま残る（ビリルビン、ヘモジデリン、メラニン、リポフスチン、炭粉、アスベストなど）	

H-E染色の原理　ヘマトキシリンの酸化により生ずるヘマチンが、媒染剤（発色のために使う水に溶かした金属）と化合物を形成して正に荷電する結果、負に荷電している細胞核などと結合します。エオジンは酸性色素で、色素自体が負に荷電しているので、正に荷電している細胞質などと結合します。そこでヘマトキシリンで染まるのを好塩基性、エオジンで染まるのを好酸性といいます。

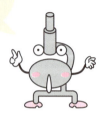

おわりに

　学問には、それぞれ特有なものの考え方があります。その"考え方"を学ぶことが、学問を理解することだと私は思っています。算数の好きな子供と国語の好きな子供では、あるナゾに出会ったときに、考えの進め方がちょっと違います。その思考の進め方は、実は"学問"に基づくものであり、人は自分の肌に合う"考え方"の学問を「好き」とか「面白い」と感ずるのではないかと思うのです。定義や解説を並べるだけでは"考え方"はわからず、せっかく面白い学問も無味乾燥なものになってしまいます。そこで、一般の方々に病理学の面白さを知っていただくために、「病理学的なものの考え方」を示したいと、私はこの本を書き始めました。

　執筆を始めて3年……。学生や患者さんたちから「話が解りやすい」と言われて、天狗になっていた鼻をへし折られ続けました。編集者から送られてくるたくさんの「？」で、一つの章をすべて書き直したものもあります。今まで独りよがりに「これだけ丁寧に説明すればわかるはず！」と思っていたのは、とんでもない間違いでした。おかげで、一般の方々が何を「わからん！」と思うのかが少し理解できたように思います。相手がどこまで正確に理解してくれているかを確認することは難しくて、代名詞の使い方一つで、こちらが考えてもみないような誤解を生ずることがあることもわかりました。

　こうした3年間の"熟成期間"に、思ってもみない別の進展がありました。初めは「白黒でよいから写真を少し載せよう」と思っていたのですが、「せっかくだから、巻頭にカラーページを作ろう」という話になり、そしてついには「全ページをカラーに！」ということになったのです。"人体の不思議展"ならぬ"病気の不思議展"のような本ができ上がりました。病理は形態学ですから「百聞は一見に如かず」です。"病気"と比べるために必要な"正常"の写真もあちこちに入れてあります。病理学の本質である「正常と病気は、どこが違うのか」を自分の目で見て"なぜ？"を考えていただければ、病理学の面白さにドップリと漬かれるはずです。

　最後に、写真の細かな修正や、何度も行った校正に応えて下さった制作部の方々や、イラストレーターの加賀谷さんにお礼を申し上げます。私たちの仕事では"チーム医療"の考え方が大切ですが、本をつくるのもまさしくチームワークですね。そして、3年にもわたり、時には優しく、時には厳しく私のお尻をたたき続けてくれた秀和システムの編集担当者、あなたがいなければこの本は完成しませんでした。本当にお世話になり、ありがとうございました。

2010年12月　田村　浩一

本書の中の組織写真で使われている染色

染色名 (一般的に使われる略語)	染める対象 目的	染色結果	
ヘマトキシリン・エオジン < Hematoxylin and Eosin >染色 (H-E 染色)	一般染色	核、軟骨、細菌、石灰化部	青藍色
		細胞質、結合織、筋組織、 赤血球	種々の紅~ 赤紅色
マッソン・トリクローム < Masson trichrome >染色 (マッソン染色)	膠原線維（三重染色）	膠原線維、細線維、基底膜	青
		核	紫黒~紫赤色
		細胞質	淡赤~紫赤色
		赤血球	橙黄~橙赤色
エラスチカ< Elastica > H-E 染色	一般染色＋弾性線維	弾性線維	青黒色
		他は一般染色の通り	
エラスチカ・ワンギーソン < Elastica Van Gieson >染色 (EVG 染色)	膠原線維＋弾性線維	膠原線維、細線維、基底膜	赤色
		筋線維、細胞質	黄色
		弾性線維	青黒色
		核	黒褐色
エラスチカ・マッソン < Elastica Masson >染色 ゴールドナー< Goldner >変法 (EMG 染色)	膠原線維＋弾性線維	膠原線維、細網線維	薄緑
		弾性線維	青黒色
		核	紫黒~紫赤色
		細胞質	淡赤~紫赤色
		赤血球	橙黄~橙赤色
渡辺の鍍銀法 (銀染色)	細網線維	細網線維	黒色
		膠原線維	赤紫色
PAM < Periodic Acid-Methenamine Silver >染色矢島変法 (PAM 染色)	膠原線維、細網線維、 基底膜	膠原線維、細網線維、基底膜	黒色
		通常 H-E 染色を加える	
PAS < Periodic acid-Schiff >染色 (PAS 染色)	多糖類	グリコーゲン、糖蛋白、糖脂 質などの PAS 陽性物質	赤紫色
		真菌、赤痢アメーバ、ある種の	赤紫色（PAS
		細菌、デンプン、セルロース	陽性、という）
アルシアン・ブルー< Alcian blue >染色 (AB- または AI- 染色)	多糖類	酸性ムコ多糖類	青色
		核	赤色
		PAS 染色と重ねて染色されることも多い	
ムチカルミン< Mucicarmin >染色	多糖類	上皮性粘液	赤色
		一部の真菌	赤色
		核	青紺色
ベルリン・ブルー< Berlin blue >染色（鉄染色）	鉄	ヘモジデリン	青色
		核	赤色
コンゴー・レッド < Congo Red >染色	アミロイド	アミロイド	橙赤色（偏光顕微鏡 下で緑色複屈折）
		核	青藍色
ダイレクト・ファースト・スカーレット < Direct fast scarlet >染色(DFS 染色)	アミロイド	アミロイド	橙赤色
		核	青藍色
ズダン< Sudan > III 染色	脂肪	脂肪（中性脂肪）	橙黄~橙赤色
		核	青色
チール・ネルセン < Ziehl-Neelsen >染色 (抗酸菌染色)	抗酸菌	結核菌、その他の抗酸菌	淡赤~濃赤色
		リポフスチン、セロイド	赤色
		背景	青色
グロコット< Grocott >染色	真菌	真菌の細胞壁	黒~黒褐色
		放線菌、ノカルジア	黒~黒褐色
		背景	緑色
クリューバー・バレラ< Kluver-Barrera > 染色 (KB 染色)	中枢神経組織	髄鞘	青色
		ニッスル小体、細胞核	赤紫色
ボディアン< Bodian >染色	中枢神経組織	神経原線維、軸索、樹状突起、 神経終末	黒~黒褐色
ホルツァー< Holzer >染色	中枢神経組織	グリア線維	青紫色
酵素抗体法	免疫組織化学	陽性部位	茶褐色
		通常、ヘマトキシリンで核を薄く重染色する	
パパニコロウ < Papanicolaou >染色 (pap 染色)	細胞診	核	暗紫色
		細胞質、扁平上皮	濃青色~橙黄色
		腺上皮	淡青緑色
		核小体	暗赤~暗青紫色
		赤血球	淡赤~淡青紫色

掲載症例

本書に掲載した写真は、生検や手術、あるいは病理解剖で患者さんから採取された臓器や組織です。写真を使わせていただいた生検や手術を受けられた患者さんたちが無事に快復されておられることをお祈りします。そして貴重な遺体を病理解剖に提供して下さった方々のご冥福を心からお祈りし、ご遺族に深い感謝を捧げたいと思います。

標本や写真になると、どうしても「人間の身体」という感覚が薄れます。しかし1枚の写真の後には、病気に苦しまれた患者さんたちのさまざまな人生があり、とくに病理解剖では「医学の発展や教育のために役立つなら」と解剖を許可してくださったご家族がおられます。ご遺族にとっては、「心筋梗塞の心臓」ではなく、「救急車で病院に運ばれ、1週間後に孫に看取られて息を引き取ったおじいちゃんの心臓」なのです。そんな方々の思いをくみ取っていただき、亡くなられた患者さんを悼み、感謝の気持ちを持って写真を見て頂きたいと思い、すべての写真について、年齢と性別および臨床診断を掲載することにしました。最近の医学論文では個人情報に配慮して、正確な年齢ではなく40代男性などという表記をするのが一般的です。しかし、本書では詳しい臨床データなどは掲載しませんので、個人が特定されることはないと考え、実年齢を記載させていただきました。

なお、講義などのために撮りためてあったスライド写真は画質が悪く、多くを撮り直しました。そのため、昭和40年代にまで遡って古い標本を探してもらったり、標本を作り直してもらったりで、日本医科大学の昔の仲間や東京逓信病院の病理のスタッフには大変にお世話になりました。ここに改めてお礼を申し上げます。

		検体	年齢	性別	主な診断
第1章					
図1-3	A	剖検	88	女性	胃癌術後
	B	剖検	97	男性	大動脈解離
	C、D	剖検	51	男性	急性心筋梗塞
図1-4	A、B	手術	47	男性	胃癌
	C、D	剖検	70	男性	多発性骨髄腫、アミロイドーシス
図1-7	A				日本医科大学　福田　悠教授提供
	B	剖検	64	男性	新旧心筋梗塞、突然死
	C	剖検	80	男性	肺炎
	D	剖検	53	男性	膵癌、肺炎
図1-8	A、B				日本医科大学　山中宣昭名誉教授提供
第2章					
図2-2	A	剖検			講義用スライド
	B	剖検	40	男性	アルコール性肝硬変
	C	剖検	20	女性	胃癌
第3章					
図3-1	A	手術	53	女性	乳癌
	B	手術	41	女性	乳癌
図3-2	A	細胞診	32	女性	子宮がん検診
	B	細胞診	34	女性	子宮がん検診
図3-4	B	剖検	07	男性	肺炎
	C、D	手術	49	男性	腎動脈瘤、腎性高血圧
第4章					
図4-2	A	生検	51	男性	回腸びらん
図4-6	A	剖検	61	男性	ノアリー病
	B	剖検			NIH、Dr.Ferrans 提供
	C	剖検	19	男性	左房粘液腫、急性心筋梗塞
図4-14	A	剖検	76	男性	多発脳梗塞、くも膜下出血
	B	剖検	71	男性	肝癌
図4-16	A	剖検	76	男性	急性骨髄性白血病
	B	剖検	4	女性	ファロー四徴症
図4-17	A、B	剖検	14	女性	心室中隔欠損術後、敗血症
第5章					
図5-1	A	剖検	83	男性	悪性リンパ腫

資料

		検体	年齢	性別	主な診断
	B	剖検	73	男性	間質性肺炎
図5-2	A	手術	44	女性	子宮筋腫
	B	手術	61	女性	中等度異形成、子宮筋腫
図5-4	A、B	生検	52	男性	悪性リンパ腫
図5-7	A	剖検	76	女性	大腸癌術後2年、多発転移
	B	剖検	47	女性	大動脈弁・僧房弁置換術後7ヶ月、脳出血
図5-13	A、B	剖検	77	女性	急性心筋梗塞
	C	剖検	74	男性	新旧心筋梗塞
	D	剖検	72	男性	急性心筋梗塞
図5-14	A	剖検	73	女性	急性心筋梗塞
	B	剖検	62	男性	新旧心筋梗塞
	C	剖検	83	男性	新旧心筋梗塞
	D	剖検	72	男性	陳旧性心筋梗塞
図5-15	A	剖検	51	男性	新旧心筋梗塞
	B	剖検	69	男性	陳旧性心筋梗塞、間質性肺炎、敗血症
図5-17	A、B	剖検	76	男性	多発脳梗塞、くも膜下出血、
図5-18	A、B	剖検	77	男性	脳幹部出血
図5-19	A、B	剖検	88	男性	特発性食道穿孔、急性心筋梗塞
	C－F	剖検	76	男性	多発脳梗塞、くも膜下出血、
図5-20	A	剖検	97	男性	大動脈解離
	B	剖検	71	女性	肺癌
	C	生検	42	女性	C型肝炎
	D	生検	65	男性	C型肝炎
	E	生検	56	男性	C型肝炎
	F	剖検	77	男性	肝硬変＋肝癌
図5-21	A,B	剖検	55	男性	胃癌
図5-22	A	剖検	77	女性	肝硬変＋肝癌
	B	剖検	78	男性	肺炎、線維性心膜炎
	C	剖検	77	女性	肝硬変＋肝癌
	D	剖検	40	男性	アルコール性肝硬変
図5-24	A,B	剖検	77	女性	肝硬変＋肝癌
図5-25	A-D	剖検			実習標本
図5-26	A、B	生検	34	女性	粟粒結核
図5-29	A	剖検	61	男性	大動脈弁・僧房弁の閉鎖不全＋狭窄
	B	剖検	66	男性	肝癌（非B、非C）
図5-30	A	剖検	69	女性	真菌性敗血症
	B	剖検	37	男性	小腸出血、脳梗塞
	C	剖検	64	男性	新旧心筋梗塞、突然死
図5-31	A、B	生検	31	女性	胃過形成性ポリープ
図5-33		剖検			講義用スライド
図5-34	A	手術	72	男性	転移性肺癌
	B		66	女性	間質性肺炎
第6章					
図6-1	A	剖検	89	女性	くも膜下出血
	B	剖検	34	男性	溶血性貧血、ヘモクロマトーシス
	C	剖検	73	男性	間質性肺炎
	D	剖検	77	男性	胆管癌
図6-3	A	剖検	97	男性	大動脈解離
	B	剖検	34	男性	溶血性貧血、ヘモクロマトーシス
	C	剖検	72	女性	膵癌
	D	剖検	77	男性	胆管癌
図6-9		剖検			講義用スライド
図6-10	A	剖検	9	男性	膠芽細胞腫
	B-D	剖検	35	女性	肺腺癌
図6-11	A	剖検	66	女性	大腸癌術後再発
	B	剖検	91	男性	多重癌術後（肺癌、大腸癌）
	C	剖検	59	男性	急性心筋梗塞
	D	剖検	73	男性	間質性肺炎
図6-12	A、B	剖検	75	女性	胸部大動脈瘤
図6-13	A-C				実習標本
図6-14	A、B	剖検	69	女性	僧帽弁腱索断裂
図6-15	A、B	剖検	76	男性	多発脳梗塞、くも膜下出血
	C	剖検	69	男性	多発大動脈瘤破裂
図6-16	A	剖検	78	男性	突然死、陳旧性心筋梗塞

		検体	年齢	性別	主な診断
	B、C	剖検	82	男性	肺気腫、急性胆管炎
第7章					
図7-6	A	剖検	20	女性	胃癌
	B	剖検	52	男性	膀胱癌術後、肝硬変
図7-7	A	剖検	76	男性	新旧心筋梗塞
	B	剖検	74	男性	新旧心筋梗塞、心室中隔穿孔術後
図7-10	A	剖検	76	男性	急性骨髄性白血病
	B	剖検	87	男性	肺炎
	C	手術	55	男性	肺炎
図7-11	A、B	剖検	86	女性	急性心筋梗塞
図7-12	A	剖検	20	女性	胃癌
		剖検	62	女性	再生不良性貧血
	B、C	剖検	65	男性	残膵癌
図7-13	A、B	剖検	37	男性	脳梗塞、小腸出血
図7-14		剖検	47	男性	陳旧性心筋梗塞、冠動脈バイパス術後
図7-17	A	剖検	37	男性	脳梗塞、小腸出血
図7-18	A	剖検	64	男性	肺動脈血栓塞栓症
	B	剖検	72	女性	膵癌
図7-19	A	剖検	87	男性	肺炎
	B	剖検	37	男性	脳梗塞、小腸出血
第8章					
図8-5	A	手術	24	女性	急性カタル性虫垂炎
	B	手術	30	女性	急性壊疽性虫垂炎
	C	手術	29	女性	急性カタル性虫垂炎
	D	手術	33	女性	急性化膿性虫垂炎
	E、F	手術	57	男性	急性壊疽性虫垂炎
図8-6	A	手術	15	男性	急性カタル性虫垂炎
	B	手術	22	女性	急性カタル性虫垂炎
図8-7	A	生検	53	男性	胃生検
	B	生検	72	男性	胃生検
	C、D	生検	34	男性	胃生検
図8-8	A、B	手術			講義用スライド
図8-9	A	手術	47	女性	甲状腺濾胞性腺腫
	B	剖検	76	男性	急性心筋梗塞、亜急性甲状腺炎
	C	剖検	50	男性	突然死、陳旧性心筋梗塞、橋本病
	D	手術	70	女性	バセドウ病＋甲状腺乳頭癌
図8-11	A	細胞診	32	女性	子宮がん検診
	B	手術	42	女性	子宮筋腫
図8-12	A	手術	52	男性	鼻茸
	B	手術	53	女性	鼻茸
	C、D	生検	59	男性	膜性腎症
	E	生検			NIH,Dr.Ferrans 提供
	F	生検	44	男性	心筋炎
図8-14	A-C	手術	31	男性	高安病
図8-15	A、B	生検	74	女性	原発性胆汁性肝硬変
図8-16	A、B	手術	63	女性	リウマチ性関節炎
図8-17	A、B	手術	57	男性	連合弁膜症
	C	手術	52	女性	僧帽弁狭窄症
	D	剖検			講義用スライド
図8-18	A	生検	73	女性	シェーグレン症候群
	B	生検	48	女性	唾液腺生検
図8-20	A、B	剖検	41	男性	大動脈解離
第9章					
図9-3	A	手術	76	男性	大腸癌
	B	手術	71	女性	肺気管支上皮癌
	C	手術	29	女性	膵腫瘍
	D	剖検	64	男性	肺癌
図9-4	A	剖検	66	男性	肝癌（非B、非C）
	B	手術	76	男性	大腸癌
	C	剖検	72	女性	膵癌
	D	手術	71	女性	肺気管支上皮癌
図9-5	A	手術	66	男性	大腸癌　低分化
	B	剖検	64	男性	肺癌
図9-6	A	手術	44	女性	乳癌

		検体	年齢	性別	主な診断
	B	手術	50	女性	乳癌＋乳腺症
図 9-7	A-F	手術	44	女性	卵巣癌
図 9-8	A-D	手術	66	男性	胃癌
図 9-10	A	内視鏡手術	62	男性	大腸ポリープ
	B	内視鏡手術	75	女性	大腸ポリープ
	C	内視鏡手術	58	男性	大腸ポリープ
	D	内視鏡手術	82	男性	大腸ポリープ
	E	内視鏡手術	82	男性	大腸ポリープ
	F	内視鏡手術	44	男性	大腸ポリープ
図 9-11	A-E	内視鏡手術	60	男性	大腸ポリープ　腺腫内癌
図 9-12	A	手術	44	女性	子宮筋腫
	B	手術	32	女性	軽度異形成
	C	手術	38	女性	中等度異形成
	D	手術	26	女性	高度異形成
図 9-14	A、B	手術	57	男性	肺癌
図 9-15	A、B	手術	44	女性	乳癌
図 9-16		内視鏡手術	48	男性	大腸過形成ポリープ
	A	内視鏡手術	38	女性	大腸鋸歯状腺腫
	B				
図 9-17	A、B	生検	70	男性	胃生検
図 9-18	A、B	内視鏡手術	70	男性	胃癌
	C	生検	60	男性	胃生検
	D	生検	77	男性	胃癌
図 9-19、20	A	生検	60	男性	胃生検
	B	生検	77	男性	胃癌
図 9-21	A、B	生検	35	男性	胃生検
図 9-22、23	A、B	生検	62	男性	胃生検
図 9-23	C	手術	45	男性	胃癌
図 9-24、25	A	手術	18	女性	胃の消化管間質腫瘍（GIST）
	B	手術	75	女性	胃癌、十二指腸粘膜下腫瘍
第 10 章					
図 10-3	A	剖検	74	男性	胸部大動脈解離、腹部大動脈瘤
	B	剖検	73	男性	肺癌、腹部大動脈瘤
図 10-4	A	剖検	64	男性	肺癌
	B	剖検	79	男性	胆嚢癌
	C	剖検	64	男性	肺癌
	D	剖検	77	女性	胆嚢癌
図 10-5	A～E	剖検	64	男性	肺癌＋非定型抗酸菌症
図 10-6	B、C				日本医科大学　形態解析共同研究施設　安達彰子先生　提供
図 10-8	A～F	剖検	85	男性	多重癌（悪性リンパ腫、肺癌、胆管癌）
図 10-9	A,B	剖検	72	女性	悪性リンパ腫
図 10-12	A	生検			実習標本
図 10-13	A	剖検	34	男性	再生不良性貧血、ヘモクロマトーシス
図 10-14	A	手術	53	女性	甲状腺乳頭癌
	B	生検	62	男性	大腸カルチノイド
	C	剖検	72	男性	悪性リンパ腫
	D	剖検	55	男性	急性心筋梗塞、肺炎
	E	剖検	82	男性	大腸癌、肝転移、舌炎
	F	剖検	72	女性	悪性リンパ腫
図 10-15	A	手術	60	女性	乳癌
	B	手術	49	女性	外陰顆粒膜細胞腫
	C	生検	62	男性	上口唇母斑
	D	剖検	88	男性	心アミロイド
	E	剖検	76	男性	急性心筋梗塞
	F	剖検	97	男性	大動脈解離

索引

英字・数字

21 トリソミー	65
Ⅰ音	82
Ⅰ型アレルギー	232
Ⅰ型糖尿病	69
Ⅱ音	82
Ⅱ音の固定性分裂	81
Ⅱ型アレルギー	232
Ⅱ型糖尿病	69
Ⅲ型アレルギー	233
Ⅳ型アレルギー	233
Ⅴ型アレルギー	233
A	52
AGE	70
A 型肝炎	220
B 型肝炎	220
B 細胞	230
C	52
CCU	118
COPD	172
cTNM	264
C 型肝炎	221
DIC	196
DNA	52、249
G	52
GIST	298
HbA1c	70
HDL	156
H-E 染色	315
HPV	34
IgA 腎症	217
IgE	231
IgG	232
IgM	232
in situ ハイブリダイゼーション	311
LDL	156
mRNA	54
NAFLD	139
NASH	139
northern blotting 法	314
pTNM	264
RNA	54
Southern blotting 法	314
T	52

TNM 分類	264
tRNA	54
western blotting 法	314
X 連鎖性劣性遺伝	60
α - ガラクトシダーゼ A	60

ア

アイゼンメンジャー症候群	85
亜急性甲状腺炎	222
悪液質	40
悪性新生物	161
アクチン	286
アセチルコリン	42
圧受容器	44、49
アディポサイトカイン	248
アディポネクチン	248
アデニン	52
アドレナリン	43
アナフィラキシー・ショック	232
アニサキス	220
アポトーシス	95、249
アルコール性肝炎	135
アルコール性脂肪肝	157
アルサス型反応	233
アルツハイマー病	97、147
アルドステロン	45
アンギオテンシンⅡ	45
異型	269
異型狭心症	188
異形成	260
移行上皮癌	255
萎縮	147
遺伝子	52、78
遺伝子多型	62
遺伝的因子	90
遺伝的要因	47、69
印環細胞癌	295
インスリン	68
インスリン抵抗性	68
イントロン	52
右胸心	88
右室肥大	86
右心室	74

右心房...74
うっ血..176、190
ウラシル...54
ウロビリノーゲン......................................158
液性免疫..226
エクソン...52
エコノミークラス症候群................................198
壊死....................................94、182、185
エストロゲン..32
炎症の4主徴..209
炎症の5主徴..209
炎症反応..................29、96、101、107
塩分...48
黄疸..135、158
小口病...12

カ

外因..............................32、36、241
外胚葉系..112
外分泌腺..195
化学的因子...90
化学伝達物質..211
化学療法剤...30
可逆性...90
核異型...269
郭清...277
獲得免疫..225
過形成...145
過形成性瘢痕..146
カスパーゼ...96
かぜ...26
硬い動脈硬化................................166、185
割...303
活性化...211
活性酸素..................174、227、249
合併症...70
カテコラミン..42
カルシウム...167
川崎病...11
がん...161、253
ガン...253
癌...253
がん遺伝子...97
肝炎...159
肝外性黄疸..159
肝幹細胞..111
環境因子...68
環境要因...69
還元...174
肝硬変..................131、135、156、159
感作...232

肝細胞索..131
肝細胞増殖因子..111
間質...108
感受性...68
肝性黄疸..159
間接ビリルビン...158
関節リウマチ..240
肝前性黄疸..158
完全大血管転位症.......................................78
冠動脈......................................182、185
癌取り扱い規約..280
がんの免疫療法..228
間葉系組織..254
がん抑制遺伝子................................37、97
気管支喘息..232
気管支肺炎....................................18、29
奇形...72
奇形の臨界期...71
器質化......................................140、204
器質化肺炎...29
偽小葉...131
基底層...109
基底膜...262
機転...99
キニン...211
機能障害..209
機能的終動脈..184
逆位...67
キャリア..221
休止期...115
急性胃炎..218
急性炎症..214
急性冠症候群................................168、186
急性心筋梗塞..186
急性虫垂炎..214
急性尿細管壊死..193
凝固因子....................................178、196
凝固壊死....................................117、124
狭窄...78
狭心症...182
虚血................176、182、185、192
虚血再灌流障害..188
虚血性梗塞..184
虚血性の心臓突然死....................................186
キラーT細胞..228
切り出し..303
筋上皮細胞..286
筋性動脈..170
筋線維芽細胞................102、120、165
筋肉注射..180
グアニン...52
空胞変性...94

332

駆血帯	176
グッドパスチャー（Goodpasture）症候群	242
クラミジア	247
グリア細胞	104、125
グリア性瘢痕	127
グリア線維	104
グリソン鞘	131
グレード分類	270
クロマチン	52
蛍光 in situ ハイブリダイゼーション＝ FISH	311
形質変換	102
劇症肝炎	134
化生	149、257
血圧反射機能	49
血液細胞	67
血液粘稠度	199
血液脳関門	126
血管	101
血管障害	70
血管新生	104
血管新生促進因子	104
血管透過性の亢進	212
結合組織	104、108、236
結合組織疾患	236
欠失	67
血腫	140
血小板	101、178
血清病	233
結節性多発動脈炎	241
血栓	101、140、178、185、196
ケラチン	295
ケロイド	108、146
減圧開頭術	124
研究分野	9
減数分裂	65
原発性ヘモクロマトーシス	156
原発不明がん	255
顕微鏡	8
好塩基球	227
交感神経	39、42
交感性眼炎	242
攻撃因子	39
高血圧	163
抗原	212、226
膠原線維	99、102、170
抗原提示	227、228
膠原病	36、235
好酸球	227
高脂血症	162
膠質浸透圧	201、202
甲状腺ホルモン	222
酵素	211

構造異型	269
梗塞	95
抗体	212、226、230、310
誤嚥	18
骨化生	150
骨髄	109、155
固定性分裂	82
コドン	52
コレステロール	161
コロトコフ音	47
根治手術	274

サ

催奇形因子	71、78
最高血圧	49
再生医療	112
再生結節	134
再生能力	98、99
最低血圧	49
サイトカイン	116、165、227
再発性膀胱炎	217
細胞異型	269
細胞外基質	108
細胞質	54
細胞傷害型	232
細胞性免疫	226
細胞分化	268
サザン・ブロッティング	314
左室瘤	121
左心室	42、74
左心低形成症候群	78
左心房	74
サプレッサー T 細胞	228
酸化	174
酸化 LDL	246
三尖弁	75
シェーグレン（Sjogren）症候群	243
子宮頸癌	32
糸球体	192
子宮内膜	110
刺激伝導系	188
死後変化	117
自己免疫疾患	36、222
支持組織	254
脂質	161
自然免疫	225
シトシン	52
脂肪肝	90、156
脂肪変性	90、94
シャント	77
習慣性扁桃炎	217

収縮型線維芽細胞	166	心臓の拍出量	41
重層扁平上皮	109	診断基準	237
終動脈	184	塵肺症	224
重複	67	腎皮質壊死	193
粥腫	164、185	心肥大	145
粥腫の破綻	168	深部静脈血栓症	198
粥状硬化症	161、164	心房中隔	74
縮小手術	274	心房中隔欠損	78
樹状細胞	228	心房中隔欠損症	81
腫脹	209、210	蕁麻疹	232
術中迅速診断	272	膵脂肪壊死	195
腫瘍	145	スーパー抗原	243
腫瘍性疾患	29	ストレス	39
腫瘍マーカー	310	ずり応力	163
循環障害	29	生活習慣	36
小円形細胞腫瘍	256	生検	8
傷害	90	性行為感染症	34
障害	90	星状膠細胞	125
消化管間質腫瘍	298	生殖細胞系	112
消化酵素	39	成人型ヘモグロビン	158
小膠細胞	125	性染色体	53
硝子変性	93	清掃	227
硝子膜	190	成長期	115
硝子様	93	生物学的因子	90
常染色体	53	生理的萎縮	148
上皮	254	生理的黄疸	158
上皮内癌	262	石灰沈着	167
情報伝達	227	接触性皮膚炎	233
静脈圧	181	接着因子	246
静脈系	75	線維芽細胞	99、102、104、165
静脈注射	180	線維組織	101
小葉中心性出血壊死	192	遷延	224
食道静脈	137	腺癌	255
食道静脈瘤	137	前がん状態	260
植物状態	127	前がん病変	260
食物アレルギー	232	前駆物質	211
所見	17	穿孔	214
ショック	189	潜在がん	261
自律神経	44、176	腺上皮	109
心音	82	染色	307
進化	62	染色体	52、78
心奇形	78	全身性エリテマトーデス	237
心筋梗塞	28、117、182、185	全身性自己免疫疾患	235
心筋梗塞巣	140	センチネル・リンパ節	274
神経膠細胞	125	先天性風疹症候群	71
人工呼吸器脳	127	全能細胞	112
心疾患	161	早期癌	260
心室細動	186、188	臓器相関	30、197
心室中隔	74	臓器特異性自己免疫疾患	235
心室中隔欠損	78、86	臓器別	27
心室中隔欠損症	81	造血幹細胞	109
浸潤	29、252	相互転座	67

334

走査型	307
創傷治癒	100
増殖因子	102、106、165
増殖帯	110、288、292
僧帽弁	75
塞栓	181、202
塞栓症	181
塞栓物	181
側副循環	137、184
組織因子	248
組織間液	202
組織幹細胞	112

タ

退行期	115
体細胞系	112
胎児型ヘモグロビン	158
代謝異常症	72
代謝障害	29
体性幹細胞	112
大動脈炎症候群	12
大動脈騎乗	86
大動脈弁	75
大動脈弁閉鎖不全症	83
大動脈瘤	301
ダウン症	65
ダウン症候群	65
多価不飽和脂肪酸	174
高安動脈炎	11
蛸引包丁	303
多臓器不全	197、252
多段階発がん	259
立ちくらみ	44
単球	246
胆汁	158
単心室	78
単心房	78
弾性板	43、170
チアノーゼ	80
遅延型アレルギー反応	233
チミン	52
中心静脈	131、192
中心静脈栄養	200
中胚葉系	112
腸肝循環	158
腸上皮化生	149、218
超微形態	309
直接ビリルビン	158
チロシン	58
痛風	30
ツベルクリン反応	233

低酸素症	29
テストステロン	115
鉄	154
デブリードメント	107
テロメア	113
テロメラーゼ	113
転移	252
転移性肝臓がん	255
転移性肺がん	255
転座	67
転座型	65
転写	54
透過型	307
疼痛	209
糖尿病性神経症	70
糖尿病性腎症	70
糖尿病性網膜症	70
動脈管	77
動脈系	75
動脈硬化	182、183
動脈硬化症	161
動脈硬化性動脈瘤	170
動脈瘤	170
鍍銀染色	319
特異性炎	223
特殊染色	315
特染	315
特定疾患	234
突然変異	62
取り扱い規約	284
貪食	227

ナ

内因	32、36、241
内胚葉系	112
内皮細胞	162、178
内分泌性萎縮	149
内分泌腺	195
内膜	164
ナチュラル・キラー細胞	228
軟骨化生	150
難病	235
肉芽腫	223
肉芽腫性炎	223
肉芽組織	101、102、118、120、190
肉腫	253
にくずく肝	11
二次性高血圧	48
二重らせん構造	54
ニトログリセリン	183
乳癌	32

尿細管	193	脾腫	136
ヌードマウス	38	微小がん	261
ネクローシス	94	微小浸潤癌	262
粘液分泌作用	212	微小転移	277
粘張性	163	脾静脈	136
粘膜固有層	294	ヒスタミン	210、211、231、232
脳血管障害	161	肥大	42、145、146、217
脳梗塞	168	必須アミノ酸	58
脳死	127	非定型抗酸菌症	305
脳出血	43	ヒトパピローマウイルス	34
脳軟化巣	127	皮内注射	180
脳浮腫	123	非抱合型ビリルビン	160
脳ヘルニア	123	肥満細胞	211
ノックアウトマウス	38	びまん性肺胞傷害	140、190
ノルアドレナリン	43	病因	22
		病気	10
		病期分類	264

ハ

肺炎	161	標準型	65
肺炎クラミジア	247	病態	10
肺気腫	172	病名	11
肺結核	141	病理医	9
肺高血圧	84	病理解剖	17
肺高血圧症	203	病理学	20
肺静脈	74	病理学各論	22
肺水腫	29	病理学実習	19
肺動脈	74	病理学者	9
肺動脈狭窄	86	病理学総論	22
肺動脈血栓塞栓症	198、199	病理診断	20
肺動脈弁	75	病理診断学	8、289
バイパス路	202	病理診断結果	293
肺胞	18	ひらめ静脈	202
橋本病	11	ビリルビン	158
播種性血管内凝固症候群	196	ピロリ菌	36、218
バセドウ病	233	ファブリー病	60
破綻性出血	177	ファロー四徴症	86
発がん物質	62	不安定狭心症	186
白血球	101	フィブリノイド壊死	241
発熱	209、210	フィブリノイド変性	235
パラフィン・ブロック	275	フィブリン	101、178
半月弁	75	フェニルアラニン水酸化酵素	58
瘢痕	100、102	フェニルケトン尿症	58
瘢痕組織	102、107	不活化	60
ハンチントン病	72	不感蒸泄	199
反復性扁桃炎	217	副交感神経	39、42
非アルコール性脂肪肝炎	139	複雑性膀胱炎	217
非アルコール性脂肪性肝疾患	139	副腎髄質	42
非可逆性	90、94、190	腹水	135
皮下注射	180	浮腫	190、202
肥厚性瘢痕	108	物理的因子	90
非自己	140	不適合輸血	232
非自己の認識	227	ブラジキニン	211、213
		フリーラジカル	174、188

336

不老不死	114	むくみ	176、190、201
プローブ	311	無酸素発作	87
プロスタグランジン	212	ムチカルミン染色	319
プロッティング	311	メモリー・キラーT細胞	228
プロテアーゼ	210	メモリーB細胞	230
分化	112、268	免疫組織化学	33、310
分解能	307	免疫反応	29
分泌型線維芽細胞	166	免疫複合型	233
ヘアサイクル	115	毛細血管	102
平滑筋	43、176	モザイク型	65
平滑筋細胞	165、170	門脈	131
閉鎖不全	78	門脈圧亢進	136
閉塞	78		

ヤ

軟らかい動脈硬化	166、185
融解壊死	124
優性遺伝	59
遊走	102、165
誘導因子	102
輸血	154
癒着	102、103
溶血性貧血	156、158
溶連菌感染後糸球体腎炎	233

ヘマトキシリン・エオジン染色	93、315、318
ヘモグロビン	158
ヘモクロマトーシス	156
ヘモジデローシス	156
ヘルパーT細胞	228
ベルリン・ブルー染色	319
弁	75、199
変性	91
扁桃病巣感染症	217
扁平上皮化生	149
扁平上皮癌	34、255
保因者	59
防御因子	39
膀胱炎	217
抱合型ビリルビン	160
放散痛	27
傍糸球体装置	45
房室弁	75
乏突起膠細胞	125
泡沫細胞	164
母子感染	221
補体	232
発赤	209、210
本態性高血圧	48、70
翻訳	54

ラ

ラテント癌	261
卵円孔	77
ランゲルハンス島	195
卵巣癌取り扱い規約	272
リウマチ熱	242
リウマトイド因子	241
リポタンパク	156
両大血管右室起始症	78
臨床情報	296
臨床分野	9
リンパ球	67
類洞	131
レセプター	32、37、68
劣性遺伝	59
レニン	45
レニン・アンジオテンシン・アルドステロン系	45
蝋様心	11

マ

マクロファージ	101
マス・スクリーニング	58
末梢血管抵抗	41
慢性胃炎	218
慢性炎症	214
慢性活動性胃炎	218
慢性肺動脈血栓塞栓症	203
慢性閉塞性肺疾患	172
慢性扁桃炎	214
ミトコンドリア	57
脈圧	49

ワ

ワクチン	35
ワンデー・パソロジー	144

索引

【著者紹介】

田村 浩一 （たむら こういち）

元東京逓信病院 診断病理科 部長

● 年寄りっ子

生まれは信州、松本城の近く。3歳からヴァイオリン（才能教育：鈴木慎一先生）を始める。信大附属小2年の時、両親は幼い弟を連れて東京に出たが、転校がいやで祖父母の元に残る。教育婆さんに厳しく育てられた。3年から6年まで、「ひょうたんの形を変えられないか」との研究（？）に取り組み、観察の面白さを知る。ちなみに、偶然に起きたウリとの交配で、くびれの少ない変わった形のひょうたんができた。自他共に認める優等生タイプの鼻持ちならないガキだったが、教育に興味を持ったのは、小学校6年間の担任をしていただいた山瀬敏郎先生のおかげである。

● お前、医者にでもなるか？

東京の中高一貫校である桐朋学園に進学。周囲の眼もなくなり、元々の自堕落＋破天荒な性格が出て、中学時代に"クソ真面目とチャランポラン"が同居する人格が形成された。高校進学で文系・理系の選択を決める時に、国語の教師になろうと進路相談に行くが、たまたま職員室にいた数学の高島常安先生につかまり、「お前、医者にでもなるか？」と言われる。「解剖があるから絶対イヤ」と断ったが、無理やり理系を選択させられた。まさか解剖を生業（なりわい）にすることになるとは夢にも思わなかったが、あの時に職員室で高島先生に出くわしていなければ、今の自分はないはず？

● 酒と映画とレコードと

高校2年時（東大安田講堂事件の頃）に大学紛争の嵐が高校まで波及し、職員室のバリケード封鎖などが繰り返されるため、あまり学校に行かなくなる。オヤジの始めたゴルフクラブの製造販売で店の手伝いなどをし、もらった小遣いをすべてクラシックとジャズのレコードにつぎ込む。その数4,000枚以上。徹夜でウィスキーをラッパ飲みしながらレコードを聴き、二日酔いで学校のホームルームに顔を出し、後は抜け出して映画館へ。午後は帰って寝て、夜また……という生活だった。

● ベン・ケーシー

高校3年春の進路指導では建築学部志望にしていたが、夏休みにテレビでベン・ケーシーの再放送を見て、突然、脳外科医になろうと決意する。大学への願書を出そうとした時点で担任が驚き、親が呼び出された。当然、第一志望は駿台予備校。自分の予定では1年の浪人のはずが2浪になり、オヤジの店の店長をしながら浪人生活を続ける。

● 病理との出会い

日本医科大学に入学。医学部に入れば、すぐに脳外の勉強ができると思っていたら、全科目が必修でびっくり。勝手に脳に関係すること以外は無視することにした。2年生の選択授業で、悪友に誘われて「病理学教室」へ。何をする教室かも知らなかったが、脳の検索や標本作製ができると知って、居ついた。剖検を見学していた折、ホルター心電図の開発者として超有名な内科の木村栄一教授を「おめえの診方が悪いから患者が死んだんだ！」と怒鳴りつける、病理の矢島権八教授に度肝を抜かれる。「病理医はそれほど偉いんだ？！」という誤認が、潜在意識に植え込まれた。講義にまったく出ずに、毎日ひたすら脳の顕微鏡標本を作り続け、馬杉洋三教授から「学生の授業時間中の出入りを禁ずる」という張り紙を出された。大学のすべての試験は門前の小僧として耳学問で覚えた病理の知識と、出題者の意図を読む「カン」だけで乗り切ったのが唯一の自慢。

● 胸部外科医

　臨床実習で脳外に行くが、脳以外を扱えないことに失望。国家試験終了後に進路変更して胸部外科に入局する。なぜか初めから重症患者ばかりを受け持つハメになり、平均睡眠時間 3 時間、アパートに帰るのは月 2 〜 3 回という生活が続いた。2 年目に「同期入局者 8 名のうち 1 名は病理に行くように」との庄司 佑教授の命令あり。皆が「絶対にイヤ」という中、一人「ボクもイヤです」とだけ言ったおかげ（？）で指名され、大学院に行かされる。6 か月間の麻酔科研修を条件に了承したが、結局、大学院 4 年間、外科のアルバイトと麻酔と病理の研究を掛け持ちし、修了時には学位と一緒に麻酔標榜医、外科認定医の資格を得る。ただし、現在はどれもほとんど役に立っていない……。

● ニューヨーク生活

　大学院時代に同級生と結婚。放射線科の研修後に心臓外科の専門病院への派遣が決まっていたが、妻に Albert Einstein 医科大学麻酔科の丘ヤス教授から留学の話が舞い込み、"おまけ" として一緒にニューヨークへ。心臓外科 Frater 教授の無給フェローにしてもらい、夫婦で循環生理学 Yellin 教授の研究室へ配属される。犬を用いた心臓拡張機能の研究に、心臓外科医と麻酔医のペアとして取り組む。半年後、前任のドイツ人の外科医が 2 年間 1 例も慢性実験犬を成功できない中、死にかけた犬を唯一得意の術後管理で助けた。おかげで突然待遇が変わって有給のポジションを与えられ、その後は研究室の唯一の外科医となる。在任中、慢性実験で用いた犬が死ぬとすべて自分で解剖し、詳細なレポートを出して Frater 教授にあきれられた。永住も薦められたが、2 年半ほどで帰国する。

● 外科から病理へのリクルート

　帰国後は胸部外科医としての生活を始めるが、病理の面白さも捨てきれず、卒後 9 年目で病理に転職。皆にあきれられる。病理全般の勉強をしなおすためには、人に教えるのが一番と、看護学校での講義を始める。その時に集めたスライドも本書に多数使用している。その後、今度は病理でメリーランド州の NIH（国立衛生研究所）の中の NHLBI（国立心・肺・血液研究所）に留学。盲目の病理医 Dr.Ferrans の元で、同種生体弁の研究をする。2 年余で帰国した後、大学では医学生の「自主選択学習」の指導を 10 年間続け、毎年医学生に国内外での学会発表や論文を書かせて一緒に楽しんだ。

● 一般病院の病理科へ

　40 代に始まった難聴が悪化し、直属の上司、杉崎祐一教授の退官をきっかけに、大学を離れる。病理医も辞めて「難聴者に対する医療従事者の対応」という問題に取り組もうと決意するも、病理医不足のために東京逓信病院に拾われ、定年後の非常勤を含めて 15 年を過ごした。

● 変わり者？

　病理医が個人的にボランティアで行っていた、患者さんへの病理診断結果の直接説明を、大学時代に「病理外来」として始めたおかげで、思わぬ注目を集めた。東京逓信病院でも細々と行ってきた。さらに、病理解剖の結果についても、希望されるご遺族に慰霊祭の日にご説明する機会を設け、この 15 年間で 100 組近いご遺族にお会いしてお話しさせていただいた。一方、剖検結果から看護を検証しようという看護—病理カンファレンスも始めた。年 2 〜 3 回の開催で、退職までに 28 回を数えたが、まだまだ試行錯誤の段階と思っている。

　本書の執筆は、「わかりやすい病理所見の説明」という点で、大変に勉強になった。病気に対して真向から向き合うアカデミックな病理医が多い中で、臨床医としての病理医のあり方を模索している、ちょっと変わり者だと自負している。

●注意
(1) 本書は著者が独自に調査した結果を出版したものです。
(2) 本書は内容について万全を期して作成いたしましたが、万一、ご不審な点や誤り、記載漏れなどお気付きの点がありましたら、出版元まで書面にてご連絡ください。
(3) 本書の内容に関して運用した結果の影響については、上記(2)項にかかわらず責任を負いかねます。あらかじめご了承ください。
(4) 本書の全部または一部について、出版元から文書による承諾を得ずに複製することは禁じられています。
(5) 商標
本書に記載されている会社名、商品名などは一般に各社の商標または登録商標です。

イラスト　　加賀谷 育子 (かがや いくこ)

図解入門　よくわかる
病理学の基本としくみ[第2版]

| 発行日 | 2024年 10月 25日 | 第1版第1刷 |

著　者　田村　浩一

発行者　斉藤　和邦
発行所　株式会社 秀和システム
　　　　〒135-0016
　　　　東京都江東区東陽2-4-2　新宮ビル2F
　　　　Tel 03-6264-3105 (販売) Fax 03-6264-3094
印刷所　株式会社シナノ　　　　　　Printed in Japan

ISBN978-4-7980-7391-0 C3047

定価はカバーに表示してあります。
乱丁本・落丁本はお取りかえいたします。
本書に関するご質問については、ご質問の内容と住所、氏名、電話番号を明記のうえ、当社編集部宛FAXまたは書面にてお送りください。お電話によるご質問は受け付けておりませんのであらかじめご了承ください。